W0005609

Die Autoren

DR. MED. ANTHONY J. SATTILARO promovierte an der *Rutgers Universität* magna cum laude und vervollständigte seine medizinischen Studien am *Hahnemann Medical College* und am *Hartford Hospital.* Er ist darüberhinaus Absolvent der *Harvard Business School* und der *School of Public Health's Health Systems Management Program.* Seit fast einem Vierteljahrhundert ist er Anästhesiologe und seit vier Jahren Leiter eines Hospitals. Er lebt in Philadelphia und setzt dort sein aktives berufliches Leben als Direktor des *Methodist Hospital* fort.

THOMAS J. MONTE ist Verfasser von Artikeln über Ernährung, erschienen in der *Saturday Evening Post,* der *Chicago Tribune,* dem *East West Journal* und zahlreichen anderen Publikationen. Er lebt in Brookline, Massachusetts.

Dr. med. Anthony J. Sattilaro
Thomas J. Monte

Rückruf ins Leben

Die Geschichte
meiner Krebs-Heilung

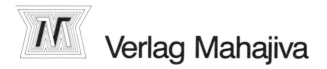

Übersetzung aus dem Amerikanischen von W. Haake.
Titel der Originalausgabe: Recalled by Life — The Story of my Recovery from Cancer
Copyright © 1982 by Anthony J. Sattilaro and Thomas J. Monte
by Arrangement with Houghton Mifflin Company, Boston, USA
Erstveröffentlichung 1982 Houghton Mifflin Company
ISBN 0-395-32524-2

Taschenbuchausgabe 1984 Avon Books, New York, USA
ISBN 0-380-65573-X

CIP-Kurztitelaufnahme der Deutschen Bibliothek
Sattilaro, Anthony J.:
Rückruf ins Leben: d. Geschichte meiner Krebsheilung/ Anthony J. Sattilaro; Thomas J. Monte. [Übers. aus d. Amerikan. von W. Haake]. — Dt. Erstveröffentlichung. — Holthausen/Münster: Verlag Mahajiva, 1985.
Einheitssacht.: Recalled by life (dt.)
ISBN 3-924845-07-7
NE: Monte, Thomas J.:

Deutsche Erstveröffentlichung 1985

Deutschsprachige Rechte ©:

VERLAG MAHAJIVA Wolfgang Christalle
D-4419 Holthausen/Münster

ISBN 3-924845-07-7

2. Auflage 1986

*Dem Lamm Gottes
das die Sünde der Welt trägt
und uns Frieden gibt*

Was hülfe es dem Menschen, wenn
er die ganze Welt gewönne und
nähme an seiner Seele Schaden?

                                    Markus 8,36

Vorwort

*D*IESES BUCH betrifft den Abschnitt meines Lebens von Mai 1978 bis zum Sommer 1981. In dieser Zeit bin ich vielen Anschauungen begegnet, die der Leser zweifellos fremdartig und vielleicht sogar verwirrend finden wird. Das war jedenfalls meine eigene, erste Reaktion. Ich hoffe, daß der Leser aufgeschlossen bleibt.

Dieses Buch soll eine Botschaft der Hoffnung sein und ein Versuch, zu neuen Wegen bei der Verhinderung und Behandlung schwerer Krankheiten, insbesondere des Krebses, anzuregen. Eine magische Pille ist in diesen Seiten nicht zu finden, auch kein Heilmittel gegen bösartige Leiden, wie es etwa im Penicillin beim Kampf gegen infektiöse Krankheiten zur Verfügung steht. Dies ist die Geschichte von den Erfahrungen eines einzelnen Mannes, in einem langen Prozeß seine Gesundheit wiederzuerlangen. Ein Vorgang, bei dem viele Faktoren eine Rolle spielten. Die wichtigsten von allen waren die dramatischen Veränderungen in der Ernährung und den Lebensgewohnheiten ebenso wie der stärkende Glaube, daß alles möglich ist mit des Schöpfers Hilfe. Kein Aspekt dieses Prozesses kann als alleiniger Grund für die Wiederherstellung meiner Gesundheit angesehen werden.

Vielmehr sollte der Leser erkennen, daß meine Gesundung das Resultat aus einer Gesamtheit vieler Faktoren war, dessen Wiederholbarkeit bei anderen sich noch herausstellen muß.

Bevor wissenschaftlich gesichert ist, daß die Ernährung eine entscheidende Rolle spielt bei der Behandlung von Krebs — oder irgendeiner anderen Krankheit dieser Art — kann ich keine Diät anstelle der üblichen Behandlungsmethoden westlicher Medizin empfehlen.

Schließlich — und höchst dringlich — rate ich jedem Leser, seinen (oder ihren) Arzt zu konsultieren, bevor irgendeine dramatische Veränderung der Ernährungsgewohnheiten vorgenommen wird, vornehmlich jene, die in diesem Buch beschrieben wird. Dies ist besonders wichtig, wenn schon eine ernsthafte Erkrankung bei einem Patienten diagnostiziert worden ist, und er eine Diät als Ergänzung zur traditionellen Therapie wünscht. Wenn nicht zuvor ein Arzt oder ausgebildeter Diätetiker konsultiert wird, können grundlegende Änderungen in der Ernährung schädliche Nebeneffekte zur Folge haben.

Meine Geschichte beabsichtigt nicht, an irgendeiner einzelnen Gruppe oder sogenannten Bewegung Interesse zu wecken. Es ist meine Hoffnung, daß die hier vorgestellten Anregungen unter wissenschaftlich kontrollierten Bedingungen geprüft werden, und daß solche Untersuchungen zu neuen und effektiveren Methoden der Gesundheitsvorsorge führen mögen. Dem, schließlich, widme ich meine Geschichte.

Dr. med. Anthony J. Sattilaro

Rückruf ins Leben

Kapitel 1

IM JUNI 1978 sagten mir meine Ärzte, daß ich Krebs hätte. Die Diagnose lautete auf Prostatakrebs, Stadium IV (D), der in anderen Teilen meines Körpers schon Metastasen gebildet hatte, einschließlich Schädel, Wirbelsäule, Brustbein und Rippen. Ich war siebenundvierzig Jahre alt. Meine Ärzte sagten mir, daß ich vielleicht noch „ein paar Jahre" zu leben hätte, und ich wußte, diese Jahre wären ein quälendes Dahingleiten auf den Tod zu. Ich litt schon an akuten Rückenschmerzen, gegen die große Dosen Schmerzmittel nur zeitweilig Erleichterung verschafften.

Einige Wochen nach der Diagnose unterzog ich mich einem chirurgischen Eingriff und begann eine Östrogen-Behandlung, um das Ausbreiten der Krankheit zu bekämpfen. Es wurde jedoch bald klar, daß dies die Bösartigkeit des Leidens nicht aufhalten würde; aufgrund dieser Erkenntnis begann ich nach Alternativen Ausschau zu halten, die mich vor dem Tode retten konnten. Ich war nun schon mehr als zwanzig Jahre Arzt, und nun geschah es nicht ohne Zittern, daß ich außerhalb meiner Profession, der ich mein ganzes Leben gewidmet hatte, nach einer Antwort suchte. Dieses Suchen schickte mich auf eine ungewöhnliche Reise — eine, die mich nicht nur zur Wiederherstellung meiner Gesundheit führte, sondern bis hin zu den eigentlichen Wurzeln meines Seins.

Angesichts der Bösartigkeit meines Leidens sowie der Tatsache, daß Krebs sich in den meisten Fällen widerstandsfähig gegen die üblichen Methoden der Behandlung erweist, glaube ich, daß meine Geschichte anderen nutzen könnte. Umfragen haben ergeben, daß Krebs die am meisten gefürchtete Krankheit in Amerika ist. Nahezu 700 000 Menschen werden allein in diesem Jahr Krebs bekommen, und fast eine halbe Million werden daran sterben. Er ist die zweithäufigste tödliche Krankheit in diesem Land, und nur die Herz- und Kreislaufkrankheiten lassen ihn nach der Zahl der Sterbefälle hinter sich. Bis jetzt gibt es keine Heilmethode gegen Krebs. Gewisse therapeutische Maßnahmen, wie zum Beispiel Chirurgie, Chemotherapie, Bestrahlung und Röntgenaufnahmen, haben in einzelnen Fällen gezeigt, daß sie die Krankheit unter Kontrolle bringen und lebensverlängernd wirken können. In den meisten Fällen ist Krebs jedoch nicht zu stoppen. Die Chance, diese Krankheit zu besiegen, ist für alle, die daran leiden, eins zu drei, das gleiche Verhältnis wie schon 1950. In diesem Jahr werden mehr Menschen von Krebs befallen werden als je zuvor in der Geschichte dieser Nation; diese Zahl wird jedoch 1983 noch übertroffen werden und diese wiederum 1984, wenn keine besseren vorbeugenden Maßnahmen getroffen werden.

Anekdotische Belege, solche wie meine eigene Geschichte, werden in keiner Weise als wissenschaftlicher Beweis angesehen. Jedoch als Arzt, der das Trauma des Krebses aus erster Hand erfahren hat, empfinde ich es höchst wichtig, die Geschichte meines Falles zu beschreiben in der Hoffnung, daß sie die wissenschaftliche Forschung anregt und zu neuen Ideen stimuliert, die schließlich zu einer erfolgreicheren Behandlung — wenn nicht gar zu einer Heilung — dieser schrecklichen Krankheit führen könnten.

Meine Geschichte beginnt am 23. Mai 1978, einem kühlen, bedeckten Tag in Philadelphia, Pennsylvania. An diesem Dienstagmorgen wachte ich mit dem gleichen dumpfen Schmerz in meinem Rücken auf wie schon in den vorangegangenen zwei Jahren. Es war mir zur Routine geworden, nach dem Aufwachen geradewegs ins Badezimmer zu gehen, zwei Schmerztabletten zu schlucken — die ersten von vielen, um mich über den Tag zu bringen — und sie mit etwas Wasser hinunterzuspülen. Dann ging ich unter die Dusche und ließ das heiße Wasser auf mich prasseln, bis die Rückenschmerzen nachließen. Dieser Morgen war nicht anders als alle anderen; nur fiel mir auf, daß die Rückenschmerzen noch etwas intensiver schienen als üblich.

Nach der Dusche rasierte ich mich und zog mich an. Bevor ich hinausging, um ins Büro zu fahren, kämmte ich mich vor dem Spiegel und schaute mir lange ins Gesicht. Mein dunkelbraunes Haar wurde immer grauer. Mein Gesicht war fleischig und bleich. Meine braunen Augen hatten schon seit vielen Jahren ihren Glanz verloren, die Iris war jetzt gelb-braun und blutunterlaufen. Unter meinen Augen hingen große Tränensäcke. Zwei tiefe Linien liefen von meinen Nasenflügeln hinab zu den Mundwinkeln und weiter hinunter zum Kinn. An die 136 Pfund schwer, hatte mein Einsfünfundsechzig-Skelett nur wenige Pfunde Übergewicht, aber ich fühlte mich verwirrt und schlapp. Dies war der eigentliche Grund, warum ich angefangen hatte, den Weg von und zur Arbeit jeden Tag mit dem Rad zu fahren. Die Anzeichen des Alterns machten sich bemerkbar, und ich wollte sie solange wie möglich von mir fernhalten. Wenn ich jetzt in den Spiegel sah, begriff ich, daß es wohl etwas mehr bedürfe als zwei Fahrradtouren pro Tag, um meine verlorene Jugend zurück zu gewinnen. Ich zog das Fahrrad aus dem Abstellraum und steuerte auf den Aufzug zu.

Ich wohne im siebenundzwanzigsten Stockwerk eines Apartment-Komplexes, gebaut von einer Siedlungs-Genossenschaft, mitten in Philadelphia nahe dem Rittenhouse Square. Fancy Square, wie er von den Ansässigen genannt wird, ist ein kleiner Flecken Grüns inmitten Philadelphias lebhaftem Stadtzentrum. Die Mitte des Platzes bildet ein großer Springbrunnen, er wird gesäumt von den elegantesten und teuersten Apartments und Besitzungen in der Stadt. Ich fuhr mit meinem Fahrrad zur Union League, einem Herrenclub, dem ich angehöre, und nahm dort mein Frühstück. Danach fuhr ich weiter zu meinem Büro ins

Methodist Hospital im Süden Philadelphias.

Ich fuhr auf der rechten Seite der 15ten Straße. Der freudlose, graue Himmel ließ die hohen Gebäude auf beiden Seiten bedrohlich und unheilvoll erscheinen. Starker Verkehr. Als ich mich der Krezung der 15ten mit der Washington Straße näherte, sprang plötzlich ein Mann vom Bürgersteig vor mein Rad. Ich riß den Lenker nach links, um ihm auszuweichen, stieß beinahe mit einem Auto zusammen und sah zu spät die gähnenden Ränder eines großen Schlaglochs. Das Fahrrad erbebte, als das Vorderrad in den Krater fuhr, die Welt drehte sich um mich, und ich ging hart zu Boden. Handflächen und Rippen fingen den heftigen Aufschlag ab. Ich lag auf der Straße, nahe dem Bordstein, die Leute eilten um mich herum. Glücklicherweise lag ich neben der Fahrbahn. Ich stand auf, klopfte mir den Staub ab und fluchte laut, als ich einige von den im Asphalt eingebetteten Steinchen aus meinen Handflächen entfernte. In meinem rechten Hoden war ein greller Schmerz. Nach einigen Minuten faßte ich mich wieder, stieg wieder aufs Rad und fuhr unter Schmerzen zu meinem Büro.

Mit pulsierendem Schmerz in Rücken und Hoden kam ich im Büro an. Ich telefonierte sofort mit meinem Internisten und vereinbarte einen Termin für die folgende Woche. Dann lehnte ich mich mit Schmerzen zurück in meinen Stuhl, zog ein Heizkissen aus der Schreibtischschublade und plazierte es mir auf den Rücken. Ich warf mir noch zwei schmerzlindernde Pillen in den Mund und wandte dann meine Aufmerksamkeit dem Haufen Papierkram und den kleinen rosa Telefon-Notizen zu, die mich auf meinem Schreibtisch anstarrten.

Als die Tabletten wirkten, hatte ich keine Mühe, meine gesundheitlichen Probleme zu vergessen und mich auf die Arbeit zu konzentrieren.

Es gab viel zu tun. Drei Monate vor diesem Frühlingstag war ich zum Verwaltungschef des Methodist Hospitals ernannt worden. Das Methodist Krankenhaus ist eine alte Institution seit hundert Jahren. Heute ist es ein modernes Hospital mit gut über zweihundertfünfzig Betten und ungefähr elfhundert Mitarbeitern. Die Krankenhausverwaltung war eine für mich neue Karriere. In den letzten dreizehn Jahren war ich als Anästhesiologe Mitglied des medizinischen Stabes des Krankenhauses gewesen. Im Dezember 1977 wurde ich in meine neue Position berufen. Jetzt sah ich mich meiner ersten wirklichen Bewährung gegenüber: Einer Generalinspektion der Krankenhaus-Einrichtungen, der Methoden und des Mitarbeiterstabes durch das Pennsylvania Department of Health (Pennsylvanische Gesundheitsbehörde). Die Inspektion würde jede Einzelheit, die die Angelegenheiten des Krankenhauses betraf, prüfen: Unsere Operations-Methoden, die Behandlung der verschiedenen Krankheiten, den Zustand und die Instandhaltung unserer Einrichtungen in den einzelnen Abteilungen, den Zustand unserer Pflegestationen und der Notaufnahme-Räume, die Sauberkeit des Krankenhauses, die Effizienz unserer Verwaltung und das Essen in der Cafeteria. Die Inspektion sollte während der ersten Juniwoche stattfinden. Danach würde die Gesundheitsbehörde entscheiden, ob das Methodist-Hospital seine Lizenz für die Fortführung des Gesundheitsdienstes erneuert bekäme. Jedes Krankenhaus im Staat geht durch mehrere Inspektionen im Jahr und diese war eine der wichtigsten für uns. Als Verwaltungschef hatte ich dafür zu sorgen, daß das Krankenhaus stets optimal arbeitete, und daß alle Abteilungen ihr Allerbestes hergaben. Wir waren jetzt soweit, daß wir uns um die letzten Details kümmerten; jeden Tag machte ich meinen Weg durch die Stationen und führte eine eigene Inspektion der Einrichtungen und des Mitarbeiterstabes durch.

Während meiner Jahre am „Methodist" habe ich solche Inspektionen viele Male erlebt, aber bei dieser war es etwas anders. Meine Ernennung zum Leiter der Verwaltung war recht kontrovers verlaufen und hatte etliche Leute veranlaßt, unter Protest die Mitarbeit im Stab aufzugeben. Ihr Argument war, ich hätte zu wenig Erfahrung als Verwalter eines Krankenhauses, zumal andere, höherqualifizierte Kandidaten zur Auswahl stünden. Der ständig wiederkehrende Hinweis war der, daß Ärzte schlechte Verwalter abgeben würden. Aber ich hatte schließlich auch einige starke Argumente als Kandidat für diesen Posten. Ich war einige Jahre lang Vorsitzender der Abteilung für Anästhesie gewesen. An der „Business School and School of Public Health" der Havard Universität hatte ich Krankenhaus-Verwaltung studiert. Meine Ausbildung in Havard war darauf zugeschnitten, einmal die Aufgaben eines Verwaltungschefs einer Gesundheitsbehörde wahrnehmen zu können. Ferner hatten die Erfahrungen am „Methodist" mir den Einblick eines Insiders in die Probleme des Hauses vermittelt und mir gezeigt, wie man am besten damit fertigwerden kann.

Jedenfalls bot mir der Krankenhaus-Ausschuß der Vertrauensleute den Posten an. Sie demonstrierten allerdings ihre eigene Auffassung, indem sie es ablehnten, meinen Vertrag als Vorsitzender der Anästhesie in den eines Verwaltungsleiters umzuwandeln. Es war eine klare Entscheidung des Ausschusses. Somit befand ich mich also in der Probezeit. Daher sah ich der kommenden Inspektion mit einigem Zittern entgegen in dem Bewußtsein, daß dies ebenso eine Bewertung meiner eigenen Fähigkeiten wie eine Prüfung des Hospitals war. Außerdem war mir klar, daß das Urteil der Inspektoren sich auf meine Zukunft im „Methodist" dramatisch auswirken würde. Ein wenig begeisterter Bericht der Gesundheitsbehörde würde mich wieder zur Anästhesie zurückschicken, eine ausgezeichnete Beurteilung würde meine Position festigen.

Trotz einiger Befürchtungen, die das Kommen des Inspektions-Teams mit sich brachte, vertraute ich meinen Fähigkeiten und dem guten Zustand des Krankenhauses. Ich hatte zu meinem neuen Posten schnell Vertrauen gefaßt und wußte, daß ich diese Einrichtung besser betreiben würde als irgendeiner meiner Mitbewerber. Wirklich, ich freute mich, die Gesundheits-Inspektoren zu empfangen.

Abgesehen von meinem Sturz mit dem Rad und dem sich ständig steigernden Schmerz in meinem Rücken war der 23. Mai ein normaler Tag. Am Abend dinierte ich mit H. Robert Cathcart, dem Präsidenten des Pennsylvania Hospitals. Wir aßen im Restaurant Bookbinder, postiert unter dem Lächeln vieler Berühmtheiten, deren gerahmte Fotografien an der Wand hingen.

Ich war es gewohnt, meine Mahlzeiten im Restaurant einzunehmen. Verheiratet war ich nie, und ich empfand schon als junger Mann die Küchenarbeit als abstoßend. Ich schätzte mich glücklich, daß ich mir diesen Luxus erlauben konnte. Andererseits, wenn ich meine Abneigung gegen das Kochen erwog, schien es keinen anderen Weg zu geben, als einen Koch zu mieten; im Restaurant zu essen war einfacher. Wie die meisten gutgestellten Amerikaner aß ich fast bei jeder Mahlzeit Fleisch. Angefangen bei Speck und Würstchen am Morgen bis zum Steak und einem ausgesuchten Rippenstück am Abend. Ich aß selten Fisch, und wenn ich es tat, so betrachtete ich das als außergewöhnlich. An diesem Abend bestellte ich meinen üblichen V.O. (Whisky) gleich zu Beginn; das Hauptgericht war ein Rippenstück mit gebratenen Kartoffeln und saurer Sahne, Gemüse in Butter sautiert; zum Schluß ein großes Dessert. Ich schätzte das Dessert mehr als alles andere am Essen, und manchmal gönnte ich mir gleich zwei Portionen, wenn ich fühlte, daß ich mein Gewicht genügend unter Kontrolle hatte. Durch kontrolliertes Essen hielt ich mein Gewicht niedrig.

Bob Cathcart und ich sprachen eine Weile über die Inspektion, der sich das „Methodist" unterziehen würde. Seit einiger Zeit war Bob Präsident des Pennsylvania Hospitals, ich ersuchte ihn oft um seinen Rat. Nach einer Weile glitt das Gespräch mehr hin zu den persönlichen Dingen, und schließlich fragte er mich nach meinem Vater.

Einen Augenblick lang dachte ich an meinen Vater und an das, was er die vergangenen sechs Monate durchgemacht hatte. Im November 1977 hatten die Ärzte am Jefferson Hospital, Philadelphia, einen bösartigen Tumor aus seiner rechten Lunge entfernt. Der Chirurg meines Vaters, Dr. John Templeton, ein Freund von mir, sagte mir, daß er glaube, den ganzen Tumor entfernt zu haben, aber es war unmöglich zu beurteilen, ob nicht Teile davon in die Blutbahn geraten waren und sich in anderen Teilen des Körpers ausgebreitet hatten. In den Wochen nach der Operation erholte sich mein Vater auf scheinbar wunderbare Weise, und Ende Dezember machten meine Eltern ihre jährliche

Erholungsreise zu ihrem Apartment in New Smyrna Beach, Florida. Doch eine Woche später rief mich meine Mutter mitten in der Nacht an. Mein Vater hatte gerade einen verheerenden Schlaganfall bekommen, und sie bat mich, sofort nach Florida zu kommen. Am gleichen Morgen traf ich im Halifax Hospital in Daytona Beach ein und fand meinen Vater, gelähmt dort liegend, auf der Intensiv-Station vor. Über ihm hingen Flaschen, aus denen Schläuche in die Adern seiner Arme führten.

Nach einem Gespräch mit dem anwesenden Arzt wurde beschlossen, eine Kopfuntersuchung bei Paps durchzuführen. Es war möglich, daß die Krankheit ins Gehirn eingedrungen und so den Schlag verursacht hatte.

Das Resultat der Untersuchung lag bald vor: An fünf Stellen zeigte das Gehirn meines Vaters Krebsbefall. In dieser Nacht wurde er von der Luft-Ambulanz nach Philadelphia zurückgeflogen. Er kam ins Jefferson Hospital, wo am folgenden Tag sein Kopf bestrahlt wurde. Wunderbarerweise erlangte er wieder die Kontrolle über Arme und Hände. Wichtiger noch, daß er geistig wach war, und es so schien, als ob er sich erneut aufrappeln würde. Sein Mut richtete meine Mutter und mich wieder auf. Wir hofften auf ein Wunder; doch hütete ich mich, zu sagen, wie ich seine Chancen beurteilte. Er wurde aus dem Jefferson Hospital entlassen und meine Eltern kehrten nach Hause — Long Beach Island, New Jersey — zurück. Mit dem Frühling erschien der Krebs erneut, und Paps verfiel jetzt langsam und unbarmherzig. Von da ab versuchte ich, es ihm leichter zu machen, und half meiner Mutter, mit der außerordentlichen Belastung fertig zu werden, ihren Mann sterben sehen zu müssen. Das ist weder für meine Eltern noch für mich leicht gewesen.

Der Klang von Tafelsilber und Tellern brachte mich ins Restaurant und zu Bob Cathcarts Frage zurück. „Es geht ihm nicht gut, Bob," sagte ich. „Ich fürchte, es ist nur eine Frage der Zeit, wann wir ihn wieder ins Hospital bringen müssen. Bald wird er sehr viel mehr Pflege brauchen, als er in Long Beach Island bekommen kann."

„Wie nimmt Ihre Mutter das alles auf, Tony?" fragte Bob.

„Sie hält sich so gut, wie man es überhaupt erwarten kann. Meine Mutter war schon immer die Stärkste in der Familie."

Dann sprachen wir über andere Dinge: Über seine Familie, das Pennsylvania Hospital und Politik. Erst als wir den Hauptgang beendet hatten und unser Dessert genossen, erwähnte ich nebenbei, daß ich an diesem Morgen mit dem Rad gestürzt sei und seither an einem entzündeten, schmerzhaften Hoden litt. Die Rückenschmerzen erwähnte ich nicht. Doch als sich unser Gespräch anderen Themen zuwandte, erinnerte ich mich wieder an die Verabredung mit meinem Internisten in der nächsten Woche.

Als ich am Mittwochmorgen, den 31. Mai 1978, in mein Büro kam, ging ich sofort zur Röntgenabteilung, wo man von Brustkorb und Rücken einige Röntgenaufnahmen machte; Blut- und Lebertests wurden ebenfalls durchgeführt. Den vergangenen Sommer hatte ich mir eine Hepatitis zugezogen, nachdem ich mit einer Nadel gestochen worden war, die man zuvor für die Behandlung eines Patienten benutzt hatte, der an dieser Krankheit litt. Seitdem war meine Leberfunktion nicht mehr normal gewesen.

Nach den Tests kehrte ich in mein Büro zurück, um meine Tagesarbeit aufzunehmen. Bevor ich mich dem Stapel Papier zuwandte, der auf meinem Schreibtisch wartete, machte ich das Heizkissen an und klemmte es zwischen meinen Rücken und die Stuhllehne. Der Schmerz war schlimmer geworden.

Am späten Morgen rief der Vorsitzende unserer Röntgenabteilung, Dr. Anthony Renzi, mich an und sagte: „Tony, wie fühlst Du Dich?"

„Danke gut," sagte ich. „Was gibt's?"

„Also — in der Aufnahme von Deinem Brustraum ist etwas anormal," sagte Renzi. „Komm doch mal und sieh Dir's an."

Ich stand von meinem Schreibtisch auf und eilte zur Röntgenabteilung.

Als ich dort angekommen war, klemmte Tony Renzi die Röntgenaufnahmen von meinem Brustkorb an den Lichtkasten, und ich sah eine dicke Masse auf der linken Seite meiner Brust. Zuerst sah es so aus, als hätte ich einen großen Tumor in meiner linken

Lunge. Renzi und ich sprachen über die Aufnahmen, als mir auf eigentümliche Weise meine linke Lunge bewußt wurde. Mein Atmen war auffallend kürzer geworden, und mein Mund war trocken. Ich widerstand dem Impuls, die Krawatte zu lockern. Aufgrund der Röntgenaufnahmen empfahl Renzi, sofort eine Scanner-Aufnahme zu machen. Ich stimmte zu.

Innerhalb einer Stunde war ich wieder in der Röntgenabteilung, wo Renzi und sein Assistent mir eine radioaktive Lösung in die Venen injizierten. Dann mußte ich drei Stunden warten, bis sich die Lösung in meinem Körper verteilt hatte. Eine Maschine, ähnlich einem Geigerzähler, die über mir aufgehängt war, würde dann ermitteln, wie die Lösung in meinem Körper reagierte. Wenn eine Person Krebs hat, sammelt sich die Lösung überall dort in großen Mengen, wo krebsiges Gewebe ist. Befindet sich der Scanner über einer Körperstelle, wo die Lösung sich gesammelt hat, so läßt die Maschine ein lautes und schnelles Klick-Geräusch hören. Ist jedoch kein Tumor vorhanden, sammelt sich die radioaktive Lösung nicht, sondern breitet sich gleichmäßig über den ganzen Körper aus, bis sie größtenteils mit dem Urin wieder ausgeschieden wird. In diesem Falle erzeugt die Maschine ein leises, monotones Tacken, da sie keine Krebszellen finden kann.

Drei Stunden nachdem mir die Lösung injiziert worden war, lag ich auf dem schmalen Tisch unter dem Scanner. Ich hoffte, ein monotones Tacken zu hören, welches mir anzeigte, daß der Scanner nichts Anormales gefunden hatte.

Ich war nackt, hatte nur das unzureichende Hospitalhemd an. Es war mir kalt, und ich war furchtbar nervös; trotz aller Bemühung um Selbstkontrolle zitterte mein Körper, als ob ich auf einem Eisblock liegen würde. Über mir drohte die gewaltige Maschine, die über mein Schicksal entscheiden würde. Das sensitive Ende des Scanners entspricht nach Größe und Form einer Musiktrommel. Die Trommel ist dem Patienten zugewandt und wird durch den verantwortlichen Arzt über den ganzen Körper geführt. Sie wird durch zwei schwere metallene Arme gehalten, die wieder mit einem Ständer verbunden sind; das Ganze ist an einen Computer angeschlossen, der die Reaktionen des Scanners aufzeichnet. In dem Computer befindet sich ein Oszilloskop, oder Monitor, das ein röntgenbildähnliches Bild von der Reaktion der radioaktiven Lösung im Körper liefert. Der Arzt kann sofort sehen, ob sich die Lösung an bestimmten Körperstellen konzentriert ansammelt, oder ob sie sich im Körper gleichmäßig verteilt.

Ich lag da und schaute auf die Trommel über mir. Zwei Linien kreuzten sich im Zentrum der Trommel, wie das Fadenkreuz einer Zieleinrichtung. Als ich dort lag, sandte ich ein paar matte Gedanken zum Himmel, feilschte mit dem Schicksal. Renzi war bereit, und noch bevor er die Maschine einschaltete, sagte ich zu mir selbst — bemüht, meine Nerven zu beruhigen —, daß Ärzte nicht krank werden.

Er legte den Hebel des Scanners um, und, als wenn ein riesiges Wesen aufgeweckt worden wäre, antwortete er mit einem langsamen, unregelmäßigen Klickgeräusch, offensichtlich streunende Partikel in der Luft aufnehmend. Die Sensortrommel des Scanners wurde über meinem Kopf plaziert, und plötzlich änderte sich das Klickgeräusch vom langsamen, sporadischen Klopfen zu einem wilden, schreckenerregenden Maschinengewehrfeuer. Mein Herz schien mithalten zu wollen. Plötzlich war meine Haut elektrisiert in einer Welle von Adrenalin und Körperhitze. Mit einem schnellen Blick zum Monitor sah ich zu meinem Erstaunen etwas, was wie ein schwarzer Fleck ganz oben auf meinem Schädel aussah. Renzi bewegte die Maschine herunter zu meiner rechten Schulter, und dann, nachdem das Geräusch kurz ausgesetzt hatte, begann das wahnsinnige Ticken erneut. Das gleiche begann über meinem Brustbein, dem Rücken und der linken Seite meines Brustkorbs. Ich zog mich zurück in einen Schockzustand, doch das Klickgeräusch schien mir bis ins Innerste zu folgen. Es war, als hätte sich dieses Geräusch tief in das Zentrum meines Gehirns eingenistet. Alle meine Gedanken und Sinne waren auf diese scheußlichen Klicks konzentriert. Es waren hörbar gemachte Krebszellen.

Nachdem der Scannertest beendet war, stand ich auf und hatte das Gefühl, erbrechen zu müssen. Aber mein Magen hielt sich eben noch zurück, während ich mit Renzi die Testresultate durchsprach. Wie der Scanner zeigte, hatte ich krebsbefallene Stellen im Schädel, in der linken sechsten Rippe, an der rechten Schulter, am Brustbein und am Rücken. Es wurden noch weitere Röntgenbilder gemacht, und irgendwie zog ich mich an und ging zu meinem Büro zurück. Später kam Tony Renzi herunter in mein Büro und versuchte mich zu trösten. Ich konnte die tiefe Betroffenheit sehen in seinen runden Augen und dem weit geöffneten Mund. Er benahm sich gezwungen, so, als ob er einen tiefen Atemzug nehmen wollte aber nicht konnte.

„Wirklich, Tony, ich glaube nicht, daß wir schon endgültige Schlüsse aus der Scanner-Untersuchung ziehen können," sagte er zu mir. „Es besteht die Möglichkeit, daß er auf irgendeine gutartige Aktivität des Knochengewebes reagiert hat. Wir haben keine Gewißheit, bevor wir eine Biopsie (Gewebeuntersuchung) gemacht haben. Bitte, laß uns keine voreiligen Schlüsse ziehen, bis wir es sicher wissen. Okay, Tony?"

„Okay," murmelte ich. Ich konnte klar meine Stimme hören durch den Nebel meines Schocks und das ferne Gemurmel der Klicks, die mir im Kopf herumgingen.

Am folgenden Morgen trug ich alle meine Untersuchungsergebnisse zu meinem Arzt. Dr. Sheldon Lisker ist Internist und Onkologist (Geschwulstexperte), ein Arzt, der Spezialist in der Diagnose und Behandlung von Krebs ist. Sheldon ist mein Arzt und Freund seit den späten 60er Jahren. Er ist ein Mann von seltenen Fähigkeiten. Während er eine große Praxis unterhält, sowohl als Internist wie auch als Onkologist, lehrt er Medizin an der medizinischen Fakultät der Universität von Pennsylvania und ist Vorsitzender der Ausbildungsabteilungen für Onkologie und Hämatologie des Hospitals. Er ist Anfang Vierzig und etwa einsachtzig groß; ein leichtes Übergewicht läßt ihn etwas stämmig erscheinen. Sein schwarzes Haar, streng zurückgekämmt, verrät einen zurückweichenden Haaransatz. Der hervorstechendste Zug in Sheldons Gesicht — abgesehen von den metallgefaßten Gläsern — ist ein Ausdruck zwischen mitfühlend und neugierig gegenüber der Person, der er sich zuwendet. Fast kann man in Sheldon Liskers Gesicht Sorge und Erwartung ablesen, als würde er von dem Patienten selbst die Antwort auf das Problem erhoffen.

Sheldon untersuchte mich, besonders den geschwollenen rechten Hoden, der mittlerweile unnatürlich hart geworden war. Dann setzten wir uns zusammen und besprachen das Resultat. Zusätzlich zu den Scanner-Ergebnissen, den Röntgenaufnahmen und dem verhärteten Hoden offenbarten die Bluttests, daß mein Phosphatasespiegel sehr stark angestiegen war; die Leber-Funktionsuntersuchung ergab ebenfalls anormale Werte; damit setzte sich fort, was im letzten Sommer mit der Hepatitis begann, die ich mir zugezogen hatte. Dann nahm er die Scanner-Resultate — diese den Röntgenaufnahmen ähnlichen Bilder — und hing sie an den Lichtkasten zur näheren Untersuchung.

‚Das kann doch nicht ich sein auf diesen Röntgenaufnahmen,' dachte ich bei mir.

„Tony," sagte Sheldon abrupt. „Nachdem ich dies alles hier gesehen habe, muß ich Dir sagen, daß ich glaube, Du hast entweder Hoden- oder Prostatakrebs. Es ist möglich, daß der Krebs sich noch an anderen Stellen im Körper ausgebreitet hat — Schädel, Schulter, Brustbein, Rippe und Wirbelsäule — so, wie es der Scanner anzeigt. Ich glaube, daß wir den Hoden sofort entfernen sollten. Und ebenso die Prostata (Vorsteherdrüse)."

Sheldon und ich setzten uns zusammen und besprachen weitere Möglichkeiten. In meinem Fall stimmten ein paar Dinge nicht mit den klassischen Anzeichen von Prostata- oder Hodenkrebs überein. Hodenkrebs breitet sich normalerweise nicht auf Knochen aus, wohingegen mein Scannertest ganz deutlich gewisse Knochenveränderungen anzeigte. Andererseits werden Kaukasier in meiner Altersgruppe normalerweise nicht von Prostatakrebs befallen. Im allgemeinen bekommen männliche Weiße Prostatakrebs nicht vor dem Ende ihrer fünfziger Jahre. Trotzdem — das war kein beruhigendes Merkmal. Prostatakrebs bei Männern unter Fünfzig ist ein ganz anderes, weitaus gefährlicheres Leiden. Aus noch nicht ganz bekannten Gründen breitet sich Prostatakrebs bei jüngeren Männern viel schneller aus und bringt seine Opfer zwei oder drei Jahre nach der Erkennung um. Männer oberhalb der Fünfzig mit Krebs-Metastasen an den Knochen können weitaus besser, manchmal bis zu fünf Jahre, überleben; in wenigen Fällen weiß man, daß ältere Männer sogar noch länger überlebt haben.

Sheldon versuchte mich zu trösten, aber wir wußten beide, daß, wenn die Gewebeuntersuchung sich als positiv erwies, ich wahrscheinlich meinen fünfzigsten Geburtstag nicht mehr erleben würde.

Sheldon Liskers Praxis ist ganz in der Nähe meiner Wohnung. Von ihm aus spazierte ich zum Rittenhouse Square. Es war der 31. Mai, ein warmer, prächtiger Frühlingstag. Auf allen Parkbänken saßen Leute, die im Schatten der hohen Bäume ihren Lunch verzehrten. Gelegentlich strich ein Wind durch die Bäume. Perfektes Segelwetter, dachte ich. In einer Ecke des Parkes stellte ein Künstler seine Werke aus. Ich überflog seine Kollektion und entdeckte ein Ölbild mit zwei Tennisspielern drauf, das ich sofort kaufen wollte. Gerade wollte ich den Künstler nach dem Preis fragen, als der Gedanke, den ich verzweifelt versuchte zurückzudrängen, über die Deiche meines Bewußtseins spülte. ‚Du bist dabei zu krepieren!' schrie es in mir. ‚Was ist eigentlich noch wichtig?' Ich drehte mich auf dem Absatz um und stürzte nach Hause.

An diesem Nachmittag ging ich zurück zu meinem Büro in der Hoffnung, durch die Arbeit zu vergessen. Ich redete mir ein, daß schließlich die Inspektion immer näher kam. Als ich ankam, rief ich Dr. John Prehatny, unseren Leiter der chirurgischen Abteilung, an, um eine Hoden- und Prostata-Biopsie zu vereinbaren. Man würde mir wohl den Hoden abnehmen müssen. Außerdem mußte eine transrektale Gewebeuntersuchung der Prostata vorgenommen werden, bei der ein wenig Gewebe von der Vorsteherdrüse entnommen wird. Dieses Gewebe zusammen mit dem Hoden würde auf Spuren von Krebs untersucht werden. John und ich vereinbarten die Operation für Dienstag. Dann sorgte ich dafür, daß ich ab Montagnachmittag als Patient im „Methodist" aufgenommen werden würde. Nach dem Gespräch mit John versuchte ich, in die Arbeit einzutauchen, doch die Anstrengung war vergeblich. Um fünf ging ich nach Hause in die Leere meines Apartments.

Ich wußte, daß, wenn ich diese Nacht allein in meiner Wohnung verbrächte, ich am Morgen verrückt geworden wäre. Es war nötig, von Philadelphia fortzugehen, fort von der Aufdringlichkeit und Konfusion der Stadt. Ich brauchte etwas Einsamkeit, einen Platz, nachzudenken und mich auf das Kommende vorzubereiten. Außerdem wollte ich meine Eltern sehen, die in Long Beach Island, New Jersey, lebten. Am Montag würde ich ins Hospital gehen, und ich wußte nicht, wie lange es dauern würde, bis ich sie wiedersah. Ich mietete ein Auto und brach auf zu der Zwei-Stunden-Fahrt. Während ich fuhr, dachte ich an die Operation, der ich mich unterziehen würde, und versuchte herauszufinden, welches Schicksal wohl härter wäre: Eines, das die Zukunft kannte, oder eines, das sie nicht kannte; ich wünschte mir, sie nicht zu kennen.

Mittlerweile war der Rückenschmerz stechend, und er verschlimmerte sich rapide. Es war, als würde mir ein rostiger Dorn ins Kreuz getrieben. Von einem Punkt im Zentrum meines Rückens breitete sich der Schmerz kreisförmig aus und bewegte sich seitlich über den Brustkasten zum Brustbein. Er fuhr an der Wirbelsäule auf und nieder; ob ich saß oder stand — ich konnte mir keine Erleichterung verschaffen. Der Schmerz schien jede Zelle meines Körpers zu durchdringen, und auf dem Höhepunkt packte er mein Bewußtsein wie eine gepanzerte Faust.

Ich hatte begonnen, Aspirin und andere Schmerzmedikamente gleich mundvoll zu nehmen. Doch die Schmerzlinderer brachten nur kurzzeitig Erleichterung. So blieb mir nichts weiter übrig, als über längere Zeiträume die Schmerzen durchzustehen, bis ich ohne Risiko die nächste Dosis Medikamente zu mir nehmen konnte. Die meisten meiner wachen Stunden verbrachte ich in der Erwartung auf meine nächste Tablette.

Als ich auf Long Beach Island zufuhr, drang der Dorn noch tiefer in meinen Rücken. Ich nahm mir vor, es mal mit einem narkotischen Schmerzmittel zu versuchen, wenn ich am Montag wieder zurück im Hospital sein würde. Als approbierter Anästhesiologe kannte ich alle schmerzlindernden Mittel, die mir zur Verfügung standen. Percodan würde wohl das Beste sein, dachte ich. Zumindest im Augenblick.

Auf der Route 70 durch New Jersey fühlte ich erbittert, welche ironische Wendung mein Leben genommen hatte. Nur zwei Tage früher waren meine Gedanken ganz mit der kommenden Inspektion beschäftigt und dem Erfolg, den ich daraus machen wollte. Ich war sicher, daß die Zweifel an meiner Eignung mit dem Eintreffen des Kommissions-Berichtes verfliegen würden. Mein Platz in der Führung des Methodist-Hospitals wäre gesichert gewesen. Alles war so plötzlich gekommen. Ich fühlte mich irgendwie betrogen.

Das Gefühl des Mißlingens und der Niedergeschlagenheit stand in direktem Gegensatz zu meinem gewohnten Lebensgefühl. Ich hatte immer geglaubt, vom Leben bevorzugt zu sein. Ich lebte, als meine es das Schicksal gut mit mir. Ich war sicher, Erfolg zu haben.

Wenn man nach den Umständen meiner Geburt urteilen wollte, würde man dies schwerlich vorausgesehen haben. Ich bin geboren in einem italienischen Getto in Perth Amboy, New Jersey, einer Stadt nicht weit vom Strand von Jersey, hauptsächlich dadurch bekannt, daß sie der südlichste Punkt des großen betonierten und kohleverschmutzten Streifens ist, der sich nordwärts bis nach Newark hinzieht. Sie ist der Karneval von Neon, Asphalt, Schornsteinen und zerbrochenem Glas, den man wahrnimmt, wenn man auf dem berühmten New Jersey Turnpike entlangfährt. Eine sich lang hinziehende Straße, die allein schon den Ruf des Staates ruiniert.

Als ich zwei Jahre alt war, kauften meine Eltern ein Haus in Highland Park, einer kleinen Stadt mitten im Staate. Highland Park ist eine stille Schlafstadt, eine halbe Zugstunde von New York entfernt und nur einen Spaziergang weit von der Rutgers University, in New Brunswick. Viele der Bewohner von Highland Park sind in New York und auf dem College beschäftigt. Ich wuchs auf in einem weißen, zweigeschossigen Fachwerkhaus, das sich in einer ruhigen Wohngegend befand.

Meine Eltern waren beide italienischer Abstammung, sprachen jedoch kaum italienisch zu Hause. Sie stritten selten in meiner Gegenwart und hielten sich an die alte Regel, daß einer ruhig blieb, wenn der andere wütend war — manchmal tagelang, wenn es nötig schien. Doch meistens waren sie harmonisch und glücklich.

Mein Vater war der alleinige Ernährer der Familie. Er arbeitete für die New Brunswick News Agency, die Zeitungen und Magazine in ganz New York und New Jersey lieferte. In dieser Firma arbeitete er sich bis in die Geschäftsführung hoch und verdiente gut, zumal, wenn man es mit den durchschnittlichen Einkommen während der Wirtschaftsflaute verglich. Ich kann mich nicht erinnern, daß wir jemals Mangel gelitten hätten. Er war ein ruhiger Mann, der in der Familie ausgleichend und beschwichtigend wirkte. Obgleich wir nur zu dritt waren — ich war das einzige Kind —, wurden seine diplomatischen Talente oft gebraucht, um die häufigen und recht lebhaften Auseinandersetzungen zwischen mir und meiner Mutter zu schlichten.

In meiner Jugend schien er ewig in einer Zeitung oder einem Buch vergraben zu sein, oder er ging gerade zur Arbeit. Er war geschickt in den Arbeiten am Haus und war stets mit irgendwelchen Haushaltsprojekten beschäftigt. Außer seinem Beruf hatte er noch zwei Leidenschaften außerhalb der Familie: Fischen und die Kirche. An Samstagen stand er oft vor Sonnenaufgang auf und fuhr zum Strand von Jersey, um an einer Gruppenfahrt auf einem Schiff teilzunehmen. Später kam er dann in heller Begeisterung zurück, voll von Fischgeschichten und Fisch. Am Sonntag war er in der Kirche. Er war sehr aktiv in der Kirche, so daß er nicht nur jeden Sonntag die Messe besuchte und oftmals auch während der Woche, sondern auch an vielen lokalen Kirchenorganisationen und Gemeindeangelegenheiten beteiligt war. Mein Vater war ein Katholik mit außerordentlicher Glaubenskraft, die ihn offenbar im Gleichgewicht hielt, gleichgültig wie heftig Mutter und ich uns auch verhielten. Er war wie ein Fels im Sturm. Ich kann mich nicht erinnern, daß er je seine Stimme im Ärger erhoben hätte.

Er machte gern Tages- und Wochenendausflüge mit dem Auto. Während der Kriegsjahre hatten wir einen 1939-er Plymouth. Wir fuhren oft nach New York, ein paarmal sogar nach Chicago und an die West-Küste. Er liebte das Autofahren; es machte ihn gesprächig und mitteilsam.

Als ich aufwuchs, empfand ich eine gewisse Distanz zu meinem Vater. Ich mochte Fischen nicht, und meine einzige Verbindung zur Kirche war Furcht. Das reichte viele Jahre aus, um mich sonntags zur Messe zu treiben, aber es machte mich nicht neugierig, zu erfahren, was es mit der Kirche auf sich hatte oder was sie meinem Vater bedeutete. Erst als ich älter und reifer wurde, entwickelte ich Interesse für meinen Vater. Und erst nachdem er den Beruf aufgegeben hatte, fing ich an, ihn zu begreifen.

Meine Beziehungen zu meiner Mutter waren ganz anders. Ich bin überzeugt, hätten es die Umstände zugelassen, oder wäre sie als Mann geboren worden, wäre sie eine Art Führungskraft im staatspolitischen oder wirtschaftlichen Bereich geworden. Sie war die treibende Kraft in der Familie; mit mehr Energie und Zielstrebigkeit, als ich je zuvor bei jemandem angetroffen habe. Bis zu meinem elften Lebensjahr hatte meine Mutter starkes Übergewicht. Bei einer Größe von Einsfünfzig schien sie noch schwerer als sie tatsächlich war. Dann eines Tages — es war vor meinem elften Geburtstag — verkündete sie in einer für sie typischen Manier einen Entschluß, den sie gefaßt hatte: „Ich werde eine Diät machen, und ich werde dieses Gewicht los," sagte sie in ruhigem, überzeugtem Ton. Man konnte sicher sein, daß meine Mutter auch meinte, was sie sagte. Sie untertrieb stets.

Im Jahre 1941 gab es keine Diät für die Gewichtsabnahme, wie wir sie heutzutage haben. Deshalb erfand sie ihre eigene Methode: Für eine gewisse Zeit hörte sie einfach auf zu essen. Als sie wieder anfing zu essen, nahm sie nur kleine Portionen zu sich, hauptsächlich Gemüse. Ich zog sie damit auf, wie lange sie wohl noch ihre Diät durchhalten würde. „In einer Woche wirst Du alles essen, was Dir in die Quere kommt," frozzelte ich. Aber das tat sie nicht. In wenigen Monaten war meine Mutter eine andere Frau — eine, die Größe fünf tragen konnte. Von da an kleidete sie sich stets apart und sah immer attraktiv aus. Mein Vater war offensichtlich stolz auf sie.

Alles, was meine Mutter interessierte, wurde auf die gleiche ordentliche und bestimmte Weise angepackt: die Familen-Finanzen, die Ferien und vor allem das Leben und die Lebensziele ihres einzigen Sohnes.

Sie wollte, daß ich erfolgreich würde, und sie glaubte, daß eine gute Ausbildung der einzige Weg dorthin sei. Jede Abweichung vom Durchschnitt „sehr gut" löste in ihrem Kopf einen Alarm aus. Sie drängte mich unablässig, hart zu arbeiten und viel zu lesen. Doch es wurde uns beiden bald klar, daß ich ihren starken Willen geerbt hatte, und wenn unsere Absichten voneinander abwichen, was oft genug geschah, rasselten wir aufeinander wie zwei Widder.

Doch mittlerweile ging ich zur High School und war ehrgeizig geworden. Während meine Freunde ihre Bedeutung an der Zahl ihrer Bekanntschaften oder an ihren sportlichen Leistungen maßen, maß ich die meinige an den Noten und den Prüfungen, die ich in der Schule erreicht hatte. Ich verglich mich stets mit den besten meiner Mitschüler in der Klasse; ich mußte stets so gut sein wie sie — oder besser. Und gewöhnlich war ich das auch.

Eines Tages, noch während meiner ersten Zeit auf der High School, war ich mit meiner Mutter in der Küche. Ich machte meine Hausaufgaben, während sie das Abendessen vorbereitete. Ganz ohne Vorbereitung verkündete sie wieder einmal eine ihrer Entscheidungen auf die bekannte, untertreibende Art. „Du wirst Arzt werden," sagte sie.

Zu dieser Zeit hatte ich mir in den Kopf gesetzt, Lehrer zu werden und in die Fußstapfen meines Onkels zu treten, der an der High School Spanisch lehrte. Er galt als der Intellektuelle in der Familie.

In den folgenden Jahren rangen meine Mutter und ich um meine Zukunft. Während meines ersten Jahres auf der High School ging sie soweit, den Beratungslehrer zum Dinner einzuladen, um mich zum Hauptfach Biologie am College zu überreden und dazu, das medizinische Vorsemester zu belegen, so daß ich nach bestandener Prüfung Medizin studieren könnte. An diesem Abend stritten meine Mutter und ich mit Vehemenz. Der Beratungslehrer versuchte, peinlich berührt, Frieden zu stiften. Später lachten Mama und ich schallend über diesen Vorfall.

Also ging ich aufs College, belegte das Hauptfach Biologie und absolvierte das medizinische Vorsemester. Ich besuchte die Rutgers Universität und bestand das Examen mit magna cum laude, wurde am Hahneman Medical College in Philadelphia aufgenommen und promovierte vier Jahre später zum Dr. med.. Die nächste Station war das Hartford Hospital; dort studierte ich Anästhesie und trat kurz nach Beendigung dieses zweijährigen Kurses in die U.S. Air Force ein, für zwei Jahre verpflichtet. Im Jahre 1962 wurde ich entlassen und ging ans Pennsylvania Hospital in Philadelphia. Zwei Jahre später wechselte ich zum „Methodist".

In den folgenden zwölf Jahren verschaffte mir mein Beruf eine Menge Freude und Befriedigung. Aber um die Winterzeit 1976 hatte meine Laufbahn einen Punkt erreicht, an dem ich nicht mehr weiter wußte: Ich war ausgebrannt. Als Vorsitzender der Anästhesie-Abteilung verdiente ich mehr Geld als ich brauchte, und es schien nun kein höheres Ziel mehr in Sicht, für das sich eine Anstrengung lohnte. Seltsamerweise hatte ich eine gewisse Abneigung entwickelt, den Patienten so große Mengen Drogen zu injizieren, um sie in die Narkose zu versetzen. Es war mir klar, daß dies zwar für eine humane Operation notwendig war, aber diese Logik konnte meine wachsenden Zweifel nicht verringern. Vielleicht entsprangen die Zweifel aber auch mehr meinem Wunsch, von der Anästhesie fortzugehen, als meiner Sensibilität gegenüber den Patienten. Zur gleichen Zeit geriet ich in eine Midlife-Crisis. Meine Karriere war mein Leben; da meine Arbeit anfing, an Glanz und Spannung zu verlieren, erschien mir meine ganze Existenz farblos und sinnleer. Also brauchte ich einen Wechsel. Die Krankenhaus-Verwaltung schien mir dafür geeignet.

Im Sommer 1977 bekam ich Gelegenheit, an dem Kurs „Havard Business School and School of Public Health's Health Systems Management Program" teilzunehmen.* Nach Beendigung des Kurses kehrte ich zum „Methodist" zurück in der Hoffnung, dort oder an einem anderen Krankenhaus einen Verwaltungsposten zu bekommen. Zufällig war gerade zu dieser Zeit das Krankenhaus-Kuratorium unzufrieden mit dem bisherigen Verwalter und man trug mir die Stelle an. Ich akzeptierte das Angebot.

Welche Ironie: Als ich den Highway 72 entlangfuhr — dem letzten Stück auf meinem Weg nach Long Beach Island —, glaubte ich, daß ich nahe am Ziel wäre. Ich glaubte, das „Methodist" und meine Karriere sicher im Griff zu haben.

Ich erreichte mein Haus in Long Beach Island kurz vor acht Uhr abends. Als ich aus dem Auto stieg und auf die Eingangstür zuging, konnte ich die Salzluft von der See her riechen; es war gut, dort zu sein. Im Hause angelangt, ging ich sofort in die Küche und nahm etwas Darvon ein, für meinen Rücken. Dann ging ich nach oben zu einem langen, heißen Duschbad, bei dem ich mir das Wasser auf den Rücken trommeln ließ, um die Schmerzen zu mildern.

Nach dem Bad zog ich mich an, ging hinunter ins Wohnzimmer und goß mir einen großen V.O. ein. Ich nahm Flasche und Glas mit hinauf und stellte sie neben meinen Stuhl draußen auf der Sonnenterrasse. Danach ging ich hinein und legte die Bach'sche Messe in B-moll auf den Plattenspieler. Durch die offene Schiebetür konnte ich der Musik zuhören, während ich draußen auf dem Liegesofa saß. Ich nahm einen tiefen Schluck von dem Whisky und schaute zu den Sternen.

Die Nacht war klar und grenzenlos. Von meinem Platz aus konnte ich das funkelnde Mondlicht aus den Wellen des Ozeans steigen sehen. Die Schwermut des Todes hing über mir wie eine giftige Wolke. Alles war so plötzlich geschehen — es machte

---

*) etwa: Verwaltungsprogramm für Gesundheitssysteme der Havard Handelsschule und Schule für das Gesundheitswesen, (A.d.Ü.)

mich taumelig. Es war so, als wäre ich am Donnerstagmorgen aufgewacht und in das falsche Leben eingetreten. Da war immer noch die Ahnung von einem Traum, so, als hätte die Wirklichkeit mich noch nicht eingeholt. Ich nahm noch einen großen Schluck Whisky, denn ich hoffte, daß der Alkohol mir Schlaf bringen würde.

Wie groß waren die Chancen zu überleben? Sie waren erschreckend gering. Hoden- als auch Prostatakrebs zusammen mit Metastasenbefall an den Knochen sind extrem tödliche Erkrankungen. Der Hodenkrebs ist der virulentere von beiden und beendet das Leben seines Opfers oft innerhalb von sechs Monaten bis zu einem Jahr. Prostatakrebs mit Knochen-Metastasen ist ebenfalls überwiegend tödlich, zumal bei Männern meines Alters. Meine einzige Hoffnung war, daß der Scanner auf eine gutartige Sache in meinem Knochengewebe reagiert hatte. Selbst wenn dies der Fall sein sollte, waren da noch die Blut-Tests, die eine Anwesenheit von Krebs ebenfalls angezeigt hatten. Mir blieb nur die Hoffnung auf eine vage Möglichkeit — daß der Krebs in der Prostata lokal begrenzt bliebe. Dies könnte durch Entfernen der Vorsteherdrüse erfolgreich behandelt werden.

Ich fürchtete, der Krebs könnte sich im Gehirn ausbreiten und zu einem Schlag führen. Ich dachte an meinen Vater und an so manchen anderen, den ich kannte, die alle Opfer eines Schlaganfalls geworden waren. Dann nahm ich noch einen langen Schluck Whisky. Mein Gott, nicht das!

Wie ist mein Vater damit fertig geworden? Sein Glaube an Gott gab ihm unglaublichen Mut, dessen Größe ich gerade erst anfing zu begreifen. Obwohl ich erzogen worden war, sonntags in die Kirche zu gehen, war ich nur formal Katholik. Während meiner vierjährigen medizinischen Ausbildung besuchte ich die Messe regelmäßig, aber nach der Graduierung verließ ich die Kirche. In den sechziger Jahren war ich in Glaubensdingen indifferent; ich war mit meinem beruflichen Fortkommen beschäftigt. In den frühen siebziger Jahren war mein Interesse für die Religion geweckt, und ich besuchte gelegentlich die Unitarier-Kirche; das tat ich bis über die Hälfte der siebziger Jahre. Ich ging jede Woche zum Gottesdienst und wurde schließlich gebeten, Mitglied des Kirchenvorstandes zu werden. Einige Jahre gehörte ich dem Vorstand an, und es machte mir Freude, in die Kirche zu gehen. Ich erkannte in diesen Jahren, daß tief in mir ein geistiges Bedürfnis war, dem ich Beachtung schenken mußte. Erst als ein Teil der Furcht, die ich in meiner Kindheit erfahren hatte, von mir gewichen war, konnte ich mein Verlangen nach religiöser Nahrung erkennen. Während meiner Jahre in der Unitarier-Kirche war ich hungrig nach intellektuellen Argumenten für die Existenz Gottes. Zwar hatte ich keinen Glauben, aber ein starkes Verlangen, überzeugt zu werden. Ich war fasziniert von Schriftstellern wie Reinhold Niebuhr, Dietrich Bonhoeffer und Paul Tillich. Außerdem verwickelte ich den Prediger der First Unitarian Church, Reverend Victor Carpenter, in große intellektuelle Debatten.

Doch im Jahre 1977 waren die Schmerzen in meinem Rücken so heftig geworden, daß ich nicht mehr eine Stunde ohne große Unbequemlichkeiten in den steifen, hölzernen Kirchenbänken sitzen konnte. Ich ging nun gar nicht mehr in die Kirche. Zu diesem Zeitpunkt hatte ich immer noch keinen Glauben. Intellektuelle Argumente verkommen alle zu einem Krieg der Worte, und immer wieder gibt es jemanden von der Gegenseite, der noch etwas beredsamer ist als derjenige vor ihm. Mein Vater diskutierte seinen Glauben nicht, er lebte ihn einfach.

Hier tauchte ich aus meinen Tagträumen auf und bemerkte, daß die Bach-Messe schon lange geendet hatte. Ich erhob mich und drehte die Platte um, füllte mein Glas aufs neue und kehrte zu meinem Sitz zurück, um dem Agnus Dei zu lauschen. Eine Sache hatten mein Vater und ich gemeinsam, wir liebten beide gute Musik.

In meinem Rücken begann wieder der Schmerz. Ich fühlte, wie dieser Dorn langsam wieder erwachte und wurde böse. Erst dachte ich daran, einige Schlaftabletten zu nehmen, entschied mich jedoch dagegen, weil ich dafür schon zuviel Whisky getrunken hatte. Noch war ich nicht zum Selbstmord bereit. Meine Hoffnung war, daß der Whisky mir bald Schlaf bringen würde.

Die nächste Stunden verbrachte ich damit, an das zu denken, was ich den folgenden Tag tun wollte. Ich wußte, daß ich meine Eltern besuchten mußte, die nur fünf Meilen südlich von meinem Haus wohnten. Ich hatte beschlossen, ihnen nicht zu sagen, daß auch ich Krebs hatte. Meine Mutter könnte es nicht überstehen, mich und gleichzeitig meinen Vater sterben zu sehen. Ich würde ihr sagen, daß ich für einige Wochen an Konferenzen in Chicago teilnehmen wollte, und daß sie mich nicht im Krankenhaus anrufen sollte. Ich würde ihr sagen, daß ich anrufen würde, wenn ich zurück wäre. Meine Kollegen müßte ich bitten, bei dem Spiel mitzumachen. Sie würden es verstehen.

Meine Hoffnung war, daß ich schließlich noch so lange durchhalten würde, bis sich meine Mutter von meines Vaters Tod wieder erholt hatte. Erst dann könnte ich ihr von meinem eigenen Zustand erzählen.

Außerdem war da noch das Krankenhaus. Ich hatte schon den Vorsitzenden des Vorstandes, Robert Bent, angerufen und ihn um ein Gespräch am folgenden Tag gebeten. Bob hatte ein Haus in Long Beach Island nicht weit von meinem eigenen. Ich wollte ihm von meiner Krankheit erzählen, über den Gesamtzustand des Krankenhauses und, wie wir bei der zu erwartenden Inspektion verfahren wollten.

Ich stand auf, schaltete den Plattenspieler aus und, reichlich unsicher durch den Alkohol, mühte ich mich die Treppe hinauf ins Bett, wo ich in einen unruhigen Schlaf fiel.

Sonntag morgen stand ich früh auf und ging ein paar Meilen den Strand entlang. Es war ein wolkenloser Morgen, die Sonne frisch und hell. Der Sand war blendend-weiß, und zum Saisonbeginn war der Strand noch nicht so sehr von Abfall verschmutzt. Long Beach Island hat einen wunderschönen, langgestreckten Strand mit vielen großen, alten Holzhäusern, die auf den Ozean hinausschauen. Als ich durch die flache Brandung lief, flogen Seeschwalben dicht über mich dahin aufs Meer hinaus.

Später kehrte ich ins Haus zurück und rief Bob Bent an, um mit ihm eine Zeit für den Treff zu vereinbaren. Mittags ging ich zu seinem schönen Haus, das dicht an den Strand gebaut ist und auf die Barnegat Bay hinaussieht. Als ich ins Haus trat und Bobs Frau sah, war ich entsetzt über ihren Zustand. Sie hatte kürzlich einen Schlaganfall erlitten und war gelähmt; sie konnte kaum sprechen. Edith war eine heitere Frau gewesen, die gerne viel redete. Ich konnte kaum glauben, daß der Schlag sie fast blind gemacht hatte, so daß es ihr nicht mehr möglich war, zu lesen. Sie sah so unglaublich zerbrechlich aus, als ob ihre Schultern das Gewicht der Kleider nicht mehr tragen könnten. Haut und Haare waren gleichermaßen grau und ihre Augen tränten; es war, als ob sie zu lange im Wind gestanden hätte.

Bob, ein schwerer Mann, der in seiner Jugend sicher einmal Football gespielt hatte, schien mein Unbehagen zu spüren. Er schlug vor, auf die Terrasse zu gehen, wo wir sprechen konnten. Als wir nach draußen gingen, erzählte ich ihm in sehr sachlichen Worten, was mit mir los war. Ich war selber erstaunt, während ich sprach, wie unpersönlich ich mir gegenüber sein konnte. (Später stellte sich heraus, daß ich stets diese Persönlichkeitsveränderung annahm, wenn ich mit Fremden oder Verwandten über meinen Krebs sprach). Bob hörte aufmerksam zu. Nachdem ich geendet hatte, erzählte ich ihm von meinen Vorstellungen über das Krankenhauspersonal und, was außerdem noch getan werden müsse, bevor wir uns der Inspektion stellen könnten; außerdem sagte ich ihm, wen ich als meinen Vertreter vorschlagen wollte, für die Zeit meiner Rekonvaleszenz nach der Operation. Wir sprachen ungefähr eine Stunde miteinander, dann begleitete er mich zu meinem Auto. Dort angekommen, legte er seinen Arm um mich und wünschte mir Glück. Ich dankte ihm und fuhr davon.

Es grauste mich vor dem nächsten Besuch, der nun vor mir lag. Ich versuchte, mich zusammen zu nehmen, und probte, was ich meinen Eltern sagen wollte. Bevor ich ihr Haus erreichte, war ich den Plan schon mehrmals durchgegangen. Als ich eintrat, sah ich meinen Vater in einer Ecke des Wohnzimmers sitzen und den Kopf in Händen halten. Der Krebs in seinem Schädel erzeugte sehr starke Kopfschmerzen, ähnlich einer Migräne. Obendrein litt er so heftig an Knochenschmerzen, daß es ihm fast unmöglich war, sich niederzulegen. Der Mann war verkrümmt, wie ein alter Rebstock. Ich ging zu ihm hin und legte den Arm um seine Schulter. Meine Mutter kam dazu, und wir drei redeten miteinander. Um meines Vaters Stimmung ein wenig aufzuhellen, machte ich ein paar kleine Scherze. Er lächelte und versuchte gar zu lachen. Mitleid wollte er nicht. Meine Mutter versuchte, mit dieser Krise durch übertriebenes Reden fertig zu werden. Das war ihre Art, die nervöse Anspannung abzubauen.

Wir redeten noch eine Weile, und dann erwischte ich meine Mutter allein in der Küche. Ich befragte sie über Paps. Er habe sich in der Gewalt, sagte sie. Dann erzählte ich ihr in ruhigen Worten, daß ich für einige Wochen fort müsse. Ich würde in Chicago auf Konferenzen sein und sie nach meiner Rückkehr sofort anrufen. Leider sei ich in Chicago derart beschäftigt, daß ich sie von dort aus nicht anrufen könne. „Rufe bitte das Krankenhaus nicht an, außer im Notfall und, wenn Du eine Nachricht für mich hinterlassen willst," sagte ich ihr. „Ich werde bald zurück sein; ich komme nach Long Beach Island gleich nach meiner Rückkehr."

Dann gingen wir zu meinem Vater, aber ich konnte es nicht ertragen, noch länger zu bleiben, und ging bald.

Ich fuhr zu meinem Haus zurück und rief die St. Francis Kirche an, wo meine Eltern die Messe besuchten. Father Thaddaeus war am Telefon. Er kannte meine Eltern und wußte auch, daß mein Vater an Krebs litt.

„Der Grund für meinen Anruf, Father, ist der, daß ich ebenfalls schwer an Krebs erkrankt bin. Ich muß ins Hospital, um mich einer Operation zu unterziehen. Meine Eltern wissen davon nichts, und ich möchte nicht, daß sie es erfahren. Bitte sehen Sie doch mal nach den beiden, wenn ich im Krankenhaus bin. Sie sind mir beide so wichtig, und sie brauchen jetzt Hilfe, ich kann sie ihnen nicht geben. Ich brauche jemanden hier unten, der mich anruft, wenn meinem Vater etwas passiert. Würden Sie das für mich tun?"

„Dr. Sattilaro," sagte er, „ich bin aufs äußerste erschreckt über diese Tragödie. Natürlich werde ich nach Ihren Eltern sehen und mit Ihnen in Verbindung bleiben. Kann ich noch irgend etwas für Sie tun?"

„Nein, danke. Aber ich bin so dankbar für Ihr Mitgefühl."

„Sollte ich nicht morgen zu Ihnen nach Hause kommen? Sagen Sie ja. Ich möchte mit Ihnen reden," sagte Father Thaddeus.

„Das wäre schön," sagte ich. Plötzlich freute ich mich, daß es jemanden gab, auf den ich vertrauen konnte.

„Danke," sagte ich und legte auf.

Dies war wieder ein Whisky- und Darvon-Tag. Glücklicherweise wurde ich müde, noch bevor ich allzu depressiv wurde, und schlief ein. Um Mitternacht herum rief meine Mutter an. Sie war hysterisch. „Dein Vater erstickt," rief sie. „Komm schnell her!"

Ich raste zum Haus meiner Eltern, rannte ins Zimmer und fand meinen Vater, wie er würgte und um sein Leben rang. Minuten später hustete er einen faustgroßen Schleimpfropfen aus, der sich offensichtlich in seinem Rachen festgesetzt hatte. Ich untersuchte ihn. Dann kam sein Arzt und untersuchte ihn ebenfalls. Ich versuchte, meine Eltern zu beruhigen, besonders aber meine Mutter, bei der ich befürchtete, daß sie psychisch am Ende ihrer Kraft war. Sie redete unaufhörlich, und es schien, als erwartete sie jede Minute wieder einen neuen Schrecken. Ihre nervöse Spannung machte sie überbesorgt um meinen Vater; sie konnte in seiner Gegenwart nicht ruhig sein. Dauernd fragte sie, ob er etwas bräuchte, ob er nicht etwas essen wollte, ob sie nicht etwas für seine Bequemlichkeit tun könnte.

„Mama, versuche ruhig zu sein," sagte ich.

„Ich bin in Ordnung. Keine Sorge. Alles ist gut," antwortete sie.

Als alles wieder etwas ruhiger war, ging ich. Ich stieg in mein Auto und legte den Kopf für einen Augenblick aufs Lenkrad. Wie konnte ich nur mit all dem fertig werden, fragte ich mich. Das kann nicht mehr lange so weitergehen; einer von uns wird zusammenklappen.

Als ich nach Hause kam, nahm ich noch ein paar Tabletten und ging schlafen.

Am nächsten Tag kam Father Thaddeus. Wir setzten uns aufs Hausdach, sahen die Sonne aus dem Ozean herauffunkeln, während die Seeschwalben nach Fischen tauchten. Ein paar Stunden lang sprachen wir über meinen und meines Vaters Krebs. Wir sprachen auch über Gott, über die Religion und, warum ich die Kirche verlassen hatte. Father Thaddeus war ein freundlicher Mann und ein guter Zuhörer.

Am Abend fuhr ich zurück nach Philadelphia. Bob Cathcart rief an und kam später noch zu einem Gespräch vorbei. Nachdem er gegangen war, klingelte das Telefon: Father Thaddeus rief an. Es drängte ihn, mir zu sagen, daß er mich und meine Eltern mit in seine Gebete einschließen würde. Ich war gerührt von dieser Geste und dankte ihm.

Den nächsten Morgen ging ich in mein Büro und leitete das regelmäßig stattfindende Stabs-Meeting. Nach dem Ende des Meetings schrieb ich ein Memorandum an das Krankenhauspersonal, aus dem hervorging, daß Joe Manson, der Leitende Vize-Präsident, als Leitender Direktor an meine Stelle treten würde. Ich wollte nicht, daß während meiner Behandlung irgendeine politische Rangelei begann. Dann bat ich Joe in mein Büro und ging mit ihm alles durch, was ich während meiner Abwesenheit erledigt haben wollte.

„Es wird keine Kritik von oben kommen, Joe", sagte ich. „Ich bitte Dich nur, mich auf dem laufenden zu halten."

Joe beteuerte, daß ich ohne Übergang meine Arbeit wieder aufnehmen könnte. Nachdem er gegangen war, widmete ich mich den abschließenden Arbeiten und schrieb mich dann als Patient ein. Ich ging hinaus in mein Zimmer, zog die Bett-Kleidung an und legte mich ins Bett. Ich schaute mich in dem Raum um, während ich eine steigende Verzweiflung verspürte. Soweit ist es also gekommen, sagte ich mir, und ich glaubte, daß dies nun der Anfang vom Ende sei.

Kapitel 2

*A*N DIESEM NACHMITTAG setzte ich mich im Bett auf und dachte an das, was mit mir geschehen würde. Es waren düstere Gedanken. John Prehatny besuchte mich, um mir die Operation zu beschreiben; seine Worte schienen meine schlimmsten Befürchtungen zu bestätigen. Es würde eine gründliche Operation an der rechten Leiste werden, bei der der rechte Hoden und alle Lymphknoten entfernt würden. Die Lymphknoten sollten entfernt werden, um einem weiteren Ausbreiten des Krebses zuvorzukommen, vorausgesetzt, daß ich tatsächlich Hodenkrebs hatte. Es würde keine lange Operation werden, vielleicht zwei Stunden. Außerdem sei es keine besonders gefährliche Prozedur, was mich nur wenig tröstete. Trotz der Tatsache, daß ich nicht zeugungsunfähig, noch sexuell impotent werden würde, hatte ich dennoch das Gefühl, daß meine Männlichkeit abgeschnitten würde.

Nachdem John fort war, versuchte ich meine Furcht in den Griff zu bekommen und dachte an die vielen Leute, die ich schon in diesen Operationsraum hatte kommen sehen. Sie alle hatten den gleichen Ausdruck auf ihren Gesichtern: Völlige Kapitulation. Die meisten von ihnen sahen aus, als wären sie am Rande des Todes, wenn nicht durch ihre Krankheit, so durch ihre Furcht.

Morgen würde ich das Operationsteam als Patient erleben — maskiert und in grüne Gewänder gekleidet würde es erscheinen, als sei es durch den Beruf abgesondert von der übrigen Menschheit, auf gleiche Weise, wie ich so manchem anderen furchterfüllten Patienten erschienen war.

Im Bett liegend fragte ich mich, wann ich aufgehört hatte, die Patienten als Menschen zu sehen. Wann wurden Menschen zu kranken Gallenblasen oder aufgebrochenem Blinddarm oder karzinösen Lungen? Ich erkannte, daß meine Haltung teilweise ein Abwehrmechanismus war gegen das Trauma des Patienten, das ich in gewisser Weise an mir selber erfuhr. Die letzten dreizehn Jahre meines Lebens hatte ich damit verbracht, Entsetzen in Menschengesichtern zu sehen. Wie die meisten Leute, die in Krankenhäusern arbeiten, war ich der menschlichen Verfassung gegenüber abgestumpft, zumal es die tägliche Routine bei dem, der ständig der Krankheit begegnet, für notwendig hält, sich gegen die akkumulierende Wirkung der Seelenpein des Patienten zu verschließen. Und deshalb zog ich mich in mein berufliches Schneckenhaus zurück, sobald der Patient in den OP gefahren wurde. Ich wollte mich für ihn oder sie auf keinen Fall interessieren. Außerdem kam ich meistens zu dem Schluß, daß die Operation nur gering, und die Furcht der Patienten unbegründet war.

Das Wissen, daß meine Operation nur eine kleine sein würde, verringerte meine Furcht kaum.

Glücklicherweise kam ich nicht dazu, lange nachzudenken; jedermann im Hospital schien vorbeikommen zu wollen, um mir für die Operation am folgenden Tag Glück zu wünschen. Es gab einen ständigen Strom von Besuchern, und wenn ich ihnen glauben durfte, so hatte ich an diesem und dem folgenden Tag durch ihre Gebete im Himmel gute Fürsprache. Nach Beendigung der Besuchszeit kam eine Krankenschwester herein, um mir ein Schlafmittel zu geben.

Die Operation war für anderntags 8 Uhr morgens festgesetzt. Ich erwachte an diesem Dienstagmorgen um sechs, stand auf, duschte, rasierte mich und wartete. Düsternis hing über mir. Ich war überzeugt, daß sie entdeckten, ich sei mit Krebs übersät.

Mein Leben war mir nun völlig aus der Hand genommen. Ich wünschte, ich hätte die Zeit langsamer stellen können, aber gerade das Gegenteil schien zu passieren. Ich stürzte ins Unbekannte.

Doch bald platzte eine fröhliche Krankenschwester in mein Zimmer und sagte: „Wir sind bereit, Sie nach oben zu bringen, Dr. Sattilaro." Dann gab sie mir Atropin als voroperative Medikation, welches Speichel und Schleim von Mund und Kehle trocknen und während der Operation trocken halten sollte. Ich legte mich auf die Rollbahre und wurde dann zum Aufzug gefahren, der mich zum sechsten Stock in den Vorbereitungsraum der Anästhesie brachte. Das ist ein langer, schmaler Raum, wo sechs bis acht Rollbahren mit dem Kopfteil nebeneinander an der Wand aufgestellt sind, geradeso wie parkende Autos, die mit ihren Scheinwerfern alle parallel zum Bordstein stehen. Ich wurde hineingeschoben und zwischen andere Patienten geparkt, die ebenfalls auf ihren OP warteten. Eine Krankenschwester kam, prüfte meinen Namen und die Nummern auf meinem Namens-Armband und umwickelte dann meinen Kopf mit einem Handtuch. Dann prüfte sie, ob ich auch sicher auf der Bahre angeschnallt war. Plötzlich kam John Prehatny aus dem Operationsraum und sagte ‚Guten Morgen'. Dann fuhr man mich in den Operationssaal Nummer zwei.

Der Operationsraum ist ein riesiges Zimmer in kriegsschiffgrau. Die Wände sind mit Keramikplatten bedeckt; der Boden ist mit einem elektrisch leitenden Material versehen, das die statische Aufladung des Raumes verhindern soll. An der Decke hängen Leuchtstoffröhren, die den Patienten und das Operationsteam beleuchten. Der Raum mutet fast futuristisch an, ausgestattet mit ultramodernen Geräten und Instrumenten. Doch trotz all der hochtechnologischen Ausrüstung und den bekannten Erfolgen der Operationstechnik ist es ein freudloser Ort, beschwert mit der Düsternis vieler Tode.

Ich wurde auf eine Gummimatte gelegt, die auf einem Metallbett lag, einen Meter breit und zwei Meter lang. Während Dr. Prehatny mich beobachtete, bereitete der Anästhesist meine

Narkose vor.

„Seid vorsichtig mit mir," sagte ich zu ihnen.

Der Anästhesist stach eine Nadel in meinen Arm, und dann floß das Pentothalnatrium durch den Schlauch in meine Adern. Zehn Sekunden später war ich bewußtlos. Der rechte Hoden wurde entfernt, und eine Öffnung des Leistenbereichs wurde zugleich mit einer transrektalen Biopsie der Prostata vorgenommen. Die Biopsie geschah mit einer langen subkutanen Nadel, die durch das Rektum in die Vorsteherdrüse eindrang, um etwas Gewebe zu entnehmen. Das Gewebe zusammen mit dem rechten Hoden wurde in die Pathologie geschickt, wo es auf Anzeichen von Krebs untersucht werden sollte.

Etwa um 11 Uhr kam ich langsam wieder zu mir. Als ich aufwachte, standen Reverend John Mcellhenny, der stellvertretende Vorsitzende unseres Kuratoriums, und seine Frau Nancy an meinem Bett und beobachteten mich. Meine Augen öffneten sich, und John beugte sich herunter und küßte mich auf die Stirn. Mir gelang ein mattes Lächeln, und ich flüsterte etwas Unverständliches. John erzählte mir, daß er auf dem Wege zu der jährlichen Konferenz der Methodistenkirche sei. Er sagte, daß er die Konferenzleitung gebeten hätte, alle Prediger in der Versammlung zu bitten, für mich zu beten. Ich dankte ihm und schlief sofort wieder ein. Später, wieder erwacht, berührte mich die Erinnerung an seinen Kuß und die Bitte an die Prediger zutiefst, und einen Augenblick lang fühlte ich mich nicht so allein.

Solche tröstlichen Gefühle waren jedoch nicht von langer Dauer. Die Schmerzen in meinem Rücken waren schlimmer als zuvor — außerdem hatte ich einen brennenden Schmerz in meiner Leistengegend als Folge der Operation. Obendrein hatte ich auch noch rasendes Fieber, das sich um 40° Celsius herum bewegte, eine Sonderzulage der Prostata-Biopsie. Bei Durchführung der Biopsie war die Nadel durch den After eingeführt worden und hatte einige Kotreste ins Blut getragen. Das hatte eine Infektion mit heftigem Fieber zur Folge. In den nächsten vier Tagen fiel ich zeitweilig ins Delirium, und wenn ich nicht phantasierte, war ich voller Zorn.

Als das Fieber nachließ, und von der Infektion her keine Gefahr mehr drohte, lagen die Ergebnisse der Biopsie von Hoden und Prostata vor. Der Hoden war einwandfrei, doch die Vorsteherdrüse war voller Krebs.

Am 11. Juni kam John Prehatny zu mir ins Zimmer und sagte mir, daß er die linke sechste Rippe entfernen wolle, um zu sehen, ob der Krebs sich an den anderen Stellen, die vom Scanner angezeigt worden waren, ausgebreitet hatte. Ich hatte die Hoffnung, daß der Scanner einige harmlose Veränderungen im Knochengewebe gemeldet hatte — und nicht Krebs. Wenn dies der Fall wäre, dann hätte ich den Krebs nur in der Vorsteherdrüse, was durch eine Operation behandelt werden könnte. Dann hätte ich noch eine gute Chance, lange zu leben. Das war zwar eine unwahrscheinliche Möglichkeit, aber dies mußte erst einmal sondiert werden. Der einzige Weg, die Diagnose des Scanners zu prüfen, war die Untersuchung einer der Stellen, wo der Scanner einen Tumor angezeigt hatte. Die linke sechste Rippe war der einzige Ort, wo eine solche Untersuchung gemacht werden konnte.

„Okay, John," sagte ich. „Machen wir's morgen."

„Morgen kann ich Dich nicht operieren, Tony," antwortete John.

„Morgen ist Dein siebenundvierzigster Geburtstag. Wir werden's übermorgen tun."

An nächsten Tag kamen meine Mitarbeiter mit einer großen Torte in mein Zimmer marschiert und sangen Happy-Birthday für mich. Sie schienen alle recht fröhlich zu sein und versuchten mich aus meiner Bedrückung herauszureißen. Ich zwang mich zu lächeln, aber innerlich war ich desolat. Mein Leben hing an der winzigen Chance, daß der Scanner sich geirrt hatte. Wenn er sich aber nicht geirrt hatte, und die Rippe war voller Krebs, dann war ich erledigt und alle Geburtstagswünsche auf der Welt würden das nicht ändern können.

Nachdem die Party zu Ende war, versuchte ich zu ruhen. Ich war äußerst nervös wegen dieser Operation. Denn anders als bei der Öffnung der Leistengegend war die Entfernung einer Rippe —Thorakotomie genannt — eine ernste und recht delikate operative Prozedur. Ich war sehr besorgt, daß etwas nicht klappen könnte. Meine vielen Jahre im Operationssaal schienen gegen mich zu arbeiten; mich quälten die Erinnerungen an die Operationen, die schief gegangen waren. Hoch über dieser gesteigerten Unruhe schwebte das Gefühl, mich in einem traumhaften Zustand zu befinden, in dem mein Leben völlig außer Kontrolle geraten war. Klar, daran waren hauptsächlich die enormen Mengen an Narkotika, die ich einnahm, schuld, eingeschlossen Morphium alle vier Stunden gegen die Rückenschmerzen, verschiedene Arzneimittel für die Operation und dazu noch Schlafmittel. All dies erzeugte eine tiefe Paranoia in mir; ich glaubte, daß man irgendeinen Fehler machen würde, wenn ich in den Operationssaal kam. Ganz besonders fürchtete ich, daß man mir die falsche Rippe herausnehmen könnte. In meiner Panik rief ich Tony Renzi an und sagte ihm meine Befürchtungen. „Wenn Du das ernsthaft befürchtest, Tony," sagte Renzi, „dann werde ich eine halbe Stunde, bevor Du zur Operation hinaufgefahren wirst, eine subkutane Nadel in die betreffende Rippe einbringen. Damit Du sicher bist, daß man Dir auch die richtige Rippe entfernt." Ich stimmte dem zu und hing auf. Die nächste Stunde verbrachte ich in Gedanken an alle anderen Dinge, die noch schief gehen könnten.

In dieser Nacht schlief ich schlecht und wachte am anderen Morgen mit dem Gefühl auf, seit Tagen nicht geschlafen zu haben. Nur wenig später, nachdem ich aufgestanden war, kam eine Krankenschwester herein und fuhr mich auf einer Rollbahre zur Röntgenabteilung. Als ich in den Röntgenraum kam, wurde mir kalt, und es schüttelte mich heftig.

Tony Renzi kam und tat Xylocain, ein lokales Betäubungsmittel, auf die Stelle an der linken sechsten Rippe und drückte dann eine subkutane Nadel in den Knochen. Er legte ein Tuch rund um die Nadel, und dann brachte man mich in den Vorbereitungsraum der Anästhesie. Eine Krankenschwester kam aus dem Operationssaal, prüfte mein Namens-Armband und umwickelte meinen Kopf mit einem Handtuch. Es gab noch sechs Patienten in dem Raum. Ich fühlte den Drang, ihnen zu sagen, daß ich der Bursche war, der hier einmal das Regiment geführt hatte. Aber das war natürlich sinnlos; ich war eben auch nur ein gequälter Körper.

John Prehatny kam in den Raum und sagte, „Okay, Tony, gehen wir." Damit wurde ich in den Operationssaal geschoben und wieder auf den Tisch gelegt. Das Pentothalnatrium schoß in meine Adern. Noch kurz bevor ich einschlief, bat ich das Operationsteam erneut, vorsichtig mit mir umzugehen. Dann fiel ich in einen bodenlosen Schlaf.

Ich hatte viele Male an dieser Operation teilgenommen. Wenn der Patient durch das Narkosemittel eingeschlafen ist, bekommt er eine Injektion mit Curare, einem Gift der südamerikanischen Indianer, das den ganzen Körper lähmt. Der Patient hört sofort auf zu atmen. Der Anästhesist schiebt dann einen Endotracheal-Schlauch durch den Kehlkopf in die Luftröhre. Danach schließt er einen langen Gummischlauch an den Endotracheal-Schlauch an. Der Gummischlauch ist verbunden mit einer Maschine, die den Patienten beatmet. Normalerweise fünfzehn- bis zwanzigmal in der Minute. Zugleich wird dem Patienten ein Narkosemittel verabreicht, intravenös wie auch durch den Endotracheal-Schlauch in Form von Gas.

Der Patient wird auf die Seite gelegt und das Operationsfeld gesäubert. Danach wird der Körper mit Tüchern abgedeckt, so daß nur noch der Teil freiliegt, an dem operiert wird. An Armen und Beinen werden die Elektroden für das Elektrokardiogramm befestigt.

Erst wenn dies beendet ist, kommt der Chirurg in den Raum, nachdem er sich vorher gründlich gesäubert hat. Eine Operationsschwester trocknet seine Hände und hilft ihm in einen sterilen Mantel. Dann hält sie ein paar sterile Handschuhe bereit, in die der Chirurg seine Hände steckt. Die ganze Vorderseite des Chirurgen ist nun steril. Er ist jetzt bereit zur Operation.

Am Fuß des Bettes befindet sich der Instrumententisch, um den herum das Operationsteam steht, das üblicherweise bei einer

Thorakotomie aus sieben oder acht Personen besteht. Das Team setzt sich zusammen aus dem Chirurgen, seinem ersten Assistenten — normalerweise einer der Krankenhaus-Ärzte in der Ausbildung — einem zweiten Assistenten, der oftmals ein Medizinstudent ist, einer Operationsschwester, die dem Chirurgen assistiert und ihm die Instrumente reicht, einer weiteren Schwester, die dem Team assistiert und alle Instrumente oder Einrichtungen herbeischafft, die sonst noch benötigt werden, sowie dem Anästhesisten und seinem Assistenten. In einigen Fällen ist ein weiterer erster Assistent anwesend. Wenn alles fertig ist, beginnt der Chirurg die Operation indem er sagt: „Skalpell."

Der Chirurg nimmt das Skalpell und, indem er nur das Gewicht des Messers benutzt, zieht er die Klinge über die Haut, da, wo sich die Rippe befindet. Im ersten Augenblick sieht es so aus, als sei der lange, elliptische Schnitt nur ein haarfeiner Kratzer auf der Haut. Doch im gleichen Moment wölbt sich Blut und Fett nach außen und der tiefe Schnitt weitet sich. Als nächstes wird ein elektrischer Kauter (Brennstab) an den Rändern des Schnittes entlang geführt, um die kleinen Blutgefäße zu schließen. Einige Minuten lang schwebt der Geruch verbrannten Fleisches in der Luft, bis er von der Ventilation fortgezogen wird. Die größeren Blutgefäße, welche nicht durch die Hitze geschlossen worden sind, werden abgeklemmt. Nach diesem ersten Schnitt macht der Chirurg einen noch tieferen durch die Muskeln bis auf den Knochen. Sein Assistent bindet dann die größeren Blutgefäße ab. Wenn die Rippen freiliegen, werden metallene Spreizer zwischen die Rippen gesetzt und auseinandergekurbelt, bis der Brustkorb genügend erweitert ist. Die große rosa Lunge weitet sich beim Einatmen in dem offenen Raum zwischen den Rippen und sinkt beim Ausatmen wieder zusammen. Während der ganzen Operation expandiert und kontrahiert die Lunge zwischen den Rippen mit jeder Pumpbewegung des Gases von der Anästhesie-Maschine.

Am freiliegenden Brustkorb untersucht der Chirurg die Stelle nach einem Tumor. Als Dr. Prehatny nach meiner sechsten Rippe sah, erblickte er einen Tumor von der Größe einer

Pflaume, der aus der Rippe herausgewachsen war. Dann untersuchte er den ganzen Bereich, um zu erfahren, ob der Tumor sich über die anderen Rippen und die Lunge ausgebreitet hatte. Anscheinend war das nicht der Fall.

Um die Rippe zu entfernen, benutzt der Chirurg Rippenschneider mit langen Hebeln und kurzen Schneidbacken, ähnlich einer Heckenschere. Manchmal schafft es der Rippenschneider nicht, dann wird eine Säge benutzt.

Wenn beide Enden der Rippen abgetrennt sind, werden die Spreizer entfernt und der Chirurg näht den Schnitt wieder zu. Die Rippe wird in das pathologische Labor geschickt und auf Krebs untersucht. In diesem Stadium der Operation wird der Atemschlauch von der Beatmungsmaschine abgekoppelt und an eine Luftblase angeschlossen, die der Anästhesist von Hand betätigt. Wenn der Chirurg fertig ist, drückt der Anästhesist die Blase einmal fest zusammen, so daß die Lunge auf ihre volle Größe expandiert und die Luft, die während der Operation zwischen Lunge und Brustwand gesickert ist, zum größten Teil herausdrückt. Der Anästhesist fährt fort, den Patienten zu beatmen, bis die Operation abgeschlossen ist.

Der Chirurg vernäht den Schnitt bis auf einen Spalt von ca. 2,5 cm Länge, in den hinein ein Schlauch bis in die Brustwand gesteckt wird. Dieser Schlauch ermöglicht der während der Operation zwischen Brustkorb und Lunge eingeschlossenen Restluft, zu entweichen. Während ein Ende des Schlauches sich im Brustkorb befindet, wird das andere Ende in eine mit Wasser gefüllte Flasche gesteckt. Wenn der Patient atmet, wird alte Restluft, die sich innerhalb der Brustwand befindet, in den Schlauch gedrückt und entweicht in die wassergefüllte Flasche, wo sie in Blasen hochsteigt. Das Wasser verhindert nun, daß falsche Luft zurückfließt. Andererseits ist der Schlauch lang genug, so daß die Schwerkraft das Wasser hindert, in den Brustkorb gesaugt zu werden. Der Schlauch bleibt noch ungefähr eine Woche lang nach der Operation im Brustkorb.

Am Schluß der chirurgischen Arbeit werden dem Patienten erneut Mittel injiziert, um die Lähmungserscheinungen des

Curaregiftes abzubauen.

Nachdem John Prehatny mich zugenäht hatte, wurde ich in den Genesungsraum gefahren, wo ich eine Stunde lang blieb. Die Operation hatte fast drei Stunden gedauert. Später dann wurde ich in mein Zimmer gefahren, wo die Narkose schließlich nachließ. Es war früher Nachmittag, als ich langsam erwachte.

Die Frühlingssonne, die durch das Erkerfenster kam, ergoß sich über mich. Ich konnte den blauen Himmel sehen und einige dicke Kissen von Kumuluswolken; ein Vogel flog vorbei. Mein Bewußtsein kehrte etappenweise zurück, und ich fühlte mich mehr und mehr wie ein Gefangener. Plötzlich merkte ich, daß meine Bewegungen durch ein loses Gurtband, welches rund um meine Brust verlief, eingeschränkt wurden. Es sollte mich daran hindern, den Brustschlauch unabsichtlich herauszuziehen. Ich lehnte mich zurück und fuhr fort, aus dem Fenster zu sehen. Es schien eine Ewigkeit, bis ich den heftigen Schmerz in Brust und Rücken spürte. Eine Krankenschwester kam herein und gab mir Medikamente, und ich fiel wieder in den Schlaf.

Als ich wieder erwachte, war ich besorgt wegen der Resultate aus der Biopsie, und ich bat die Schwester einige Male, doch den Pathologen zu bitten, mich anzurufen. Man sagte mir, daß es Tage dauern würde, bis die Biopsie abgeschlossen sei. Alles, was ich tun konnte, war — warten.

Die folgenden Tage verbrachte ich damit, einzuschlafen und wieder zu erwachen, wenn Besucher mit Blumen kamen. Zwar war das Personal recht großzügig, aber schließlich hatten die Besucher Mühe, sich in dem Raum zu bewegen — wegen der Blumen. Deshalb gab man mir jemanden zur Aufsicht, um sie an andere Patienten auf der Etage weiterzugeben.

Ich konnte nur noch an den Bericht des Pathologen denken. Jeden Tag telefonierte ich mit dem Labor, um zu erfahren, wie weit es mit der Biopsie jetzt sei; und jeden Tag bekam ich die gleiche Antwort: Noch kein Resultat.

Inzwischen hatte die Inspektion des „State Health Department" im Krankenhaus stattgefunden. Das „Methodist" hatte mit Leichtigkeit bestanden, und es gab einen sehr schmeichelhaften Bericht der Inspektoren an das Krankenhaus-Kuratorium. Ich las den Bericht mit wenig Enthusiasmus. Für mich war alles auf unnatürliche Weise gleichgültig. Ohne innere Anteilnahme war ich froh, daß wir es geschafft hatten. Immerhin war ich dem „Methodist" loyal verbunden und war beauftragt worden, die Anstalt auf ihrem hohen Standard zu erhalten. Aber wieviel hatte sich in kurzer Zeit verändert. Noch vor zwei Wochen hatte ich für meinen Egoismus gekämpft, heute rang ich um mein Leben. In diesem Bett liegend, von Schmerzen gepeinigt, weiter an der geringen Hoffnung festhaltend, diesen unglaublichen Alptraum überleben zu können, begann ich mein Leben aus einer neuen Perspektive zu sehen. Ich war mir selbst nie so klein vorgekommen. Achtlos warf ich den Bericht an das Fußende des Bettes und schaute aus dem Fenster, den ziehenden Wolken nach.

Das Wochenende kam und ging, und immer noch kein Wort von der Pathologie. Am Montagmorgen schließlich kam John Prehatny in mein Zimmer und setzte sich ans Fußende meines Bettes. Bevor er sprach, schaute er mich an, vielleicht, um mir eine Gelegenheit zu geben, die schlechten Nachrichten von seinem Gesicht abzulesen und mich zu fassen.

„Es fällt mir sehr schwer, es Dir zu sagen, Tony," sagte John. „Aber die Rippe ist voller Krebs."

John schwieg, während ich den Schlag verdaute, den mir seine Worte versetzten. Sie nahmen mir mit einem Mal alle Kraft. Was dies bedeutete, war klar: Der Scanner hatte krebsige Veränderungen angezeigt. Das hieß, daß die Tumore in Rippe, Brustbein, Schulter, Rückgrat und Schädel bösartig waren. Alle Hoffnung, an die ich mich geklammert hatte, war dahin.

„Ich bin so enttäuscht, John," sagte ich. Ich konnte die Tränen nicht zurückhalten.

„Tony, ich habe mit Sheldon Lisker gesprochen, er ist der Meinung, daß wir auch den anderen Hoden wegnehmen müssen."

Die Entfernung beider Hoden, Orchiektomie genannt, ist die übliche Behandlung bei Prostatakrebs. Durch die Entfernung des Hodens wird das männliche Hormon Testosteron gestoppt.

Ohne diese Operation beschleunigt Testosteron das Wachstum des Krebses; fehlt Testosteron, bewirkt dies eine verzögerte Ausbreitung der Krebszellen und verlängert so das Leben des Patienten. Üblicherweise wird eine Orchiektomie mit täglichen Dosen Östrogen, einem weiblichen Hormon, kombiniert, um so dem Wachstum des Tumors entgegenzuwirken und die Schmerzen zu lindern.

John fuhr fort, mir zu erklären, daß, wenn wir diese dritte Operation vornähmen, ich sehr wahrscheinlich zum Sex nicht mehr fähig sein würde und natürlich auch nicht mehr zeugungsfähig. Andererseits würde sich mein Zustand ohne diese Operation rapide verschlechtern, und die Schmerzen würden sogar noch schlimmer werden.

„Okay," sagte ich. „Laß es uns morgen machen. Ich möchte morgen mittag aus dem Bett sein und am Samstag aus dem Hospital."

„Wenn Du bereit bist, ich bin einverstanden," sagte John.

Am nächsten Morgen ging ich zum drittenmal in drei Wochen hinauf in den Operationssaal. Der zweite Hoden wurde entfernt. Diesmal war es eine weitaus einfachere Operation. Der Chirurg öffnete das Skrotum (Hodensack) und schnitt den Hoden heraus. Die Lymphknoten blieben unberührt. Es dauerte ungefähr eine Stunde. Gegen elf Uhr war ich wieder in meinem Zimmer.

Um zwölf Uhr herum war die Narkose völlig gewichen. Ich saß eine ganze Weile im Bett und grübelte. Nun war ich nicht mehr komplett. Ich empfand mich jetzt als ein minderes menschliches Wesen. Was war ich jetzt noch? Ich wußte, was ich war. Eine Zeitlang saß ich da und schluchzte. Dann stand ich auf und ging ins Badezimmer. Furcht ging durch mich hindurch, wie elektrischer Strom. Ich wollte es nicht wissen, doch ich handelte wie unter Zwang. Ich löste einige Verbände. Meine Hände zitterten. Ich konnte normal urinieren und empfand so etwas wie Dankbarkeit dafür. In mir war eine irrationale Furcht gewesen, daß ich alles verloren hätte. Aber die Angst wurde heftiger. Ich testete nach unten, berührte meine Schenkel und dann — nichts. Eine Welle von Schock und Zorn füllte meinen Bauch und schwappte in meine Brust. Plötzlich verschlang mich eine Wolke von Gefühlen. Ich beugte mich nieder und kniete auf den Boden. „Nein, lieber Gott, nein ..... " weinte ich.

Stunden später, nachdem ich mich einigermaßen gefaßt hatte, saß ich in meinem Bett und überdachte die vielen Dinge, um die ich mich in den kommenden Monaten zu kümmern hatte. In einer Woche müßte ich zuerst zu meinen Eltern gehen. Wie sollte ich mich ihnen gegenüber verhalten, fragte ich mich. Dann war da das Krankenhaus, mit dem ich mich ebenfalls beschäftigen mußte. Wie lange würde ich wohl noch arbeiten können?

Bevor ich aus dem Hospital ging, würde ich mit Sheldon Lisker über meinen Zustand reden, aber ich wußte im voraus, wie ernst es um mich stand. Ich war dabei, mein Leben brockenweise zu verlieren; und die Furcht vor einem drohenden Schlaganfall war mir immer gegenwärtig. In finsteren Augenblicken sah ich mich in einem Rollstuhl sitzen und ins Leere starren, mit dem gleichen starren Blick, den Edith Bent hatte. Dieses Starren wollte mir einfach nicht aus dem Kopf. Es erinnerte mich an ein ausgebranntes Haus, von dem nur noch die Mauern übriggeblieben waren.

Im Laufe des Tages kam Brian Kopke, mein Prediger an der First Unitarian Church of Philadelphia, zu mir, um mich zu trösten. Brian ist jung — Mitte dreißig — blond, bärtig, groß wie ein Bär. Er erinnert mich immer an einen übergewichtigen Johannes den Täufer.

Brian setzte sich auf einen Stuhl neben meinem Bett und versuchte, meine Aufmerksamkeit auf den Himmel zu lenken. „Bitte um Gottes Hilfe, Tony," sagte er. „Du mußt es nicht alleine tragen."

„Ich werde sterben, Brian," antwortete ich. „Aber nicht bevor ich eine Menge Schmerzen hinter mich gebracht habe, genauso, wie mein Vater stirbt."

„Keiner weiß, wann er stirbt, Tony. Das liegt bei Gott. Bitte um Gottes Hilfe. Schließe IHN nicht aus."

Trotz Brians liebender Bitten, fühlte ich mich nie zuvor in meinem Leben so hilflos und allein. Ich konnte nur noch daran denken, daß der Tod auf mich wartete. Es ging mir wie einem Ertrinkenden: Brian erwartete, daß ich Gott in dem Wasser suchte, während ich nur an einen Lebensretter dachte. Obwohl ich unfähig war zu einer geistlichen Erwiderung, besuchte mich Brian an jedem Tag meines Krankenhausaufenthaltes und unterstützte mich während der folgenden schwierigen Monate.

Am Samstag, dem 17. Juni 1978, kehrte ich nach Hause zurück, zu einer verordneten Erholungspause von sechs Wochen. Den darauf folgenden Montag besuchte ich Sheldon Lisker. Wir gingen noch einmal alle Tests durch, unter anderem die Biopsie des Hodens, der Prostata und der Rippe. Die Diagnose besagte, daß ich Prostatakrebs hatte, Status IV (D). Das hieß, der Krebs hatte sich an verschiedenen anderen Stellen in meinem Körper ausgebreitet. Sheldon besprach die Daten des Prostatakrebses mit mir. Keine dieser Unterlagen war ermutigend.

Die Angaben schwankten, aber meistens überlebten nur 15 bis 25 Prozent der Männer mit einem solchen Leiden fünf Jahre bei der üblichen Behandlung: Orchiektomie und Östrogene. Nichts in der medizinischen Literatur deutete darauf hin, daß ein Mann in meinem Alter mit einem so ausgeprägten Karzinom in der Prostata irgendeinen Grund zu der Hoffnung hätte, länger zu leben. Tatsächlich sagte die Literatur gerade das Gegenteil: Die Chance war groß, daß ich noch vor Ablauf der fünf Jahre tot sein würde.

Uns blieb nichts, als auf eine vage Möglichkeit zu hoffen. Vielleicht würde die Orchiektomie den Fortgang der Krankheit verzögern oder gar zu einem zeitweiligen Stillstand bringen. Innerhalb von sechs Wochen würden wir wissen, wie erfolgreich die Operation verlaufen war. Wenn die Schmerzen nachließen, dann hätte die Operation etwas bewirkt, würden die Schmerzen nicht nachlassen, dann müßte ich das (weibliche) Hormon Östrogen einnehmen. Jedoch war die Chance, durch diese Behandlung geheilt zu werden, bestenfalls klein. Alternativen hierzu erschienen äußerst hoffnungslos. Wenn also das Östrogen und die Orchiektomie versagten, blieb die ferne Möglichkeit, daß die Wissenschaft noch vor 1981 oder 1982 ein Mittel gegen den

Krebs entwickelte. Ich sagte mir, schließlich hätten wir 1978, und die Medizin kämpfte um einen Durchbruch. Irgend so etwas würde geschehen, redete ich mir ein.

„Wieviele Jahre bleiben mir noch, Sheldon?"

„Tony," sagte Sheldon, „Ich glaube, daß Dir noch einige Jahre bleiben. Verlange nicht, daß ich genaueres sage, das kann ich einfach nicht. Kein Arzt kann seinen Patienten sagen, wie lange sie noch zu leben haben. Wir können über Populationen reden, die durchschnittliche Überlebensrate, epidemiologische Untersuchungen, aber wenn es darum geht, einem Menschen zu sagen, wie lange er oder sie noch zu leben hat — das ist unmöglich."

Noch ein paar Jahre, sagte ich zu mir. Wenn ich von dem ausging, was wir bisher besprochen hatten, kam ich auf höchstens drei Jahre. In den folgenden Monaten wurde mir klar, daß drei Jahre das äußerste waren, was die Ärzte mir zugestanden. Einige glaubten, daß ich achtzehn Monate nicht überstehen würde.

„Wie lange werde ich noch arbeiten können, Sheldon?" Ich legte ihm meine schwache Position auseinander, in der ich mich am „Methodist" befand, und fragte ihn, ob er glaubte, daß ich nicht besser zum Wohle des Krankenhauses aufgeben sollte.

„Nein, Du solltest so lange arbeiten, wie es Dir möglich ist," sagte Sheldon. „Mit der Arbeit aufzuhören ist das Schlechteste, was Du tun kannst."

Sheldon und ich hatten in der Vergangenheit häufig philosophische Diskussionen darüber, wie ein Arzt am besten helfen könnte, wenn ein Patient an einer tödlichen Krankheit leidet. Sheldon war schon immer der Meinung gewesen, daß der Arzt den Patienten über die Schwere seines Leidens aufzuklären hätte, jedoch niemals urteilen sollte, daß die Krankheit in diesem speziellen Falle für den Patienten tödlich verlaufen würde. Denn es bestünde immer die Möglichkeit, daß aus irgendeinem medizinisch nicht erklärbaren Grunde der Patient durchkommen würde. Ein Patient könnte sich selbst am besten helfen, wenn er sich das Gefühl bewahrte, wertvoll zu sein, und zwar nicht nur für sich selber, sondern auch für andere. Der beste Weg, das zu erreichen, wäre zu arbeiten.

Ich hätte nie geglaubt, daß Sheldon eines Tages mit mir ein solches Gespräch führen würde.

Wir sprachen über meine Kreuzschmerzen und kamen zu dem Schluß, daß ich ab jetzt Percodan, ein narkotisches Schmerzmittel, für den Rücken nehmen sollte. Nach unserem Gespräch verließ ich sein Büro und ging nach Hause, um meine Umstände zu überdenken.

Es vergingen ungefähr vier Wochen, bevor ich wieder zur Arbeit ging. Das waren vier quälende Wochen. Die Schmerzen wurden zur Hauptfigur. Alles, was ich tat, wurde durch sie beherrscht. Es war schlimmer als je zuvor, und manches Mal überfiel mich der Gedanke, einfach vom Dach zu springen und mein Leben unten auf dem Asphalt zu beenden. Doch es wurde mir bald klar, daß ein Selbstmord — wie sehr ich auch leiden müßte — nicht für mich in Frage käme.

Das Percodan hat sicherlich dazu beigetragen, mich am Leben zu halten. Ich nahm alle sechs Stunden zwei Percodantabletten; die Kombination aus Schmerzerleichterung und narkotischer Stimulation brachte mich in höchste Euphorie. Nach Einnahme der Pillen schienen meine Probleme im Kopf alle in kleinen Kästchen zu liegen. Da konnte ich dann die Deckel schließen und jedes Problem für sich alleine behandeln. Plötzlich hatte ich mein Leben im Griff; meine Probleme waren nicht mehr unüberwindlich. Ich machte Pläne für die Zukunft, zumindest was davon noch blieb. Ein „paar" Jahre blieben mir noch — Zeit zu arbeiten, ein paar wichtige Ziele zu erreichen, ein Krankenhaus zu führen. Ein Sturm von Emotionen füllte mein Herz. Ich lebe jetzt, sagte ich mir. Was kümmert mich der nächste Tag. Außerdem wird es auch morgen noch Percodan geben. Das Leben schien problemlos. Irgendwie werden sich die Dinge schon regeln, dachte ich.

Natürlich hielt die Euphorie nicht lange an. Nach ein paar Stunden ließ die Wirkung des Percodan nach, und ich schwang wieder zurück ans andere Ende der Gefühls-Skala. Ich kam hart auf — und fiel in tiefe Depression. Die Schmerzen schienen jedesmal schlimmer zu sein, wenn ich aus meiner euphorischen

Höhe herunter gefallen war, und damit wurden Enttäuschung und Verzagtheit noch größer.

Obendrein fühlte ich eine tiefe Bitternis. Ich war ins Hospital gegangen, um die Schmerzen loszuwerden; als ich jedoch nach der Operation erwachte, waren die Schmerzen noch immer da, und zwar schlimmer als zuvor. Der Verlust meiner Sexualität war der größte Schlag, den ich je im Leben zu ertragen hatte. Mir war die Macht des Sexualtriebes nie so bewußt geworden wie jetzt, da er mir fehlte. Plötzlich war da eine Leere in mir, die ich niemals würde ausfüllen können. Und jedesmal, wenn ich urinieren mußte, oder Stuhlgang hatte, hing das leere Skrotum da, um mich zu erinnern, daß ich mehr verloren hatte als einen Teil meiner Anatomie, sogar mehr als nur den Sex. Ich war der einzige Sohn von John Sattilaro; es war das unwürdige Ende einer stolzen Familie.

Was alles jedoch noch schlimmer zu machen schien, war, daß ich die ganze Zeit soviel alleine war. Gelegentlich kam ein Telefonanruf oder ein Besucher — Bob Cathcart, Brian Kopke, Freunde aus dem Krankenhaus — doch ich war sehr häufig alleine. Während meiner zwanzig Jahre in Philadelphia habe ich viele Menschen schätzen gelernt, doch leider hielt ich sie stets auf Distanz; ich ließ nie jemanden an mich heran. Dies lag zum Teil an meinem übertrieben ehrgeizigen Charakter. Ich war zu vorsichtig, zu skeptisch, und war sogar mißtrauisch anderen gegenüber geworden. Außerdem schien es mir unbedingt notwendig, stets die Kontrolle über mich zu behalten, eine zwanghafte Idee, die mich ebenfalls davon abhielt, anderen Leuten zu erlauben, sich mir zu sehr zu nähern. Ich wollte immer in einer Lage sein, die es mir leicht machte, nein zu sagen. Während dieser vier Wochen zu Hause hörte ich immerzu die Worte von Thomas Merton in meinen Ohren tönen: „Die einzigen Söhne sind oft einsame Menschen."

Diese Perioden der Mutlosigkeit hielten zwei oder drei Stunden an, da das Percodan oft ganz wirkungslos geworden war, bevor ich eine neue Runde Pillen einnehmen konnte. Hätte das Percodan nicht noch verschiedene sehr starke Nebenwirkungen gehabt, dann hätte ich womöglich den Sechs-Stunden-Abstand zwischen den Einnahmen nicht eingehalten. Von dem Medikament wurde mir speiübel, und es führte zum Erbrechen. Die Übelkeit verschlimmerte sich noch, wenn ich die Pillen häufiger einnahm als empfohlen.

Ich mußte mich deshalb entscheiden, welcher Zustand schlimmer war: Die unerträglichen Schmerzen in meinem Rücken hinzunehmen oder einen Teil des Tages im Bad mit Kotzen zu verbringen. Ein gut Teil meines Tages verbrachte ich schmerzgepeinigt, demoralisiert und physisch erschöpft. Doch der Schmerz hatte auf perverse Weise auch einen guten Nebeneffekt: Er hielt mich davon ab, bei ein und demselben Problem allzulange zu verweilen.

So blieb ich alle Tage gefangen in diesem manisch-depressiven Kreislauf. Ich konnte bei mir selbst alle Stufen dazwischen registrieren, vom berauschten Optimisten bis hin zum hoffnungslos Depressiven.

Abgesehen von den Schmerzen hielt noch eine andere Sache mein Denken besetzt. Diese Sache war der Tod. Wenn die Wirkung des Percodans allmählich schwand, die Euphorie verflogen war, tauchte als erster Gedanke in meinem Kopf mein eigener Tod auf.

‚Wie wird er kommen?' fragte ich mich.

Seit ich aus dem Krankenhaus zurück war, suchte ich auf unterschiedlichste Art Schutz vor meinen Problemen in der Flucht vor der Wirklichkeit. Ich versuchte zu lesen, doch ironischerweise konnte ich mich nur auf das konzentrieren, was ohnehin mein ganzes Denken ausfüllte: Den Tod. Ich las Elisabeth Kübler-Ross' *On Death and Dying* (Von Tod und Sterben), Kathryn Kuhlmanns *I believe in Miracles* (Ich glaube an Wunder) und Carl Simontons *Getting Well Again* (Wieder wohlfühlen). Außerdem las ich religiöse Literatur in der Hoffnung, mein unerforschliches Schicksal begreifen zu können, oder zumindest etwas zu finden, was mich über das Ringen mit dem Tode hinausheben könnte. Ich fand nur geringen Trost in dem, was ich las, aber nichts Erhebendes.

Ich saß viel vor dem Fernsehgerät — von den Morning Game Shows bis zu den späten abendlichen Wiederholungen. Und ich zwang mich, außer Haus zu gehen, zu Spaziergängen. Doch ich wußte, wenn ich meinen Verstand behalten wollte, so mußte ich wieder zurück zu meiner Arbeit. Nachdem ich vier Wochen zu Hause verbracht hatte, ging ich wieder ins Krankenhaus, auf Teil-Zeit Basis.

Kapitel 3

IN DIESEM JULI starteten wir die Planung eines Bauprogramms für Umbau und Restauration der Krankenhaus-Laboratorien, Operations-Räume, Intensiv-Stationen und verschiedener anderer Teile des Komplexes. Es war ein 20-Millionen-Dollar Bauprojekt, und es würden Monate der Planung und der Geldbeschaffung vergehen, bevor wir bei den zuständigen lokalen und staatlichen Behörden die Genehmigung für den Bau der Einrichtungen würden einholen können. Ich betrachtete das Projekt als die willkommene Herausforderung, die ich brauchte, um an etwas anderes zu denken, und stürzte mich deshalb in die Arbeit, um den Antrag dafür vorzubereiten.

Sechs Wochen nach der Operation hatte die Orchiektomie immer noch keine Verringerung der Schmerzen bewirkt. Dr. Lisker schlug vor, ich solle eine starke therapeutische Östrogenbehandlung beginnen. Zuerst erhielt ich das Östrogen intravenös und nahm dann später zwei Milligramm täglich oral. Wir hofften, daß die Östrogene zusammen mit der Orchiektomie den Krebs verlangsamen und die Schmerzen vermindern würden, doch während der Monate Juli und August blieb der Schmerz hartnäckig in gleichbleibender Heftigkeit; nur die Narkotika verschafften mir Erleichterung. Im übrigen gab es keine Anzeichen dafür, daß der Krebs zum Stillstand gekommen war.

Ende Juli hatte ich mich soweit von der Operation erholt, daß ich meine Eltern besuchen konnte. Ich nahm mir ein paar Tage frei von meiner Arbeit und fuhr zu meinem Haus nach Long Beach Island, in der Hoffnung, etwas Sonnenbräune zu bekommen. Ich war mager und bleich; seit der Operation hatte ich neun Pfund verloren und wog jetzt nur noch 123. Nach zwei Tagen in der Sonne glaubte ich, meinen Bluff spielen zu können. Zur Vorbeugung zog ich noch ein Strickhemd mit breiten Querstreifen an in der Hoffnung, darin schwergewichtiger zu wirken.

An diesem Tag waren die Schwester meiner Mutter und der Schwager ebenfalls zu Besuch bei meinen Eltern. Als ich ins Haus kam, fand ich alle zusammen draußen auf der Terrasse vor. Jeder begrüßte mich überschwenglich, außer meinem Vater, der große Schwierigkeiten hatte, auch nur die leiseste Bewegung zu machen, und das nicht ohne beträchtliche Schmerzen. Ich war bestürzt über sein Aussehen. Er war wie ausgehöhlt und völlig weiß. Sein Haar war rapide dünner geworden, und die schlotternden Kleider zeigten an, wie sehr sein Körper verfallen war. Er machte nicht eine einzige Bewegung, bei der es nicht schien, als ob er auch noch das letzte verbliebene Quentchen Kraft zusammenraffen müsse. Seine welke Hand, die er mir entgegen hielt, sah aus wie ein toter Ast im Winter. Ich schüttelte sie und ließ sie dann los. Sie hatte nicht einmal mehr die Kraft zu fallen. Sie rutschte zurück auf seinen Schoß, wo sie liegenblieb, solange wie ich dort war.

„Wie fühlst Du Dich, Paps?" fragte ich.

„Oh, ich bin okay, Tony. Nur ein bißchen schwach. Die Pillen werden das schon ändern."

Plötzlich trat ein fremder Ausdruck in sein Gesicht; er sah mich an wie aus großer Entfernung und schaute mir prüfend in die Augen. „Wie war Deine Reise nach Chicago?" fragte er.

„Chicago war sehr gut. Sehr beschäftigt. Ich bin erst vorige Woche zurück."

„Gut, Dich zu sehen," sagte er.

Während wir alle miteinander sprachen, guckte ich verstohlen zu meinem Vater hin. Die Tumore in seinem Magen-Darm-

Trakt hatten seinen Unterbauch häßlich anschwellen lassen. Von Zeit zu Zeit rieb er sich Schläfen und Stirn, um die Schmerzen in seinem Schädel etwas zu lindern.

Bald brachten meine Mutter und ihre Schwester Ann meinen Vater ins Haus. Ich bat Anns Mann Frank, mit mir einen Spaziergang am Strand zu machen.

Es war gegen 17 Uhr, und die meisten Strandgäste waren schon aufgebrochen wegen des Abendessens. Frank und ich gingen schweigend nebeneinander her, bis ich sagte: „Paps ist sehr krank, Frank."

„Ja, das ist er, Tony. Können wir irgendetwas tun?"

„Ich glaube nicht."

Wir sprachen darüber, was meine Mutter tun würde, nachdem mein Vater uns verlassen hätte, und dann sagte ich: „Frank, ich möchte, daß Du weißt, daß ich auch Krebs habe. Ich werde ebenfalls daran sterben."

Frank stand abrupt still in dem Sand und starrte mich an mit einem steinernen Ausdruck, wie festgefroren in seinem Gesicht.

„Was hast Du gesagt?"

„Es ist wahr, Frank. Kaum zu glauben, wie? Letzten Monat hab ich's erfahren. Ich habe Prostatakrebs; er hat sich schon im Körper ausgebreitet. Es bleiben mir noch drei Jahre, vielleicht fünf. Ich weiß es nicht sicher."

Frank äußerte Zweifel und Erschütterung. Dann fragte er nach der Therapie, der ich mich unterzogen hatte, und ich erzählte ihm von der Operation und dem Östrogen.

„Ich habe es Mama nicht gesagt, möchte es auch nicht, zumindest nicht jetzt. Nicht, während sie sich um Paps kümmern muß. Sie soll mich nicht auch noch sterben sehen."

„Okay, Tony. Wenn Du es so haben willst. Sollten wir irgendwas tun können, laß es uns wissen."

„Danke, Frank. Ich bin sicher, daß Mama Unterstützung braucht."

Wir gingen zurück zum Haus, und der restliche Tag verlief ruhig. Meine Mutter war so mit meinem Vater beschäftigt, daß sie kaum Notiz von mir nahm. Diese Nacht verbrachte ich in meinem Haus in Long Beach Island und kehrte am nächsten Tag nach Philadelphia zurück. Eine Woche später bekam mein Vater die ersten Hirnanfälle. Er brauchte umfassende medizinische Betreuung, und wir entschlossen uns, ihn ins Methodist-Hospital zu bringen. Es war der 30. Juli, ein heißer Sonntag. Vater bekam ein privates Zimmer und erhielt starke Dosen an Narkotika, um die Schmerzen zu mildern. Meine Mutter bezog ein Zimmer, das auf der anderen Seite des Flures dem seinen gegenüberlag. Das stellte natürlich ein Problem dar.

Mit meiner Mutter zusammen im Hospital zu leben, bedeutete, daß ich ihr etwas über meine Krankheit erzählen mußte. Ich konnte nicht riskieren, daß jemand vom Krankenhauspersonal ihr erzählte, daß auch ich kürzlich hier Patient gewesen war. Nachdem Vater aufgenommen worden und Mutter eingezogen war, gingen sie und ich zum Abendessen.

Wir waren beide außerordentlich angespannt. Nachdem wir unser Essen bestellt hatten, klapperten wir nervös mit den Silberbestecken, redeten einige kurze, gereizte Worte und zogen uns wieder in unsere eigenen Gedanken zurück. Doch plötzlich fingen wir an zu streiten, ob Paps nicht besser schon vor Wochen hätte ins „Methodist" gebracht werden müssen. Beide schnappten wir nach dem anderen wie ein paar Terrier. Dann ließ die Spannung nach. Ich sah Schmerz im Gesicht meiner Mutter. Ihre großen Augen und der starke Mund drückten Mitleid und Trauer aus. Sie war so bleich und erschöpft, daß selbst ein Maskenbildner ihr die Farbe nicht wieder hätte herzaubern können. Schließlich kam das Essen, und wir sprachen über Vaters Zustand. Wir waren beide sicher, daß es nicht mehr lange dauern würde. Dann sprachen wir noch über die Bestattungsangelegenheiten.

Wie sollte ich es ihr sagen. Ich überlegte. Ein paar Minuten lang aßen wir schweigend.

„Mama, ich möchte, daß Du es weißt: Ich habe auch etwas davon. Aber es ist okay; wir haben es unter Kontrolle. Ich bin ein paarmal operiert worden und jetzt in Behandlung. Ich möchte, daß Du es jetzt schon erfährst, bevor es Dir jemand im Krankenhaus erzählt."

Sie lehnte sich in ihrem Stuhl zurück, sah mich an und wartete.

„Es war nur lokal und ist entfernt worden," log ich. „Mach' Dir keine Sorgen. Mir geht's gut und ich arbeite wieder."

„Haben wir das nicht auch über die Krankheit Deines Vaters gesagt? ‚Nur lokal', hat jeder gesagt. ‚Keine Sorge', haben sie gesagt."

„Dies ist etwas anderes," sagte ich. Ich erklärte ihr, daß mein Krebs in der Rippe war, nicht in der Lunge wie bei Vater, und daß die Rippe bei der Operation entfernt worden sei. „Wir haben sie entfernt, noch bevor der Krebs streuen konnte."

Wir sprachen noch länger darüber und sie schien überzeugt. Sie beruhigte sich zwar, hatte aber nun keinen Appetit mehr, weiter zu essen.

„Dein Vater wußte es die ganze Zeit," sagte meine Mutter.

„Wußte was?"

„Dein Vater wußte, daß Du Krebs hast. Er sagte es mir, als wir Dich zuletzt sahen. Er sagte: ‚Tony hat es auch'. Er schüttelte seinen Kopf und sagte nur immer weder dieses: ‚Tony hat es auch'."

„Mach Dir keine Sorgen, ich komme wieder in Ordnung," sagte ich. Innerlich war ich bestürzt von der Hellsicht meines Vaters. Plötzlich erinnerte ich mich an den Blick, mit dem er mich betrachtet hatte. Der Kranke und der Sterbende erkennen einander, dachte ich. Ich beschloß, ihm bald von meiner Krankheit zu erzählen.

Am nächsten Tag fiel mein Vater in ein Koma.

Am 6. August, einem Sonntag, ging ich in mein Büro und rief Dr. Andrew von Eschenbach an. Dr. von Eschenbach, ein Krebsexperte — besonders für Krebs der Prostata —, ist Chirurg in Houston, Texas. Wir besprachen eingehend meine Angelegenheit. Nachdem das Gespräch beendet war, diktierte ich auf Tonband ein Memorandum für mich selbst, das am Montag geschrieben werden sollte.

Ich wollte die wesentlichen Punkte unserer Unterhaltung festhalten, solange sie mir noch frisch im Gedächtnis waren, und zugleich einen Bericht über meine Krankheit aufzeichnen. Das Memo war datiert vom 6. August 1978. Es war adressiert an mich von mir; der Titel war „Aussichten bei dem Prostatakarzinom an mir selbst". Der Text des Memos war folgender:

Im Anschluß an mein Telefongespräch mit Herrn H. Robert Cathcart, Präsident des Pennsylvania Hospitals, rief ich letzte Woche Dr. von Eschenbach, Arzt am Anderson Hospital, an, konnte ihn jedoch nicht erreichen. In der Zwischenzeit war Vater im „Methodist" aufgenommen worden und fiel dann in ein Koma.

Am Sonntag, 6. August, gegen sieben Uhr morgens erreichte ich Dr. von Eschenbach zu Hause.

Wir hatten einen langen Meinungsaustausch über Prostatakrebs; er ist an diesem Leiden sehr stark interessiert, weil sein Vater kürzlich daran gestorben ist. Er empfahl eine Östrogen-Therapie nach der Orchiektomie und hoffte sehr, es möge bei mir eine gute Wirkung haben. Einige Patienten, besonders solche in den höheren Altersgruppen (fünfzig Jahre und darüber) zeigten bemerkenswerte Ergebnisse, er bemerkte jedoch, daß die statistisch aufgezeichnete 20- bis 25prozentige Überlebensrate bis zu fünf Jahren stimmte, und daß die Behauptung, Patienten hätten eine sehr viel größere Chance, ein pures Märchen wäre. Er sagte, daß Leute unter fünfzig Jahren —so wie ich selbst — sehr schlechte Aussichten hätten, und da ich die Situation offensichtlich realistisch sähe, wolle er mir die Wahrheit nicht vorenthalten. Er schlug vor, für den Fall, daß die Östrogen-Behandlung nicht anschläge, meinen Rücken mit Röntgenstrahlen zu behandeln. Dies würde vielleicht den Schmerz mildern, sicher aber nicht die Krankheit heilen. Er wies darauf hin, daß wir über den Zustand von 1978 redeten, und derzeit eine Menge geforscht würde, so daß ein Druchbruch jederzeit möglich sein könnte; jedoch mein Alter spräche gegen mich, und ein Überleben innerhalb der Fünf-Jahres-Frist wäre sehr ungewöhnlich, deshalb aber auch nicht sehr wahrscheinlich. Ich glaube, er sagte, er hätte nie jemanden fünf Jahre überleben sehen, zumindest nicht in meiner Altersgruppe. Er gab mir den Eindruck, wenn auch nur durch den Tonfall seiner Stimme, daß meine Zukunft nicht sehr rosig sei.

Es gibt jedoch noch einige chemotherapeutische Mittel, vornehmlich Cytoxan und 5-FU (Chemotherapie), die jetzt angewendet werden. Cytoxan scheint einige Wirkung zu haben, bei etwa 30 bis 40 Prozent der Patienten zeigen sich Verbesserungen. Er empfahl, wenn die Wirkung bei der Östrogen-Behandlung ausbliebe, oder das Östrogen nur für eine begrenzte Zeit helfen würde, sei es durch symptomatische Erleichterung oder Besserung, ich die neuesten chemotherapeutischen Mittel versuchen solle, die mir vielleicht etwas helfen könnten. Er sagte, daß Cis Platinum am Roswell Park Institute in Buffalo (N.J.) angewendet würde. Cis Platinum ist ein Diamin Salz, das von der Food und Drug Administration (Lebens- und Arzneimittelüberwachung) noch nicht freigegeben worden ist. Es könnte vielleicht helfen.

Er erklärte, daß Patienten, die starke Knochenschmerzen haben, bei denen jedoch keine Schwäche des Knochenmarks vorliegt, bestimmte Dosen Testosteron, ja, Testosteron gegeben würden, welches den Krebs veranlaßt, sich auszubreiten. Danach wird P-32 verabreicht. Das Testosteron bewirkt, daß die Krebszellen durch das P-32 angegriffen werden können. Das ist schon recht erfolgreich gewesen.

Er war sehr herzlich, ungemein mitfühlend und offen. Er wollte wissen, wie ich mit der Tatsache fertig würde, daß mein Vater im Koma liege, dazu die überreizte Mutter und das Wissen, nur noch kurze Zeit zu leben. Er bot mir an, ihn jederzeit anzurufen, weil es Augenblicke gäbe, in denen eine Menge Unterstützung nötig sei.

Schluß und Zusammenfassung:

Die gegenwärtige Therapie aus Orchiektomie und gezielter Östrogen-Behandlung scheint der richtige Weg zu sein. Sollte weder die Östrogen-Behandlung noch die Orchiektomie Wirkung zeigen, dann wäre vielleicht, den nationalen Erfahrungen folgend, Cytoxan oder 5-FU von einigem Wert. Es wäre sinnvoll, den Kollegen von Roswell Park zu schreiben, um zu erfahren, ob es nicht möglicherweise hilfreich sei, Cis Platinum anzuwenden oder sie um eine P-32 Therapie zu bitten. Summa Summarum: Es scheint, daß die Zukunft nicht sehr rosig ist, und daß ich mein Leben ordnen sollte, indem ich Prioritäten setze wie jene, daß der Tod wartet — wenn nicht noch ein dramatischer Durchbruch in der Medizin geschieht. Ich sprach mit Dr. von Eschenbach über seine Ratschläge an Patienten, speziell für jene in meiner Altersgruppe, mit solch trostloser Aussicht, und ich glaube, daß wir beide darin übereinstimmten, weiterhin „Volle Kraft voraus" sei die beste Behandlung in der Erkenntnis, daß dieses Leben nicht immer fair ist.

Nachdem ich das Memo beendet hatte, verließ ich mein Büro und ging nach Hause. Mein Vater starb am nächsten Morgen.

Ich war sehr beschäftigt an diesem Morgen und hatte vor, am späten Nachmittag hinauf zu gehen und mich an sein Bett zu setzen. Kurz vor dem Lunch kam meine Mutter herunter zu mir ins Büro und sagte, daß er nun endlich alle Last von sich geworfen hätte. Wir waren beide erleichtert, daß er nun nicht mehr litt. Er war nicht mehr aus dem Koma erwacht, er starb friedlich. Neunundsechzig Jahre hatte er gelebt.

Zum Lunch waren Ann und Frank bei uns, sie gingen dann zusammen mit meiner Mutter fort. An diesem Tag ging ich früh nach Hause, um nachzudenken und allein zu sein.

Der Tod meines Vaters ließ mich meine eigene Sterblichkeit schärfer sehen. Plötzlich löste ich mich von vielen Illusionen, zu denen ich Zuflucht gesucht hatte hinsichtlich der Chancen, den Krebs überleben zu können. In den folgenden vier Wochen arrangierte ich alles, um meine Angelegenheiten zu ordnen und mich aufs Sterben vorzubereiten. Außer meinem Apartment besaß ich drei andere Immobilien — einschließlich meinem Haus in Long Beach Island und einem Mitbesitz in Puerto Rico —, die ich zum Verkauf anbot. Dann setzte ich mich mit meinem Anwalt zusammen und änderte meinen Letzten Willen, um meine Mutter als einzige Erbin einzusetzen. Nachdem dies getan war, ging ich daran, mein Leben zu vereinfachen, indem ich mich von vielen persönlichen Habseligkeiten trennte.

Die Totenmesse für meinen Vater wurde in der St. Francis Church auf Long Beach Island am frühen Abend des 9. August gehalten. Die Kirche war voller Leute, einschließlich einiger Priester und Nonnen, die meinen Vater gekannt hatten. Meine Mutter war in Weiß gekleidet, als Symbol für die freudenvolle Wiederauferstehung und die Gnade der Vereinigung mit Gott. Es wurde leise Gitarrenmusik gespielt, und es gab zwei Lesungen: Eine durch meinen Vetter, einen ehemaligen römisch-katholischen Priester, der jetzt anglikanischer Priester war, und die andere durch mich. Mein Vetter las aus den Korintherbriefen, und ich aus Reinhold Niebuhrs *Irony of American History*.

„Nichts, was wert ist, getan zu werden, kann in unserem Leben erreicht werden," las ich. „Darum müssen wir durch die Hoffnung gerettet werden. Nichts, das wahr ist oder schön oder gut, ergibt einen vollständigen Sinn in irgendeinem direkten historischen Zusammenhang; darum müssen wir durch den Glauben gerettet werden. Nichts, das wir tun, wie tugendhaft auch immer, kann alleine vollendet werden; deshalb sind wir durch die Liebe gerettet worden. Keine tugendhafte Tat ist vom Standpunkt unseres Freundes oder Widersachers aus ganz so tugendhaft, wie sie es von unserem Standpunkt aus ist. Darum müssen wir gerettet werden durch die höchste Form der Liebe, welche ist Vergebung."

Diese Stelle war nie bedeutungsvoller für mich als an diesem Tag.

Am Tag darauf wurde die Leiche meines Vaters in einer langen Prozession zum Familengrab nach Hopelaw, New Jersey, gebracht. Es war ein heißer Augusttag; die Luft war gesättigt mit Feuchtigkeit. Die Trauernden erreichten den Friedhof und versammelten sich um die Grabstätte. Ein Priester sagte ein paar Worte über dem Sarg, dann wurde dieser herabgelassen. Nach dem Begräbnis gingen wir alle zum Haus meiner Kusine Mary zur Familienversammlung, die sich, wie üblich, dem Leichenbegängnis anschließt. Als ich mich eine Weile dort aufgehalten hatte, sagte ich meiner Mutter, daß ich nach Philadelphia zurückmüsse, und es jetzt Zeit sei, zu gehen. Ich war verpflichtet, vor dem Planungs-Komitee vom Kuratorium des Methodist-Hospitals eine Präsentation abzuhalten. Wir baten darum, 100 000 Dollar bereitzustellen, um unsere Bauvorschläge durch Planungsbüros prüfen zu lassen. Mutter stimmte mir zu, und jemand zeigte mir den Weg zum New Jersey Turnpike, der nach Philadelphia führt. Ich setzte mich in meinen Mietwagen und fuhr davon.

Zuvor hatte ich am Morgen einige Percodan genommen, und die Schmerzen waren noch nicht wieder zurückgekehrt. Aber die Beisetzung hatte mich doch deprimiert und erschöpft.

Ich fuhr auf die Einfahrt zum Turnpike (d.i. eine Autobahn mit Mautgebühren) zu und stoppte den Wagen für einen Augenblick am Schalter, um ein Billet zu bekommen. Gerade als ich auf die Beschleunigungsspur fuhr, die auf die Hauptfahrbahn zuläuft, sah ich zwei Anhalter. Sie schienen gerade über zwanzig zu sein, und ich hielt sie zuerst für College-Studenten. Beiden gingen die Haare bis über die Ohren, und sie trugen Jeans und Sporthemden. Ein heftiges Vorurteil gegen junge Leute mit langen Haaren und einer Kleidung, die ich als eine Art Protest-Uniform ansah — Levis und Turnschuhe — kam in mir hoch. Ich hatte nie viel Sympathie gehabt für Angriffe, die sich gegen das Establishment richteten, zumal es mein eigener Beruf war, der oft kritisiert wurde. Jetzt waren hier plötzlich wieder so zwei Kritiker, vom Pech verfolgt, zweifellos ohne Job und abgebrannt, die wieder jemanden brauchten, der sie freihielt. Dies alles bildet das übliche Vorurteil gegen Anhalter, an dem fast alle amerikanischen Autofahrer festhalten. Auch ich war vertraut mit den Horror-Geschichten, von denen im Zusammenhang mit guten Samaritern auf den amerikanischen Highways gesprochen wurde.

Man mag glauben, daß dies genügt hätte, kräftig aufs Gaspedal zu treten und diese beiden jungen Männer in meinem Rückspiegel verschwinden zu sehen. Jedoch, aus Gründen, die mir immer noch nicht ganz klar sind, fühlte ich mich gedrängt, sie mitzunehmen. Zweifellos war ich mehr überrascht als sie, als mir klarwurde, daß ich bremste und meinen Wagen an den Rand des Highway lenkte. Als der Wagen hielt, beugte ich mich zur Beifahrerseite hinüber und entriegelte die Tür, während die beiden jungen Männer zum Auto gelaufen kamen.

Einer setzte sich auf den vorderen Sitz, der andere nach hinten. Der junge Mann neben mir stellte sich vor als Sean McLean; der andere sagte, sein Name wäre Bill Bochbracher. Bochbracher, den ich nur flüchtig anschaute, war lang und dünn und hatte dunkelbraunes Haar. Sobald er im Wagen war, streckte er sich auf den Rücksitzen aus und schien sofort einzuschlafen. Inzwischen hatte McLean ein Gespräch mit mir angefangen.

McLean war etwa einssiebzig groß und muskulös gebaut. Eine Art ländliche Frische war in seinem sommersprossigen Gesicht, betont durch ein strahlendes Lächeln, ein Wuschel von rotem Haar fiel ihm über die Stirn und bis über die Ohren.

„Wie heißen Sie?" fragte er mich.

„Tony Sattilaro," sagte ich.

„Wohin fahren Sie, Tony?"

„Philadelphia."

„Wir wollen nach Charlotte, North Carolina. Wenn es geht,

dann setzen Sie uns doch bitte bei der Ausfahrt Philadelphia ab, wir wären Ihnen dankbar."

Ich sagte, das ginge in Ordnung. Während ich fuhr, sagte McLean, er und Bochbracher seien auf dem Wege nach Charlotte, in die Ferien. Beide hatten gerade eine Prüfung abgelegt bei einer Schule für natürliches Kochen, die vom Seventh Inn Restaurant in Boston veranstaltet worden war. Ich stellte ihm mechanisch ein paar Fragen, und er antwortete mir enthusiastisch. Beschwingt erzählte er von einigen Nahrungsmitteln, die er gelernt hätte, herzurichten, und wie wichtig das Kochen für die Gesundheit wäre. Das alles klang mir sehr fremd, und ich achtete kaum auf das, was er sagte. Trotzdem war McLean ein guter Weggenosse. Er hatte eine unschuldige, fast naive Art, die ihm einen gewissen Charme verlieh. Er schien frei von Ansprüchen und ganz erfüllt von einer zauberhaften Fröhlichkeit.

Schließlich kam das Gespräch auf mich. Ich erzählte ihm, daß ich Arzt sei und gerade meinen Vater begraben hätte, der an Krebs gestorben sei. „Ich werde ebenfalls an Krebs sterben," sagte ich. Daraufhin erzählte ich ihm Näheres über meine Krankheit und von der Behandlung, der ich mich unterzogen hatte. Er sagte kein Wort, während ich sprach. Dann, auf eine fast sorglose Art, sagte er, „Wissen Sie Doktor, Sie müssen nicht sterben. So schwer ist Krebs nicht zu heilen."

Ich schaute ihn an, als wäre er ein albernes Kind. ‚Was weiß ein fünfundzwanzigjähriger Koch schon über Krebs?' dachte ich. Was er da redete, tat ich sofort als jugendlichen Unsinn ab.

„Wirklich, Sean, Krebs ist sehr schwer zu heilen. Fast vierhunderttausend Amerikaner sterben jedes Jahr an Krebs," belehrte ich ihn. „Er ist die zweithäufigste Krankheit, die zum Tode führt in den Vereinigten Staaten, und wahrscheinlich in der ganzen westlichen Welt. Es gibt keine einfachen Mittel gegen Krebs, glauben Sie mir."

„Hören Sie, Krebs ist das natürliche Ergebnis einer falschen Ernährung," sagte McLean. „Wenn Sie 'ne Menge rohes Fleisch essen, viel Milchprodukte, Eier, denaturierte Lebensmittel wie Zucker und weißes Mehl und Lebensmittel mit chemischen Haltbarmachern, dann bekommen Sie Krebs. Genau das passiert, wenn Sie nicht vorher an Herzversagen sterben. Unsere Ernährung erzeugt Krebs," sagte er überzeugt. „Aber Sie können die Krankheit umdrehen, wenn Sie Ihre Eßgewohnheiten auf Vollgetreide und Gemüse umstellen. Es gibt Leute, die es geschafft haben. Und Sie können's auch."

Ich tat alles, was er sagte, als offenkundigen Unsinn ab. Nach zwanzigjähriger medizinischer Praxis hatte ich schon alle Arten von quacksalberischem Gerede gehört und behandelte es mit dem gleichen mokanten Desinteresse, das ich nun auch McLean spüren ließ. Aber er blieb hartnäckig, nachdem ich schon das Thema wechseln wollte. Er wollte mehr wissen über meinen Krebs: Vor wie langer Zeit war er entdeckt worden? Wurde ich chemotherapeutisch behandelt? Wann hatten die Rückenschmerzen begonnen? Dann erging er sich in einem Monolog über die Frage, wie sehr unser alltägliches Essen Gesundheit und Krankheit beeinflußt. Er erwähnte einen jüngst erschienenen Regierungsbericht *Dietary Goals for the United States,* (Ernährungsziele für die Vereinigten Staaten), herausgegeben vom Senate Select Committee on Nutrition and Human Needs (etwa: Senats-Ausschuß für Ernährung und menschliche Bedürfnisse), von dem er behauptete, er unterstütze seine Aussagen. Ich hatte nie von dem Bericht gehört. Wir redeten über Diät und Ernährung den ganzen Weg, bis zur Ausfahrt Philadelphia. Als wir uns der Ausfahrt näherten, sagte McLean: „Nehmen Sie uns mit nach Philadelphia, okay? Lassen Sie uns zum Essene Natural Foods Store (Naturkost-Laden) gehen. Vielleicht kann Ihnen im Essene jemand helfen."

„Wie kommen Sie dann zurück zum Turnpike?" fragte ich.

„Machen Sie sich um uns keine Sorgen," sagte McLean mit einem Lächeln, „Wir werden jemand finden, der uns mitnimmt."

„Wo ist das Essene?" fragte ich zögernd.

„Das Essene ist in der South Street. Lassen Sie uns hinfahren und sehen, ob jemand dort ist."

Wenn er an diesem Naturkostladen abgesetzt werden will, soll's mir recht sein, dachte ich. Die South Street war nicht sehr

weit von meinem Weg ab. Ich fuhr zu dem Laden und parkte.
 Die South Street ist ein sehr lebhafter Flohmarkt — Philadelphias Antwort auf den Grand Bazaar. Die Straße hatte schon immer den etwas zweifelhaften Ruf, Aufenthalt von Künstlern und Kunsthandwerkern, von Umherziehenden und Ausgeflippten zu sein. Trotzdem ist mehr dran, an der South Street, als ihr Ruf glauben macht. Seit einigen Jahren erleben die South Street und Umgebung so etwas wie eine Renaissance. Gebäude werden wiederhergerichtet; alte dreistöckige Stadthäuser, die bisher nichts als Gehäuse waren, verwandeln sich in — sogar elegante — Stilhäuser. Ironischerweise haben gerade die ganz jungen Leute, die in den 60er Jahren auf den Straßen herumlungerten, viel daran mitgewirkt.

Trotzdem geht niemand zur South Street in der Erwartung, dort ein Mittel gegen Krebs zu finden. Aber ich mochte McLean, und wenn er hier abgesetzt werden wollte, konnte ich nichts dagegen haben.

Als wir angekommen waren, sagte McLean, „Gehen wir schnell mal rein, Tony. Es dauert nur'ne Minute."

Der Essene Natural Food Store war so was wie ein Anachronismus, eine Rückkehr in die Tage der alten General Stores (Vorläufer des Supermarkts, in dem alle Dinge des täglichen Gebrauchs [Werkzeug, Kleidung, Lebensmittel etc.] angeboten wurden.). Sein Warenverzeichnis war von einem Umfang, das dem eines modernen Supermarkts glich. Der Laden und sein Inhalt waren jedoch weit entfernt von jedem Supermarkt, in dem ich bisher gewesen war. Er hatte einen hölzernen Fußboden und war schwach beleuchtet mit natürlichem und künstlichem Licht. Große Fässer enthielten Getreidekörner und Bohnen, und in Lattenkisten wurde eine große Auswahl von frischem Gemüse und Obst angeboten. Die Regale waren prall gefüllt mit allerlei Sorten von Lebensmitteln — die meisten waren mir unbekannt — sowie mit Küchengerät.

Während ich mich umsah, sprachen McLean und Bochbracher mit einem Mädchen an der Kasse. Nach einer Weile kam McLean zu mir und sagte, es sei gerade niemand da, der mir helfen könnte.

Ich hatte auch nicht erwartet, daß dies sein könnte, aber McLean schien enttäuscht. Ich kaufte etwas Brot, und wir gingen. Bevor wir uns trennten, bat mich McLean um meine Adresse; er wollte mir etwas Literatur zuschicken über Ernährung als ein Mittel gegen Krebs. Ich gab ihm die Adresse und sagte „Auf Wiedersehen".

Danach fuhr ich zum Krankenhaus und machte unsere Präsentation vor dem Kuratorium. Es war geplant, das Bauprogamm bis zum Jahresende 1982 abzuschließen; ich sagte dem Kuratorium, daß ich bis dahin wohl nicht mehr anwesend sein würde, um den Abschluß des Projekts zu erleben, aber es wäre mir sehr wichtig, daß es begonnen würde. Nach einer kurzen Diskussion unter den Mitgliedern des Kuratoriums wurden die 100 000 Dollar, um die wir gebeten hatten, um die Planungsbüros bezahlen zu können, dem Projekt zugewiesen.

Bald war ich wieder in der gewohnten Arbeitsroutine und vergaß meine Begegnung mit McLean und Bochbracher. Mitten in der Woche kam Tony Renzi in mein Büro und bat mich, mit ihm an einem „Heilen durch Glauben"-Gottesdienst teilzunehmen, der in der Holy Spirit Church — einer katholischen Kirche — im Süden Philadelphias stattfand. Marie Genniro, meine Verwaltungsassistentin, drängte mich ebenfalls zu gehen. Ich war schon soweit, daß ich nach einem Strohhalm gegriffen hätte, also stimmte ich zu, mitzugehen. Am anderen Tag fuhren Renzi und ich zur Holy Spirit Church. Marie und ihr Mann Anthony wollten uns dort treffen. Auf dem Weg dorthin war ich schrecklich nervös und befragte Tony Renzi lang und breit, was da wohl geschehen würde. Renzi erklärte, es gebe einen Gottesdienst, und einige Leute würden die Gemeinde an ihren Erfahrungen teilhaben lassen. Später würden wir alle zusammen beten. „Mach dir keine Sorgen, Tony," sagte Renzi. „Das sind alles ganz normale Leute, die allein durch den Glauben Erleichterung während ihrer Krankheit erfahren haben; das wollen sie mit anderen teilen in der Hoffnung, daß sich deren Leiden ebenfalls bessert."

Ich glaubte an die Medizin, nicht an Wunder. Die Möglichkeiten eines Wunderhappenings lagen mir so fern, daß ich mich hoffnungslos deprimiert zu fühlen begann. Ich war von mir selber angeekelt. Demnächst würde ich mich noch auf die Seite der fahrenden Medizinmänner schlagen, die ihr Allzweck-Elixier von der Plattform eines rollenden Verkaufswagens herab anbieten, so dachte ich.

Holy Spirit ist eine moderne Kirche, gebaut als Halbkreis, so daß die Bänke zum Altar hinführen wie die Speichen eines Rades. Wir saßen ganz hinten, während ein kurzer Gottesdienst abgehalten wurde. Später dann standen einige Leute auf und legten Zeugnis ab, um Gott für die Heilung von verschiedenen ernsten Krankheiten zu danken. Es gab ein kurzes Gespräch über die charismatische Bewegung innerhalb der katholischen Kirche. Gegen Ende des Gottesdienstes gingen diejenigen unter uns, die krank waren, zum Altar und knieten nieder. Renzi, Marie und Anthony sowie ein paar andere Leute, die in unserer Nähe gesessen hatten, gingen mit mir gemeinsam zum Altar. Sie alle hielten ihre Hände über mich, und wir beteten zusammen.

Ich war so bewegt von der Liebe und dem Glauben, mit dem sie beteten, daß ich ein Schluchzen nicht unterdrücken konnte. Nach einer Weile hörten die Gebete auf, und der Gottesdienst war zu Ende.

Wir gingen nach draußen, und ich dankte ihnen allen für ihren Großmut. Ruhe schien sich auf mich herabzusenken. Es waren gute Menschen, die mich hierher gebracht hatten. Sie sorgten sich um mich, und in gewisser Weise sah ich mich selbst und meine Krankheit jetzt anders. Ich hatte das Gefühl, daß ich nicht einsam sterben mußte.

Als ich in mein Apartment kam, begannen die rasenden Rückenschmerzen erneut. Ich ging sofort in die Küche und schluckte ein paar Percodantabletten mit einem Glas Wasser hinunter; dann warf ich mich auf die Couch und wartete, daß die Pillen ihre Wirkung taten. Ich habe nie ein Wunder erwartet, dachte ich. Aber ich wußte, daß ich bis zum Grabe hoffen würde.

Kapitel 4

UM MEINE SCHWIERIGKEITEN zu vergessen, beschloß ich den folgenden Freitag Abend, nach Atlantic City zu fahren. Ich nahm ein Zimmer in einem Hotel, und später ging ich über die Straße in ein italienisches Restaurant zum Abendessen. Bevor ich ging, nahm ich zwei Percodantabletten und bekam sofort deren Nebenwirkungen zu spüren, die sich jüngst immer stärker eingestellt hatten. Jedesmal, wenn ich die Pillen nahm, wurde mir übel, und manchmal mußte ich mich erbrechen. Jetzt, da ich in dem Restaurant saß und die Nudeln aß, wurde mir immer schlechter. Plötzlich fürchtete ich, die Nudeln nicht mehr unten halten zu können, stand abrupt vom Tisch auf, zahlte die Rechnung und eilte in mein Hotel. Ich schaffte es noch gerade bis ins Bad, bevor mein Magen die ganzen Nudeln wieder von sich gab. Von diesem Abend an übte das Percodan immer den gleichen Reiz auf meinen Magen aus, und ich mußte mich bald entscheiden, entweder dem Schmerz standzuhalten oder mich zu übergeben. Ich versuchte, zu nicht-narkotischen Schmerzmitteln überzugehen, fand aber bald heraus, daß sie gegen den Schmerz wirkungslos blieben. Als ich das Percodan wieder einnahm, stellte sich das Erbrechen sofort wieder ein.

Einige Tage lang wechselte ich zwischen Schmerz und Erbrechen, als ein Freund mir ein Akupunktur-Gerät empfahl, von dem er meinte, daß es den Schmerz lindern könnte. Ich hatte gelesen, daß die Akupunktur recht erfolgreich Schmerzlinderung bringen kann, und daß sie im Orient anstelle der Anästhesie angewendet wird. Nach der Theorie, auf der dieses Gerät beruhte, sollte es Energien anregen, die entlang bestimmter Linien oder Meridianen fließen, von denen die Akupunkteure behaupten, daß sie unsichtbar dicht unter der Hautoberfläche verlaufen. Einige Akupunkteure behaupten, Schmerz beruhe auf einem Stau entlang dieser Linien, welcher die Energie hindere, auf den Meridianen frei zu fließen. Diese Energie-Blockade rufe an manchen Stellen des Körpers Schmerz hervor. Durch Erhöhung des Energieflusses in bestimmten Bereichen werde die Blockade der Meridiane aufgehoben, und dadurch der Schmerz gelindert; so oder ähnlich lautet die Theorie. Ich war verzweifelt — zwischen Erbrechen und heftige Rückenschmerzen gestellt, war ich willens, alles zu versuchen. So kaufte ich also das Gerät.

Es war batteriebetrieben und hatte zwei Elektroden, die sich selbst an der betreffenden Stelle des Körpers mit Hilfe von Saugnäpfen festhielten. Jeden Morgen mußte ich die Elektroden auf der Mitte meines Rückens befestigen. Nach einer halben Stunde des Verrenkens und vergeblichen Bemühens brachte ich es fertig, die Saugnäpfe zu befestigen. Doch die Näpfe fielen einige Male am Tag wieder ab, und ich mußte in den nächsten Ruheraum eilen und versuchen, sie wieder anzubringen. Das war nicht nur unbequem, sondern manchmal auch peinlich. Bei alledem blieben die Schmerzen hartnäckig, fast in der gleichen Heftigkeit wie zuvor, und ich war nahe daran, zu dem Percodan und damit zum Erbrechen zurückzukehren. Es war eine unmögliche Situation. Dann hörte ich von Bromptons Mixtur.

Bromptons Mixtur ist eine Kombination von Narkotika: Morphium, das den Schmerz abtötet; Kokain, das Euphorie erzeugt, und Compazin, das Übelkeit und Erbrechen vorbeugt. Ich hatte in einer Fachzeitschrift gelesen, daß diese Mischung sterbenden Patienten in Hospizen verabreicht wird. Etwa zwei Wochen nach dem Vorfall in Atlantic City bat ich unseren Apotheker im „Methodist", mir davon etwas herzustellen.

An dem Tag, da ich zum erstenmal Bromptons Mixtur nahm, fand eine Begrüßung unserer Krankenpflegeschüler am Methodist-Hospital statt. Es war meine Aufgabe, eine Ansprache an die neuen Schüler zu richten. Kurz bevor ich zu der Rede mein Büro verließ, nahm ich einen Eßlöffel voll von dem Narkotikum zu mir und eilte dann ins Auditorium des Hospitals, um mich an die Schüler zu wenden. Als ich durch die Stationen ging, spürte ich die Wirkung der Drogen. Plötzlich fühlte ich mich leicht und euphorisch. Mein Schritt hatte eine neue Festigkeit, und als ich am Podium ankam, schien ich zu fliegen. Die ganze Welt war plötzlich voller Wunder. Es gab keine Schmerzen, keine Depressionen — nichts mehr. Es gab nur die wunderschöne Erde, bevölkert mit glücklichen Pflegern. Es wurde die beste Rede meines Lebens. Ich beschwor die Vorstellungen von neuen Horizonten, die hohen Ideale des medizinischen Berufes und die großen Herausforderungen an unsere Energie und Entschlußkraft. Plattheiten und Pathos kamen mir leicht von den Lippen. Ich fühlte mich wie ein Magier. Als ich meine Rede beendet hatte, erschütterte eine Explosion von Applaus den Hörsaal. Ich war in Ekstase. Wer wäre darauf gekommen, daß ich dem Tode nahe war? Bromptons Mixtur war meine Antwort.

Sie war jedoch nicht ohne Nachteile. Etwa eine Stunde nach der Einnahme wurde meine Redeweise langsam und nuschelig. Dies dauerte normalerweise eine Stunde, manchmal zwei. Während dieser Zeit wollte ich niemanden in meinem Büro sehen, und Marie Genniro schirmte mich vor Telefonanrufen und Besuchern ab. Hinzu kam, daß die Wirkung von Bromptons Mixtur ebenso wie bei Percodan völlig verschwand, bevor ich gefahrlos eine neue Dosis des Mittels zur Bekämpfung des Schmerzes nehmen konnte. So blieb mir, wieder einmal, nichts anderes übrig, als die Rückenschmerzen für einige Stunden am Tag zu ertragen.

Am 24. August kam ich mit rasenden Rückenschmerzen nach Hause. Als ich in die Vorhalle trat, gab mir der diensttuende Wachmann einen rosa Packzettel, aus dem hervorging, daß im Postraum ein Päckchen auf mich wartete, für das ich sechsundsiebzig Cent Postgebühren entrichten sollte. Ich drehte um und ging zum Postraum, wo ich das Päckchen bekam. Es war von Sean McLean. Das mit den Postgebühren leuchtete ein; offensichtlich hatten diese Jungs nicht genug Geld, aber ich war doch irritiert durch die Tatsache, daß ich Gebühren für ein Päckchen zahlen sollte, das ich überhaupt nicht gewünscht hatte.

Ich ging hinauf in mein Apartment und öffnete das Päckchen. Es befand sich eine Broschüre darin mit dem Titel *A Macrobiotic Approach to Cancer* (etwa: Krebs, makrobiotisch betrachtet). Makrobiotik? McLean hatte den Namen der Diät nicht genannt. ‚Ist das nicht die verrückte Diät mit dem Naturreis?' fragte ich mich. McLean hatte zwar gesagt, daß die Diät auf ganzen Körnern und Gemüse beruhe, aber der Name war unmißverständlich. Ich ging in meine Höhle, und während ich unbequem auf der Couch lag, blätterte ich die Broschüre durch.

A Macrobiotic Approach to Cancer war im Grunde nur ein Büchlein voller Selbstzeugnisse von Leuten, die behaupteten, durch die Makrobiotik von Krebs geheilt worden zu sein, der in vielen Fällen von den Ärzten als unheilbar diagnostiziert worden war. Ich sah es nur flüchtig durch, und gerade als ich das Ding in den Papierkorb werfen wollte, sah ich den Namen Dr. Ruth Schaefer, die die erfolgreiche Behandlung ihres Lungenkrebses durch die Makrobiotik beschrieb. Aus ihrer Aussage ging hervor, daß sie als Ärztin in Philadelphia praktizierte. Ich legte die Broschüre auf die Seite und suchte Ruth Schaefers Name in „Dorland's Directory", dem medizinischen Branchenverzeichnis, in dem alle praktizierenden Ärzte des jeweiligen Bereichs aufgeführt sind. Ich wollte herausfinden, ob Ruth Schaefer wirklich eine Ärztin war oder nur ein fiktiver Name, der dem Büchlein einen authentischen Anschein geben sollte. Ich fand sofort ihren Namen und die Telefonnummer und beschloß, anzurufen. Am Telefon meldete sich ein Mann.

„Hallo," sagte ich. „Ist Dr. Ruth Schaefer zu sprechen?"

„Kennen Sie meine Frau?" fragte Herr Schaefer.

„Nein, ich kenne sie nicht. Ich las gerade ihre Zuschrift in der Broschüre *A Macrobiotic Approach to Cancer*, darüber hätte ich gern mit ihr gesprochen."

„Das tut mir leid," sagte er. „Meine Frau ist nicht hier. Sie liegt im Krankenhaus und wird wohl an Krebs sterben."

„Oh, ich verstehe. Damit haben Sie meine Frage schon beantwortet. Makrobiotik kann also Krebs nicht heilen." Damit wollte ich schon auflegen, als Herr Schaefer enthusiastisch weitersprach: „Hören Sie," sagte er. „Das funktioniert tatsächlich. Als sie diese Diät befolgte, hat es ihr wirklich geholfen. Sie zeigte deutlich Anzeichen von Besserung. Aber sie konnte es nicht durchhalten. Sie haßte dieses Essen."

„Glauben Sie, daß es sich lohnt, das zu versuchen? Ich leide ebenfalls an Krebs," sagte ich.

„Ja, bestimmt," war Herrn Schaefers Antwort.

Dann gab er mir die Telefonnummer von Denny Waxman, dem Direktor der Philadelphia East West Foundation, einer Organisation, die in der Makrobiotik ausbildet.

Das nächste Telefonat führte ich mit Waxman. Ich erzählte ihm von meinem Krebs, und daß ich Ruth Schaefers Artikel gelesen hätte. Dann fragte ich, ob ich ihn besuchen könne. Wir vereinbarten den 27. August.

Am Abend des 27. August regnete es, und ich hatte einige Mühe, Waxmans Haus zu finden, das sich in Bala Cynwyd, einem exklusiven Vorort von Philadelphia, der sogenannten Main-Line befand. Als ich dorthin fuhr, war ich voller Kleinmut und Mißtrauen. Ich war sicher, daß ich dabei war, zu Quacksalbern zu gehen. Mein Geist beschwor sämtliche Vorstellungen von einem etwas dubiosen Typ, der alle möglichen selbstgemachten Artikel aus seinem Geheimkabinett hervorzog, von denen er behauptete, daß sie Krebs heilen könnten. Auch gegen mich selbst richtete sich mein tiefes Mißtrauen. Ich begriff, wie verzweifelt ich war, und deshalb war ich verletzbar. Aber schließlich hatte ich keine Alternative. Es galt, etwas ganz anderes zu probieren, oder zu sterben. Deshalb fuhr ich weiter und suchte die Adresse.

Schließlich fand ich das Haus und wurde von einer jungen Frau hineingebeten. Beim Eintritt bat sie mich, die Schuhe auszuziehen. Das erschien mir seltsam, aber dann stellte ich doch meine

Schuhe neben das andere halbe Dutzend gleich neben der Tür. Die Frau führte mich ins Arbeitszimmer. Auf dem Weg dahin kamen wir zur linken an einem Speiseraum vorbei, in dem fünf oder sechs Personen alle auf Kissen saßen, welche auf dem Boden lagen. Sie saßen um einen niedrigen Tisch, der etwa 60 Zentimeter hoch war. Mein erster Eindruck war, daß sie alle Pot rauchten, ich konnte jedoch kein Marihuana riechen. Im Haus war ein seltsames Aroma, aber ich vermutete, daß dies vom Essen herrührte. Nachdem ich ein paar Minuten im Arbeitszimmer gewartet hatte, kam Waxman herein.

Ich schätzte ihn auf etwa dreißig Jahre, einsfünfundsiebzig bis einssiebenundsiebzig groß. Seine Hautfarbe war hell und leicht gebräunt. Er hatte eine ovale Schädelform, scharfe Gesichtszüge, schmale Augen und eine lange, dünne Nase. Sein Kopf war kahl, bis auf ein paar wenige Büschel. Er war mager, wirkte aber fit. Insgesamt hatte er ein jungenhaftes, sogar bescheidenes Wesen, doch aus seinen Augen sprach Kompetenz ohne eine Spur von Vertraulichkeit.

Er schüttelte mir die Hand und bat mich, meinen Zustand noch einmal zu beschreiben. Ich gab ihm eine gründliche Beschreibung des Krebses sowie der Operationen und sprach von dem Östrogen, das ich einnahm. Außerdem zeigte ich ihm das Akupunkturgerät, das ich auf dem Rücken trug. Zu meiner Überraschung schenkte er dem Gerät keine Beachtung. Ich war sicher gewesen, daß er dazu einige Hinweise geben würde, da ich daran zweifelte, daß er sein eigenes System hatte, den Schmerz zu behandeln oder schließlich den Krebs, und mich deshalb ermuntern würde, das Gerät zu benutzen. Nachdem ich zu Ende geredet hatte, begann er die — für mich — eigenartigste Untersuchung, der ich je in meinem Leben unterzogen worden war.

Zuerst untersuchte er gründlich mein Gesicht. Er schaute mir in die Augen, hob die Lider an und bat mich, nach oben zu schauen, nach links, nach rechts und nach unten. Dann bat er mich, die Ärmel meines Hemdes aufzurollen, um meine Arme zu untersuchen, was er mit gewissenhafter Gründlichkeit auch tat. Bis dahin hatte ich geglaubt, daß er meine Meridiane prüfte, aber was immer er auch suchte, ich kam nicht dahinter. Als nächstes bat er mich, die Socken auszuziehen, um sich meine Füße anzusehen. Und auch meine Füße unterzog er einer sorgfältigen Inspektion. Während er sich jeden Bereich meines Körpers anschaute, drückte er gelegentlich auf Stellen an meinen Armen, Händen oder Füßen mit seinen Fingerkuppen. Dieses Drücken geschah sanft; trotzdem muß er sogenannte Akupunkturpunkte getroffen haben, denn das Stubsen rief einen überraschenden, tatsächlich übermäßigen Schmerz hervor. Als Waxman mich untersuchte, sagte er kein Wort. Er schien gedankenverloren. Alles in allem hielt ich ihn für etwas scheu, aber ich entdeckte ein selbstbewußtes und gar geheimnisvolles Wesen an ihm. Außerdem schien er sehr aufrichtig in dem, was er tat. Deshalb machte ich mit. Als die Untersuchung beendet war, zog ich meine Socken wieder an, und wir redeten noch etwas.

„Ihnen kann geholfen werden," sagte er zu mir. „Sie müssen eine strenge makrobiotische Ernährung einhalten. In drei oder vier Wochen werden wir wissen, ob Sie eine Chance haben, durchzukommen."

Ich forschte in seinem Gesicht, suchte nach Anzeichen, die mir Einblick in sein Inneres geben könnten. Hatte er irgendetwas? Was sollte ich tun? Ich entschied mich im selben Augenblick.

„Was ist Makrobiotik?" fragte ich ihn.

„Im Grunde ist es eine Lebensart, die eine Ernährungsweise und Philosophie umfaßt, um gesund und glücklich zu werden. Die Ernährung ist etwas veränderlich, denn sie hängt ab von der Kondition, der Jahreszeit und der Gegend, in der man lebt. Sie sollten jedoch fünfzig bis sechzig Prozent Getreide essen, speziell Naturreis; dazu fünfundzwanzig Prozent gekochtes, einheimisches Gemüse; fünfzehn Prozent Bohnen und Algen, und der Rest sollte aus Suppen und verschiedenen Gewürzen bestehen."

Dann erklärte er mir im einzelnen, welches Essen ich zu mir nehmen sollte. Nahezu alles war mir fremd. Andererseits, als er mir sagte, welche Speisen ich aus meiner Ernährung streichen sollte, beschrieb er damit buchstäblich meine gewohnte Nahrung. „Essen Sie weder Fleisch noch Milchprodukte, noch behandeltes Getreide einschließlich weißem Brot und Mehlspeisen," sagte er. „Meiden Sie alle Arten von Zucker, alle Öle, Nüsse, Früchte, kohlensäurehaltige Erfrischungen, sowie Lebensmittel, die chemische Stoffe und Haltbarmacher enthalten." Er sagte, daß die makrobiotische Standardernährung normalerweise auch etwas Fisch, Früchtedesserts und andere natürliche Süßstoffe enthalten würde, aber angesichts meines ernsten Zustandes sollte ich besonders streng essen, bis sich wirkliche Anzeichen von Besserung zeigten.

„Meine Frau gibt am Samstag einen Kochkurs," sagte Waxman. „Machen Sie doch mit. Auf diese Weise bekommen Sie mehr Hinweise, und Sie werden mit dem Essen und den Methoden der Zubereitung vertraut."

Ich verließ das Haus mit dem Gefühl tiefer Verwirrung und Hoffnungslosigkeit. Dort hinzukommen und durch einen 30jährigen Knaben untersucht zu werden, der keine Universität besucht hatte, war wirklich das Allerletzte. Das Ganze schien mir absolut nicht glaubhaft, aber ewas sagte mir, am Samstag beim Kochkurs wieder dabeizusein. Ich bin nicht ganz sicher, was es war — etwas in Waxmans Verhalten, die Bemerkungen von Ruth Schaefers Mann, und ein fundamentales Vertrauen in meine eigene Urteilsfähigkeit. Es würde mir nicht schwerfallen, bald herauszufinden, ob da etwas dran war, sagte ich mir selbst. Ich entschloß mich, mehr über die Makrobiotik zu erfahren. Was hatte ich schon zu verlieren!

Diesen Samstag, am Wochenende vor dem Tag der Arbeit (In den USA ist das der 1. Montag im September) fuhr ich zu Waxmans Haus zum Kochkurs. Es waren noch sieben oder acht andere Schüler da. Die meisten von ihnen waren jung, aber ein Paar schien in den Vierzigern zu sein. Ich schaute in ihre Gesichter; sie waren wißbegierig und enthusiastisch, und mein tiefer Skeptizismus ließ mich glauben, daß diese Leute schrecklich naiv sein müßten. Sie können es sich leisten, naiv zu sein, sagte ich zu mir, keiner von ihnen ist krank. Bald stellte sich heraus, daß die meisten Schüler mit der Makrobiotik vertraut waren. Wir versammelten uns in der Küche und warteten auf Frau Waxman.

Judy Waxmans Küche war groß, aber typisch eingerichtet: Hölzerne Vitrinen, Formica-Anrichten, ein hölzener Hackklotz und alle notwendigen Gerätschaften. Die Küche war aufgeräumt und sehr gepflegt. Was sie von allen anderen Küchen, in denen ich bisher war, unterschied, war das Sortiment an farbenfrohen Lebensmitteln, das dort auslag. Auf jedem Bord waren Einmachgläser mit verschiedenen Bohnen zu sehen, einige rot, andere schwarz, grün oder gelb. Andere Gläser enthielten offensichtlich verschiedene Getreide, die meisten dunkel oder goldfarben. Der größte Teil der Lebensmittel — einige mit orientalischen Schriftzeichen etikettiert — war mir ein Rätsel. Auf einer Anrichte lagen verschiedene Sorten Gemüse: Möhren, mit dem Laub daran, Zwiebeln, blättriges Gemüse, das sich als Kohl herausstellte, und ein geheimnisvolles, langes weißes Gemüse, das wie eine übergroße, ausgebleichte Möhre aussah. Einer der Schüler sagte mir, das sei Daikon, ein japanischer Rettich. An einer Seite des Raumes befand sich ein großer Sack, auf dem ORGANISCH GEWACHSENER NATURREIS geschrieben war. Auf dem Herd standen einige Töpfe und ein Druckkochtopf.

Diese Küche stand in starkem Kontrast zu meiner eigenen. Für mich war meine Küche schon gut versorgt, wenn ich eine Flasche Wein und ein paar Snacks im Schrank hatte sowie etwas Bier und Black-Cherry-Soda im Kühlschrank. Wie die meisten vielbeschäftigten Ärzte nahm ich häufig das Essen auf die Schnelle ein, der größte Teil davon rangiert unter dem Namen „junk food". Ich konnte mir nicht vorstellen, makrobiotisch zu essen.

Judy Waxman betrat die Küche. Sie grüßte jeden mit einem Lächeln und einem kleinen Kopfnicken und wandte sich dann den Lebensmitteln zu, mit denen sie sich eine Weile beschäftigte. Während sie das tat, plauderte sie mit einigen von den Schülern.

Sie bewegte sich in ihrer Küche mit nahezu geschmeidiger Grazie, die Konversation nicht unterbrechend, während sie das Essen vorbereitete, als wäre das ihre zweite Natur. Ihr Haar war hellbraun und nach hinten zu einem Pferdeschwanz zusammengebunden. Sie hatte runde Augen, die durch hohe Backenknochen noch hervorgehoben wurden, und ein offenes, warmes Lächeln. Ihre Figur war schlank, und sie war etwa einsfünfundsechzig groß. Ihre Stimme hatte einen singenden Klang und die Spur eines Akzents, den ich für osteuropäisch hielt, der jedoch, wie mir später gesagt wurde, israelisch war.

„Heute wollen wir ein einfaches Essen zubereiten aus Misosuppe, im Drucktopf gekochtem Naturreis, etwas schwach gekochtem Gemüse und einem Teller mit Hiziki-Algen und Mohrrüben," sagte Frau Waxman.

Dann wandte sie sich dem Essen zu. Zuerst schüttete sie Naturreis in einen Topf, fügte Wasser hinzu und rührte den Inhalt langsam gegen den Uhrzeigersinn. Reis und Wasser wurden dann in ein Sieb geschüttet, damit das schmutzige Wasser ablaufen konnte. Dies wurde dreimal gemacht. Der Reis kam dann in den Druckkochtopf zusammen mit ein paar Tassen Wasser und etwas Meersalz. Dann wurde der Deckel aufgesetzt und geschlossen und das Ventil aufgeschraubt. Sie setzte den Reis auf eine große Flamme und wandte sich danach dem Gemüse und den Algen zu. Judy Waxman tat die Algen in eine irdene Schüssel, schüttete etwas Wasser hinein und ließ die Algen sich vollsaugen. Dann schnitt sie das Laub von den Möhren und tat es in den Kühlschrank. „Wir sollten nichts von dem Gemüse umkommen lassen," sagte sie. „Möhrenlaub ist ein vorzügliches und nahrhaftes Grünzeug. Man sollte auch die Möhren nicht schälen, weil die meisten Nährstoffe in der Schale sind." Und damit schrubbte sie die Mohrrüben und den Daikon mit einer Wurzelbürste. Der Kohl wurde mit der Hand gewaschen. In der Zwischenzeit war der Reis unter Druck, und sie stellte die Flamme niedrig ein. In den folgenden fünfundvierzig Minuten zischte der Drucktopf leise vor sich hin, während unter ihm die kleine Flamme brannte. In der Zwischenzeit gab Judy Waxman Hinweise zu den Rezepten und sagte etwas zu der Philosophie der makrobiotischen Ernährung und den Kochmethoden.

„Wir sollten unser Essen mit Achtung und Dankbarkeit behandeln, weil wir erkennen, was Nahrung für uns bedeutet. Jeden Tag werden wir von ihr ernährt; sie gibt uns Leben; doch

Essen ist mehr als nur ein Magenfüller. Es wandelt sich in unser Blut und unsere Zellen um. Auf diese Weise erschaffen wir uns jeden Tag wieder neu mit dem, was wir essen. Wenn wir Essen zu uns nehmen, das fettig ist, oder versetzt mit künstlichen, chemischen Mitteln, oder nachlässig hergerichtet, werden wir bald krank und chaotisch. Wenn wir sauberes Essen von guter Qualität zu uns nehmen, das einfach und mit Dankbarkeit hergerichtet ist, werden wir gesund, bekommen einen klaren Kopf und werden alles, was auch immer wir im Leben tun wollen, besser zustande bringen können."

„Es ist, wie ein Haus zu bauen," fuhr Judy Waxman fort. „Wenn wir schlechte Baumaterialien verwenden, wird das Haus bald einstürzen; wenn wir unser Haus jedoch mit starken, flexiblen Materialien bauen, dann wird das Haus lange stehen und uns gut dienen."

Nach Frau Waxman behauptet die makrobiotische Philosophie, Kochen sei die höchste aller Künste, da es als einzige die Qualität des Blutes und die Körperzellen direkt verändern könne. Obwohl wir auch von anderen Künsten auf die eine oder andere Weise beeinflußt werden, verändert keine andere Kunstform Körper und Geist so radikal wie Nahrung und Kochen. Deshalb sei es so wichtig, was jemand beabsichtige, sagte sie, da der fähige Koch Heilung oder Krankheit erzeugen könne mit dem, was er oder sie hervorbringe.

In dem Kochkurs hörte ich zum ersten Mal von Yin und Yang. Damals schenkte ich dem kaum Beachtung. Ich wurde mit so vielen neuen Informationen bombardiert, daß mein Fassungsvermögen nicht mehr ausreichte. Was ich von Yin und Yang begriff, war, daß die beiden Wörter die konträren Kräfte im Universum beschrieben, das eine das Expandierende, das andere das Kontraktierende, Diastole das eine, Systole das andere, (rhythmische Erweiterung der Herzkammer = Diastole — Zusammenziehung des Herzmuskels = Systole). Aus makrobiotischer Sicht waren diese beiden Kräfte Yin und Yang in allen Erscheinungen präsent, fortwährend einander anziehend und abstoßend, um Harmonie bemüht. Yin und Yang existierten auch in der Nahrung. Der Weg zum heilenden Essen — entsprechend dem makrobiotischen Ziel — war eine nahrhafte, gesunde Ernährung, bei der sich die beiden Kräfte Yin und Yang die Waage hielten. Dementsprechend wurde die Nahrung, die sich am äußersten Ende des Yang-Spektrums befand — so z.B. rotes Fleisch und Salz — oder am äußersten Ende des Yin-Spektrums — z.B. Zucker, Alkohol oder Drogen — auf ein Minimum reduziert oder völlig ausgeschlossen. Alle Getreide und Gemüse, so wurde mir erzählt, lägen in der Mitte des Yin-Yang-Spektrums und erzeugten daher einen höheren harmonischen Zustand im körperlichen Befinden. Diese sich in der Balance befindliche Verfassung hätte einen Zustand der Gesundheit zur Folge, so oder ähnlich behauptet die Makrobiotik.

Ich fand zwar alles irgendwie interessant, schaltete aber bald ab. Schließlich war ich mehr daran interessiert, wie man die Gerichte zu kochen und zu essen hatte, als daran, welche Rolle Yin und Yang beim Zustandekommen spielten.

Doch ich mußte zugeben, daß Denny und Judy Waxman, nachdem sie zehn Jahre auf diese Weise gegessen hatten, gesund aussahen. Ebenso war das bei einigen anderen Leuten des Kochkurses, die behaupteten, seit einiger Zeit makrobiotisch zu leben.

Nach anderthalb Stunden war das Essen fertig. Es sah wunderbar aus. Der Reis war aus dem Drucktopf in eine hölzerne Schüssel geschöpft worden. Er hatte die Farbe von Bambus. Dampfwolken tanzten über dem Reis, als eine der Frauen die Schüssel in den Speiseraum brachte und auf dem niedrigen Tisch absetzte. Das gekochte Gemüse war farbig und nicht derart zerkocht, daß alle seine wesentlichen Bestandteile verloren gegangen wären, etwa so, wie ich es in den Restaurants essen mußte. Die schwarzen Meerespflanzen und die Mohrrüben bildeten eine ebenso interessante Farbkombination wie die bräunliche Misosuppe. Ich erfuhr, daß Misosuppe — hergestellt aus einer Sauce, die auf fermentierten Sojabohnen basiert — reich war an Enzymen und Bakterien, die beide der Verdauung förderlich sind. In der Suppe waren verschiedene Gemüse zusammen mit Wakame-Algen.

Ich war begierig darauf, das Essen zu probieren. Nie zuvor hatte ich an einem Essen teilgenommen, bei dem die Leute soviel Begeisterung für die heilende Kraft der Speisen aufgebracht hatten. Ich war beeindruckt von seiner Einfachheit und von der Aufmerksamkeit, mit der das Essen behandelt wurde.

Die übrigen Speisen wurden ebenfalls in den Speiseraum gebracht und auf einem niedrigen Tisch abgestellt. Wir zogen Kissen an uns heran und setzten uns nieder an den Tisch. Auf jedem Platz lagen Eßstäbchen und ein japanischer Porzellanlöffel. Judy Waxman fragte, ob jemand eine Gabel wünsche. Ich nahm ihr Angebot an. Bevor wir mit dem Essen anfingen, faßten wir uns alle an den Händen, und jeder sagte ein stilles Dankgebet.

Ich nippte an der Misosuppe und fand sie salzig und unattraktiv. Die Wakame waren abscheulich, und ich stellte die Suppe bald zur Seite und nahm mir etwas von dem übrigen Essen.

Der Reis war schmackhaft, jedoch sehr mild. Das Gemüse war knackig und schmeckte gut; aber ich war nie ein Freund von Gemüse und fand es deshalb nicht so furchtbar anziehend. Bei den Hiziki hätte ich beinahe gewürgt. Diesen Seetang hinunter zu kriegen war überhaupt recht schwierig. Aber ich lernte schnell und aß nur eine kleine Portion, bevor ich es ganz aufgab. Dann wandte ich mich wieder dem Reis und dem Gemüse zu und beendete mein Essen mit der kleinen Portion, die ich mir genommen hatte. Ich dachte daran, nach dem Essen draußen noch einen Bananensplit zu mir zu nehmen, und wollte gerade etwas derartiges äußern — nur um etwas Lustiges zu sagen —, als plötzlich alle anderen Judy Waxman zu diesem gelungenen Essen gratulierten.

„Fällt es leichter, dieses Essen zu mögen, wenn man sich daran gewöhnt hat?" fragte ich.

Alle sagten ja, und einige gestanden freiwillig, wie sehr sie anfangs von dem makrobiotischen Essen abgestoßen waren. Nach einiger Zeit der Gewöhnung, sagten die gleichen Leute, hätten sie es jedoch bald als delikat empfunden. Das fiel mir schwer zu glauben, wenn ich auch sah, daß die anderen es gründlich genossen. Als alle beendet hatten, wurde das Geschirr in die

Küche gebracht, und einige von den Frauen begannen zu spülen. Ich wollte gerade gehen, als eine Frau aus dem Kurs auf mich zukam und sagte: „Sie sind Dr. Sattilaro, nicht wahr?"

„Ja," sagte ich. „Wer sind Sie?"

„Ich bin Mona Schwartz. Ich betreibe das East-West-Center in Florida. Von Denny habe ich über Ihren Fall gehört. Ich wollte Ihnen nur sagen, daß es Ihnen bald wieder ausgezeichnet gehen wird. Machen Sie sich keine Sorgen. Sie werden wieder in Ordnung kommen."

Es war das erste Mal in drei Monaten, daß irgend jemand mir gegenüber wenigstens ein klein wenig Optimismus ausdrückte, abgesehen von den Bemerkungen, die Denny Waxman gemacht hatte. Ich war sichtlich gerührt von ihrer Hochherzigkeit.

„Vielen Dank," sagte ich. „Aber warum sagen Sie das?"

„Ich habe auch einen langen Weg hinter mir," sagte Mona Schwartz. „Eines Tages werde ich Ihnen von meinem Fall erzählen, wenn wir Zeit dazu haben. Alles, was ich Ihnen jetzt sagen möchte, ist, daß Sie sich nicht sorgen sollten. Bleiben Sie bei dem Essen, seien Sie dankbar, seien Sie aktiv, und denken Sie positiv. Alles wird in Ordnung gehen."

„Danke," sagte ich nochmal. Wir trennten uns, und Mona beschäftigte sich in der Küche. Bald darauf ging ich.

Als ich das Haus verließ und mich in mein Auto setzte, war mir, als wäre ich gerade aus einer anderen Welt gekommen. ‚Was war dort geschehen?' fragte ich mich. Es war mir, als wäre ich gerade aus einem Traum erwacht. Ich startete den Wagen und fuhr geradewegs zum Essene Natural Food Store, dessen Eigentümer und Betreiber Denny Waxman und sein Bruder Howard waren. Dort kaufte ich für 150 Dollar Lebensmittel, einen Druckkochtopf mit Utensilien, und eine Auswahl von Töpfen und Pfannen. Ich stapelte alles auf dem Zahltisch und schaute zu, als das Mädchen alles zusammenrechnete. Plötzlich sagte eine Stimme hinter mir, „Gerade mit der Makrobiotik begonnen, wie?" Ich drehte mich um und sah eine junge Frau.

„Ja," sagte ich. „Woher wissen Sie?"

„All' das Zeug, das Sie da kaufen," sagte sie und lachte, während sie es sagte. „Sie haben aber auch alles, bis auf die Küchenspüle."

„Tja," sagte ich. „Und ich weiß nicht, wie man auch nur ein einziges Ding von all dem Kram benutzt."

Wir lachten beide herzlich, was meine Stimmung beträchtlich hob. Plötzlich fühlte ich, daß ich mich mitten in einem Abenteuer befand. ‚Nimm das alles nicht so ernst', sagte ich auf der Heimfahrt zu mir selbst. ‚Es ist ja nur das Essen.'

Als ich zu Hause ankam, war es immer noch früher Nachmittag, deshalb beschloß ich, sofort zu beginnen. Ich entschloß mich zu einem einfachen Mahl aus Naturreis, Gemüse und Bohnen. Im Nu hatte ich alles in den Töpfen und auf dem Feuer. Ich wusch den Reis genau so, wie das Judy Waxman getan hatte, und fügte einige Tassen Wasser hinzu. Die Bohnen tat ich in einen großen Topf mit Wasser und drehte sie an. Dann schnitt ich etwas Kohl und Zwiebel und gab sie in eine Bratpfanne. Ich goß etwas Wasser in die Pfanne und begann, die Mischung zu sautieren.

Plötzlich konnte ich mich nicht mehr erinnern, ob ich Salz in den Reis und Wasser in den Drucktopf gegeben hatte. Ist das alles so wichtig? fragte ich mich. Sollte ich Judy Waxman anrufen? Nein, ich stünde da wie ein Idiot, wenn ich jetzt fragen würde. Es war alles in Ordnung, entschied ich. Beim nächsten Mal denk' an Salz!

Um meine Besorgnis etwas zu dämpfen, ging ich ins Wohnzimmer und legte Cole-Porter-Musik auf den Plattenspieler. Dann wieder zurück in die Küche, um Töpfe und Pfannen zu überwachen. Es würde noch eine Weile dauern, bis der Reis und die Bohnen so weit wären; deshalb beschloß ich Gemüse und Zwiebel vorläufig auszudrehen. Es war 3 Uhr nachmittags. Zweieinhalb Stunden später war mir die völlige Zerstörung der Mahlzeit gelungen. Der Reis war schwarzverbrannt, die Bohnen wie kleine Kieselsteine, so hart. Kohl und Zwiebel taugten auch nicht viel. Ich ließ alles auf dem Herd stehen und warf mich auf die Couch. Ich war deprimiert und fühlte mich wie ein Narr. In mir war ein übermächtiger Drang aufzugeben. Die Makrobiotik ist nichts für mich, dachte ich. Aber ich war hungrig und deshalb machte ich mir eine Roggenbrotschnitte mit Tahin-Mus, das ich heute gekauft hatte. Das war mein Essen. Es schmeckte nicht schlecht. Bald kam mir Judy Waxmans Essen in den Sinn. Ich wußte, daß ich Reis und Gemüse würde essen können; wahrscheinlich auch Misosuppe. Für Algen würde ich wohl noch einige Zeit brauchen.

Am nächsten Morgen rief ich Denny Waxman an und sagte ihm, daß ich dieses Essen nicht kochen könnte. „Gibt es irgendwelche Restaurants in der Stadt, wo ich makrobiotisch essen könnte?" fragte ich. „Nein", sagte er, und dann war er für einen Moment still.

„Ich rufe Sie zurück," sagte Denny. „Ich glaube, daß ich etwas tun kann."

Etwas später rief Waxman an und sagte, daß er und seine Frau einverstanden wären, wenn ich jeden Tag zu ihnen nach Hause käme, um zu essen. Judy Waxman würde genug für mich machen, damit ich auch das Mittagessen für den nächsten Tag mitnehmen könnte. Das Frühstück aus Misosuppe und Hafermehl könnte ich mir selber machen. Ich war überglücklich. Ja, ich würde sein Angebot annehmen. Ich sagte ihm, daß ich für mein Essen bezahlen würde, und dankte ihm für seine Großzügigkeit.

Kapitel 5

AM FOLGENDEN DIENSTAGABEND fuhr ich zu Waxmans Haus zum Abendessen. Ich kam kurz vor halb sieben an, zog meine Schuhe aus, stellte sie neben die anderen nahe der Tür und ging in den Speiseraum. Fünf Leute waren schon da und stellten sich vor. Es waren Jerry Moore, Charles Hugus, Scott Moses und seine Frau Barbara sowie Gazina Pollitz. Sie waren alle Mitte Zwanzig, außer Gazina, die Ende Dreißig war. Diese fünf Personen lebten mit Denny und Judy in dem großen Tudor-Stil-Haus. Sie alle studierten die Makrobiotik und wollten so oder so irgendwann einmal die makrobiotische Philosophie lehren. Wir sechs plauderten eine Weile miteinander, bis Denny hereinkam, und das Essen aufgetragen wurde. Jeder von uns nahm sich ein Kissen und setzte sich an den niedrigen Tisch.

Das Sitzen auf dem Boden fand ich irritierend und unzivilisiert. Warum hatten sie die Stühle fortgelassen? Mir fielen wieder die japanischen Porzellanlöffel und Eßstäbchen auf, und ich fragte mich, warum die Waxmans nicht gleich die gesamte östliche Kultur übernahmen. Ich beschloß vorläufig nichts zu sagen; ich wollte abwarten und zusehen. Die große Frage blieb: Konnte die Makrobiotik meinen Krebs heilen? Konnte sie es nicht, dann gab es an den Bräuchen nicht das Geringste auszusetzen. Ich würde die ganze Sache einfach aufgeben.

Noch bevor wir uns die Speise auftaten, verharrte die kleine Gruppe im stillen Gebet. Das war zwar nicht meine Gewohnheit, aber ich schloß mich an. Gott hilf mir, dachte ich im stillen. Dann öffnete ich die Augen und folgte den anderen, indem ich mir etwas zu essen nahm.

Wieder einmal fiel mir auf, wie attraktiv die Gerichte aussahen. Diesmal waren mir einige Speisen schon vertraut; es waren jene, die bisher noch von keinem an diesem Tisch erklärt worden waren.

Eine kleine Porzellanschale mit der salzigen Misosuppe stand vor jedem von uns. Naturreis, in der Farbe des Sandelholzes, nahm in einer großen hölzernen Schüssel die Mitte des Tisches ein. Eine Auswahl von verschiedenen Speisen umgab den Reis in kleineren, hölzernen oder irdenen Servierschüsseln. In einer der Schüsseln waren grüner Kohl und weißer japanischer Rettich, Daikon, in dünne Scheiben geschnitten; in einer anderen war eine große Menge der schwarzen, bandförmigen Algen angerichtet, die Arame heißen; eine andere größere Schüssel enthielt Buchweizennudeln, genannt Soba, in einer dunklen Brühe; und noch eine andere Speise bestand aus viereckigen, weißen Blocks von Bohnenquark, genannt Tofu. Tofu, reich an pflanzlichem Protein, wird ausschließlich aus Sojabohnen hergestellt und in kleine Blöcke geformt. Seine Konsistenz liegt etwa zwischen Pudding und Streichkäse. Er war garniert mit Schalotten und leicht gewürzt mit Tamari. Jemand erklärte, Tamari sei Soyasauce, aber nicht von der Sorte, die man in östlichen Restaurants bekommt. Sie sei auf traditionelle japanische Art hergestellt, aus Sojabohnen, die mindestens zwei Jahre lang fermentieren ohne Zusatz von Chemikalien, Konservierungsmitteln oder Zucker. Der Makrobiotik entsprechend, ist Tamari reich an Enzymen und Bakterien und steht in dem Ruf, die Verdauung zu fördern. Es ist ziemlich salzig, und deshalb wurde ich ermahnt die Speisen nicht zusätzlich damit zu würzen.

Ich nahm den Löffel in die Hand und begann mit der salzigen Misosuppe, in der sich verschiedene Gemüse und Wakame-Algen befanden. Die Suppe schmeckte recht fremd, und ich fand sie nicht sehr schmackhaft. Die Wakame waren widerwärtig, sie waren dunkel und schleimig und flutschten mir durch die Kehle, als seien sie noch lebendig. Ich aß die Suppe zu Ende und machte mich an das Hauptgericht. Es gelang mir, mit den Eßstäbchen etwas Reis und Gemüse auf den Teller zu bekommen. Aber allen Anstrengungen zum Trotz war ich nicht geschickt genug, mit den Stäbchen die Nudeln aus der Servierschüssel zu holen.

„Möchten Sie eine Gabel, Dr. Sattilaro?" fragte Judy Waxman.

„Frau Waxman —" begann ich.

„Bitte nennen Sie mich Judy," sagte sie.

„Okay, Judy. Danke. Aber ich möchte keine Gabel benutzen. Von heute ab werde ich die Stäbchen gebrauchen, wie alle andern auch."

Mit etwas Entschlossenheit und einigen Verlusten brachte ich es fertig, ein paar Nudeln auf meinen Teller und sogar in den Mund zu bekommen. Sie waren nahezu ohne Geschmack. Auch der Reis war mild, wenn nicht gar fad. Trotz allem, es machte satt, und ich aß tüchtig davon. Kohl und Daikon schmeckten gut, wenn auch etwas bitter. Der Tofu war fast ungewürzt, wenn das Tamari nicht gewesen wäre, das überhaupt allem wieder etwas Geschmack zurückgeben konnte, wie ich fand. Aus diesem Grunde war ich auch versucht, die Speisen da hineinzutauchen; aber Denny war streng gegen eine solche Praxis. Er sagte, es würde meinen Chancen auf Heilung schaden.

Wir aßen schweigend. Es lag eine leichte Spannung in der Luft, die sich immer dann einstellt, wenn ein Neuer sich einem geschlossenen Strickkränzchen anschließt. Ich spürte, daß alle etwas befangen waren; die Konversation verlief bruchstückhaft, unterbrochen nur durch die gelegentliche Bitte, den Reis oder das Gemüse 'rüberzureichen. Ich mußte mich darauf konzentrieren, das Essen mit Hilfe der Stäbchen in den Mund zu bekommen. Auch ich war befangen, weil ich die Stäbchen so unbeholfen handhabte, aber ich war entschlossen, sie zu meistern. Und es klappte schon recht gut. Als ich meine Portion Reis und Gemüse aufgegessen hatte, langte ich mit meinen Stäbchen noch einmal zu.

„Bitte benutzen Sie das andere Ende von Ihren Stäbchen, Dr. Sattilaro," sagte jemand. Die Stimme unterbrach die Stille wie ein Peitschenknall. Ich fühlte mich peinlich berührt und bloßgestellt. Verlegen drehte ich die Stäbchen in meiner Hand um und nahm eine kleinere Portion Reis, als ich zuerst wollte. Der Vorfall schien die Spannung in dem Raum noch zu erhöhen. Ich konzentrierte mich wieder auf mein Essen. Einige Minuten lang schwiegen alle.

Ich hatte die Arame-Algen noch nicht versucht und schließlich, mit einiger Vorsicht, probierte ich sie. Charles Hugus, ein hübscher junger Mann mit kurzen, braunen Haaren und munteren Augen, brach das Schweigen, als er mich fragte, wie mir die Algen schmeckten. Er mußte bemerkt haben, daß ich sie mir bis zuletzt aufgehoben hatte.

„Es schmeckt wie ungereinigtes Abwasser," sagte ich.

Alle am Tisch brachen in Gelächter aus. Charles klatschte in die Hände und lachte laut. Denny lachte ebenfalls herzlich, und Judy hielt beim Lachen geziert die Hand vor den Mund. Die Spannung war plötzlich verschwunden. Als alle ihre Fassung wiedergefunden hatten, begann die Unterhaltung, und die Gruppe entspannte sich. Ein paar von ihnen ermunterten mich, etwas von den Algen zu essen, und ich brachte tatsächlich ein bißchen davon 'runter.

„Die Algen werden sehr hilfreich für Ihre Besserung sein," erzählte mir Denny. „Nach einer Weile werden Sie sie sogar mögen. Sie werden sehen."

Ich konnte mir eine derart radikale Änderung meines Geschmackes nicht vorstellen, daß ich die Algen tatsächlich mögen würde. Doch vielleicht hatten Denny und die anderen recht, womöglich würde sich mein Geschmack verändern. Schließlich, so dachte ich, war ich luxuriöses Essen gewohnt, mit schweren Saucen und Füllungen. Die Speisen, von denen ich in den vorangegangenen siebenundvierzig Jahren gelebt hatte, waren schwer und meist stark gewürzt. Das makrobiotische Essen hingegen war einfach und natürlich, und deshalb für meine Geschmacksnerven nahezu ohne Wohlgeschmack. Im Falle der

Algen sogar widerwärtig. Glücklicherweise bin ich nie von einer besonderen Art von Essen oder irgendeinem nationalen Koch-Stil berührt gewesen. Ich habe nicht gelebt, um zu essen. Essen machte mir Spaß, aber es war nie Mittelpunkt in meinem Leben, wie das bei vielen Leuten der Fall war, die ich kannte. Ich hing lange nicht so sehr an meinen früheren Eßgewohnheiten wie an meinem Leben. Deshalb war meine Abneigung gegen dieses Essen nicht stark genug, als daß sie mich davon abgehalten hätte, mit der Ernährung ein Experiment zu wagen.

Bevor wir an diesem Dienstagabend die Mahlzeit beendet hatten, begann ich, einige grundsätzliche Fragen über die Makrobiotik zu stellen. Denny beantwortete die meisten Fragen zwischen den einzelnen Bissen. Bald war das Essen beendet und ich stellte die Frage, die mich am meisten bewegte: „Wie behandelt Makrobiotik den Krebs?"

Denny schwieg einige Minuten, bevor er antwortete. Mittlerweile war der Tisch abgeräumt, und ein mild schmeckender Tee, genannt Bancha oder Kukicha, wurde ausgeschenkt und vor jeden hingestellt. Wir nippten etwas von dem Tee. Mir wurde schnell klar, daß Denny von Natur aus introvertiert und schüchtern war. Bevor er sprach, zögerte er gern, als ob er noch einmal prüfen müsse, was er sagen wollte. Es war eine große Kraft in ihm, aber er schien irgendwie abgewandt.

„Die vorherrschende Meinung beim Krebs ist die Ansicht, daß die Krankheit unser Feind sei," sagte Denny. „Deshalb schneiden wir ihn sofort weg oder bombardieren ihn mit Strahlen oder Chemie. Wir versuchen, ihn durch Zerstörung auszumerzen. Dabei zerstören wir uns am Ende selbst. Die Makrobiotik glaubt, daß eine solche Behandlung nicht wirksam sein kann."

Damit begann Denny über die makrobiotische Behandlung von Krebs zu reden. Was dann folgte, erschien mir wie eine Kombination aus Fakten, Volksglauben, orientalischer Philosophie und sprunghafter Phantasie. In den folgenden anderthalb Stunden wurde das Leiden Krebs — für mich war es eine Krankheit voll unendlicher Komplexität — reduziert auf eine simple Metapher, eine, bei der es sich um die Idee vom Gleichgewicht (Balance) drehte. Meine schwache Hoffnung, die Makrobiotik hätte vielleicht eine Antwort auf Krebs, verringerte sich mehr und mehr, als Denny sich tiefer in die makrobiotische Behandlung der Krankheit hineinarbeitete.

Er begann mit einer kurzen Geschichte der amerikanischen Ernährung, zeigte auf, daß seit dem Beginn des Jahrhunderts unsere Ernährung stetig degeneriert sei. Um 1900 hätten die Amerikaner überwiegend Vollgetreide, frisches Gemüse und Obst gegessen; wesentlich geringere Mengen rotes Fleisch, Milchprodukte, künstlich gefärbte Speisen und Konservierungsmittel. Damit sei nicht gesagt, daß sie kein Fleisch oder Eier, Käse und andere Lebensmittel dieser Art gegessen hätten, sondern sehr viel weniger davon, als wir heutzutage. Im Mittelpunkt der Ernährung hätten komplexe Kohlehydrate, besonders jene, die von Vollweizen, Kartoffeln, Gerste, Hafer und Reis herkommen, gestanden.

Mit dem Wachsen der Technologie im zwanzigsten Jahrhundert sei immer mehr die künstliche Nahrung aufgekommen, die wir heute essen. Die meisten unserer Lebensmittel seien stark aufbereitet. Das Gemüse, das wir normalerweise essen, komme aus der Dose oder aus der Packung. Überdies gelte Gemüse als Beilage zum bevorzugten Lebensmittel, dem Fleisch. Die moderne Ernährung enthielte wenig Vollgetreide, wenn überhaupt. Das Getreide, welches wir essen, sei raffiniert, befreit von vielen Vitaminen und Nährstoffen, ebenso von der so wichtigen Hülse oder Kleie. Wir haben weißes Brot und weißen Reis, und deshalb gäbe es kaum Ballaststoffe in der heutigen Ernährung.

Außerdem neigen wir dazu, viele unserer Mahlzeiten außer Hause einzunehmen. Deshalb bestünde ein großer Teil unserer Ernährung zwangsläufig aus Schnellgerichten wie Hamburgern, heißen Würstchen sowie gebratenen und öligen Speisen.

Auf diese Weise habe sich über die vergangenen achtzig Jahre hin unsere Ernährungsweise dramatisch verlagert: Ursprünglich zusammengesetzt aus Getreide und Gemüse, bestünde sie jetzt überwiegend aus tierischen Produkten, so daß zwischen 40 und 45 Prozent der gesamten, von uns aufgenommenen Kalorienmenge aus Fett bestehen würden, der überwiegende Teil davon aus gesättigten tierischen Fetten. Verfeinertes Mehl und abgepacktes Gemüse, Zucker und künstliche, chemische Mittel bildeten den Rest unserer Ernährungsform.

Zur selben Zeit, als die Ernährung diese dramatischen Veränderungen erfahren hätte, hätten wir ein unglaubliches Ansteigen bei bestimmten degenerativen Leiden feststellen können, besonders bei kardiovaskulären Krankheiten (Schädigungen des Herzens und der Arterien) und Krebs. Denny behauptete, daß die Steigerung dieser Krankheiten weitgehend auf die Degeneration der amerikanischen Ernährungsweise zurückzuführen sei. „Die Ernährung ist es, die uns umbringt," sagte er.

In Ländern, wo eine der makrobiotischen ähnliche Kost gegessen würde, träten Herzleiden und Krebs in weitaus geringerem Maße auf, und dies habe Wissenschaftler zu der Überzeugung gebracht, daß Krebs und kardiovaskuläre Leiden durch angemessene Eßgewohnheiten verhindert werden könnten.

Die wissenschaftlichen Anhaltspunkte, daß es eine Beziehung zwischen Ernährung und Krebs, Herzleiden und anderen Krankheiten gibt, nähmen immer mehr zu und fänden starke Beachtung, sagte er, und er drängte mich, den Regierungsbericht *Dietary Goals for the United States* zu lesen. Er sagte, dieser würde mir einen Überblick über einige der offenkundigen Beziehungen zwischen Ernährung und Krankheit vermitteln.

Es fiel mir wirklich schwer, Dennys Argumente zu akzeptieren. Die „Anhaltspunkte", von denen er sprach, waren mir nicht bekannt, und ich war nicht bereit einzuräumen, daß die Ernährung die Hauptursache für Krebs oder andere Krankheiten sei. Dies schien mir eine unglaubwürdige, allzu große Vereinfachung der Ätiologie (Ursachenerklärung) von Krebs und Herzkrankheiten zu sein. Die Ernährung war offensichtlich wichtig für die Erhaltung der Gesundheit, aber zu unterstellen, daß sie geradewegs verantwortlich sei für die Entstehung von Krebs, das ging dann doch zu weit. Seine Art der Argumentation stellte verschiedene andere mögliche Gründe für Krebs nicht in Rechnung, einschließlich einer genetischen Prädisposition, eines Virus, oder

Karzinogenen in der Umwelt. Krebs und kardiovaskuläre Leiden schienen mir eindeutig unterschiedliche Krankheiten zu sein, die nichts Gemeinsames hatten, außer, daß sie beide den Patienten umbrachten.

Darüberhinaus ist es ein starkes Stück, die amerikanische Ernährung anzugreifen, die lange als die beste in der Welt angesehen wurde. Die Vereinigten Staaten bringen die in der Weltgeschichte größte Mannigfaltigkeit und Menge an Lebensmitteln hervor. Wir sind der Brotkorb und das Füllhorn. Jene wenigen Krankheiten in Verbindung mit Ernährung, wie sie mir vertraut waren, sind auf Ernährungsmängel zurückzuführen; solche wie Blindheit, die auf Mangel an Vitamin A beruht; Mangel an Kalzium oder Vitamin D bei Rachitis; Mangel an Eisen bei Anämie. Jedoch, diese wie auch ähnliche Probleme werden einfach dadurch gelöst, daß man die Menge der Nährstoffe erhöht. Darin bestand Übereinstimmung, daß die Probleme im Zusammenhang mit Lebensmitteln nicht dem Zuviel entsprangen, sondern dem Vielzuwenig.

Das makrobiotische Argument ging geradewegs in die andere Richtung, indem es behauptete, daß — bis zu einem gewissen Grade — weniger das bessere sei und die meisten von uns, unwissentlich, zuviel erhielten. Unsere Ernährung sei zu schwer für den menschlichen Organismus zu verarbeiten, bei gleichzeitiger Erhaltung der Gesundheit. Dies zum erstenmal zu hören war gerade so, als hätte man behauptet, daß der Kaiser keine Kleider hat. Ich konnte das nicht akzeptieren.

Während ich das Gesagte überdachte, machte Waxman eine Pause und trank etwas Tee. Er stellte die Tasse zurück auf den Tisch und erzählte mir dann, daß nicht nur die falsche Ernährung Krebs hervorrufen würde, sondern die geeignete und zur rechten Zeit angewendete Nahrung eine wichtige Rolle in der erfolgreichen Behandlung dieser Krankheit spielen könne. Damit führte er mich ein in die grundlegende Idee von der Balance in der makrobiotischen Betrachtung von Gesundheit und Krankheit. Er behauptete nicht, daß irgendein wissenschaftlicher Beweis diese Theorien unterstützen würde, sagte jedoch, daß wenn ich bei dieser Ernährung bliebe, ich vieles von dem, was er gesagt habe, am eigenen Leibe erfahren würde.

Damit der Körper einen gewissen Grad an Gesundheit erhält, müsse ein Ausgleich bestehen zwischen der aufgenommenen Menge an Essen und den in Energie umgesetzten sowie den überflüssigen Kalorien, sagte er. Wenn wir mehr Essen aufnähmen, als wir für unsere Energie und für die Erneuerung von Zellen benötigen, würde das Übermaß in Form von Fett abgelagert. Auch wenn wir Essen aufnähmen, das schwer umzuwandeln ist, zum Beispiel saturierte Fette und Cholesterin, würden auch diese Stoffe im Körper gespeichert. Vieles von dem Überflüssigen werde natürlich durch den Urin, durch den Darm oder durch die Haut — in Form von Schweiß — abgegeben, oder durch Aktivität (Bewegung etc.) verbraucht. Das übrige verbleibe jedoch im Körper. Außerdem pflegen wir heutzutage eine sitzende Lebensweise, deshalb würden wir kaum Überschüsse durch Bewegung verbrennen; dies trüge ebenfalls noch zu einer fortlaufenden Anhäufung bei.

Denny behauptete, daß heutzutage bei der überwältigenden Mehrheit der Menschen dieses Gleichgewicht gestört sei. Wir nähmen weit mehr auf, als unser Körper verbrauchen würde oder abstoßen könnte. Dies habe zur Folge, daß unser Körper unter der enormen Belastung von großen Mengen dieser Überschüsse an gesättigten Fetten, Cholesterin, künstlichen Beimischungen und leeren Kalorien aus Zucker und raffinierten Getreideprodukten leiden würde. Diese Anhäufung sei außerordentlich belastend, da vor allem unser Blut mit Giften verschmutzt werde. Die Gifte breiteten sich in allen Zellen unseres Körpers aus, und es begänne ein Degenerationsprozeß zuallererst in Form von Fettablagerungen, die sich in den Arterien und rund um das Herz ansammeln würden.

Der Defekt, von dem Waxman sprach, war Arteriosklerose, eine Krankheit, an der tatsächlich Millionen von Amerikanern leiden. Arteriosklerose ist charakterisiert durch Fettablagerungen, die die Arterien verstopfen und das Herz umschließen; dies behindert den Blutfluß zu Herz und Gehirn. Das Leiden kann schon in einem sehr frühen Alter beginnen. Bei Kindern unter zehn Jahren sind Anzeichen dieser Krankheit entdeckt worden, und Autopsien an Soldaten, die in Vietnam gefallen waren, haben gezeigt, daß diese jungen Männer durchweg an verstopften Arterien litten; einige von ihnen hatten so starke arterielle Verengungen, daß der Blutzufluß durch Fettablagerungen blockiert war. Später erfuhr ich, daß diese Krankheit tatsächlich in Verbindung steht mit schwerverdaulichen Fetten in der Ernährung.

Eine solche Anhäufung von Fett im Körper sammele sich schließlich in und um unsere Organe an, besonders um solche Organe, die das Blut reinigen oder auf die eine oder andere Weise zuständig sind, überflüssige Substanzen abzubauen, sagte Denny. Brustknoten bei Frauen zum Beispiel seien das Ergebnis von Fettansammlungen gemeinsam mit anderen Giften im Körper einschließlich starker Stimulantien wie Koffein. Diese Knoten bildeten sich in der Brust, weil der Körper versuche, Überschüssiges aus dem System auszuschließen. Wenn eine Frau mit Brustknoten gebiert und dann stillt, käme es häufig vor, daß die Knoten in der Brust verschwänden. Dies sei auch der Grund, behauptete er, daß bei stillenden Müttern Brusttumore weniger vorkämen als bei nicht-stillenden Müttern. Anhäufungen, wie hier beschrieben, träten im ganzen Körpersystem bei denen auf, die von der typischen amerikanischen Ernährung leben.

Es komme schließlich so weit, daß die Zellen unter dem Streß zusammenbrechen und die ersten Anzeichen von chronischen Problemen sichtbar werden: Hoher Blutdruck; Herzbeschwerden; Diabetes oder Hypoglykämie; Verlust der Sexualkraft; Schwierigkeiten beim Urinieren; chronische Verstopfung oder Diarrhöe (Durchfall); Emphyseme oder Asthma; bei Frauen Menstrutionsprobleme oder Ausfluß. Dies sind Zeichen dafür, daß der Körper unter großem Streß steht und erschöpft ist. Wenn jemand, der eines oder mehrere dieser Probleme hat, seine oder ihre Ernährung nicht verändere, dann stehe diesem Menschen eine schwere Krankheit bevor, sagte Denny.

Um zu verhindern, daß sich Defekte im ganzen Körpersystem ausbreiten, versuche der Körper unter allem Umständen, die

Giftstoffe an einer oder auch mehreren Stellen zu konzentrieren, sagte er. Das geschehe so, daß andere Organe normal funktionieren können. Sind die Gifte auf diese Weise konzentriert, ist das Resultat ein Tumor und schließlich Krebs.

Daher betrachtet die Makrobiotik Krebs und die kardiovaskulären Leiden sowie alle anderen degenerativen Krankheiten als ein und dieselbe Krankheit. Sie sei nichts weiter als eine Progression der Entartung (Degeneration). Zugleich sieht die Makrobiotik die Krankheit nicht getrennt vom übrigen Körper, vielmehr sei das Leiden die Antwort des Körpers auf eine vergiftete Umgebung innerhalb des Menschen. Dieser Zustand, hervorgerufen durch ungesundes Essen, hindere den Körper an einer erfolgreichen Bekämpfung der Karzinogene (krebserregenden Stoffe), die sich außerhalb des Körpers, zum Beispiel in der verschmutzten Luft oder an seinem Arbeitsplatz, befinden. Dies löse eine Attacke durch die Krankheit aus, die schon immer latent im Körper vorhanden war, stellte Denny fest.

Was den Ort des Tumors und der Krebszellen bestimmt, hänge — entsprechend makrobiotischer Auffassung — grundsätzlich von der Art der Lebensmittel ab, die in erster Linie den Anstoß zu der Krankheit gegeben haben. Er behauptete, daß, obgleich man allgemein von amerikanischer Ernährung reden könne, tatsächlich jeder etwas abweichende Eßgewohnheiten habe. Einige Leute essen mehr Steaks, andere mehr Eier; einige seien süchtig nach Zucker oder koffeinhaltigen Getränken, während etliche verrückt seien nach öligen, fettigen Lebensmitteln. Jemand, der die Makrobiotik studiert hat, achte auf den Zustand und versuche herauszufinden, welche Sorte von Lebensmitteln ihn vor allem ausgelöst haben könnte. Dann erst könne dieser Zustand mit Aussicht auf Erfolg behandelt werden.

Um den Zustand verändern zu können, erklärte Waxman, müsse der Betroffene seine oder ihre Haltung gegenüber Gesundheit und Krankheit ändern. Die Menschen müßten erkennen, daß sie selbst die Krankheit hervorgebracht hätten und somit auch für eine grundlegende Veränderung zuständig seien. Um Heilung überhaupt zu ermöglichen, müßten sie eine positive, bejahende Haltung zu der Änderung einnehmen.

An diesem Punkt wurde ich offensichtlich wieder mit einer dieser ausgefallen makrobiotischen Vorstellungen konfrontiert. Waxman behauptete, daß der Krebs den Menschen körperlich, geistig und seelisch befalle und daher das Leiden nicht erfolgreich behandelt werden könne, wenn nicht alle diese Bereiche im Patienten angesprochen würden. Um dies zu bewirken, brauche man eine allesumfassende Anschauung, die nicht nur die physische Erscheinung der Krankheit berücksichtige, sondern auch den Platz des Menschen im Kosmos.

Diese Betrachtungsweise basiert auf der Philosophie von Ying und Yang. Entwickelt worden sei sie, so sagte Waxman, vor vielen tausend Jahren in China; jedoch sei diese Philosophie auch von vielen früheren Völkern des Westens praktiziert und erfolgreich angewendet worden, sagte er. Sie sei eine Lebensanschauung, die der Menschheit hilft, sowohl die metaphysischen als auch die materiellen Phänomene des Lebens zu verstehen. Waxman behauptete, mit Hilfe dieses Konzeptes von Yin und Yang könne man sein höchstes Urteilsvermögen sowohl auf die praktischen Alltagsprobleme als auch auf die Wiedererlangung und Erhaltung der Gesundheit anwenden.

„Die Philosophie von Yin und Yang ist so einfach und so tiefgehend", sagte Denny, „aber für die westliche Denkweise fremdartig und anfangs etwas schwierig zu begreifen. Damit werden wir uns dann später noch befassen."

„Vorerst sollten Sie den Krebs als eine extreme Störung der Balance im Körper ansehen", sagte Denny. „Um die Gesundheit wiederherzustellen, müssen wir die Balance zurückgewinnen. Wir erreichen dies, indem wir zu erkennen suchen, welche Bedingungen — die der Ernährung als auch der Umgebung — diesen extremen Zustand hervorgerufen haben, um an dem Punkt zu versuchen, mit Hilfe der Ernährung und täglicher Aktivität einen ausgewogenen Zustand zu erreichen. Gewinnen wir die Balance zurück, so ermöglichen wir dem Körper, sich von dem vergifteten Zustand auf natürliche Weise zu befreien, und der Körper wird sich mit der Zeit selber heilen können." Praktisch behauptete Waxman also, daß, wenn dieses Gleichgewicht wiederhergestellt sei, das Immunsystem des Körpers genügend gestärkt werden könnte, um das Krebsleiden zu bekämpfen.

Für ein paar Minuten saßen Denny und ich da und schwiegen. Fragen schwirrten mir im Kopf herum wie Bienen im Korb. Aber ich fühlte, daß es besser war, jetzt nicht zu reden. Ich hatte ein flaues Gefühl in mir, und ich wußte nicht, was ich tun sollte. Es brauchte eine Weile, bis ich das alles verdaut hatte. Vielleicht würde es mir später klarer werden, dachte ich. Doch eine Frage drängte sich mir immer stärker auf, und schließlich wandte ich mich an Denny und sagte: „Wessen Gedanken sind das?"

„Die meisten kommen von einem Mann namens Michio Kushi," sagte er.

„Wer ist Michio Kushi?"

„Er ist Präsident der East West Foundation. Er ist Philosoph, Lehrer und Autor einiger Bücher über fernöstliche Medizin und natürliche Heilung. Er lebt in Boston. Michio Kushi war Schüler von George Ohsawa. Ohsawa war es, der die Makrobiotik aus der alten Literatur und den früheren Traditionen wiederbelebt hat. Und Ohsawa war es auch, der das Wort „Makrobiotik" gebraucht hat. Tatsächlich ist die Makrobiotik auf nahezu allen Kontinenten und von fast allen früheren Völkern angewandt worden. Sie nannten sich natürlich nicht „Makrobioten", aber sie lebten von den Produkten des eigenen Landes und nach den Gesetzen der Natur."

Ich nahm einen Schluck von dem Tee. Er war kalt und hatte kaum Geschmack. Ich dankte Denny für das Gespräch und ging.

In dieser Nacht rang ich mit mir, wie ich mich im Hinblick auf die Makrobiotik verhalten sollte. Es gab keine wissenschaftlichen Beweise für die Behauptung, daß die Ernährung bei der Behandlung von Krebs eine Rolle spielt. Selbst die Idee einer Vorbeugung zog ich ernstlich in Zweifel. Tatsächlich gab es wenig — wenn überhaupt — an der Makrobiotik, was einer ernsthaften Prüfung standhalten könnte. Makrobiotik basierte auf einer fremden Ernährung — fremd zumindest für den Geschmack eines westlichen Menschen —, auf täglicher Aktivität sowie einigen völlig unquantifizierbaren Faktoren wie dem Glauben an die Heilwirkung der Ernährung und die Philosophie von Yin und Yang, dem am wenigsten erforschbaren Aspekt von alldem. Ich zuckte vom Klang solcher Worte förmlich zusammen. Schließlich fragte ich mich, ob die Waxmans mich wohl täuschen wollten.

Auch die makrobiotische Methode der Diagnose war höchst suspekt. Wie konnte man bestimmen, welche Nahrung zu einem spezifischen körperlichen Zustand führte? So weit es mich betraf, so glaubte ich, daß Nahrung, war sie erst einmal verdaut, in ihre lebenswichtigen Bestandteile zerlegt war: in Kohlehydrate, Proteine, Minerale und Fett. Von diesem Moment an ist es unwesentlich, woher das Protein stammt. Wie sollte wohl Eiweiß (Protein) von einer Bohne den Körper in anderer Weise beeinflussen als Protein von einer Kuh?

Natürlich war das alles nicht beweisbar, außer den gesundheitlichen Auswirkungen der Enährung und der Übungen auf den Körper vielleicht. Aber auch das würde recht schwierig werden. Letzten Endes war die Makrobiotik eine Glaubenssache, und zwar eine, der ich wenig Glauben schenken konnte.

Aber wie sollte ich denn auch glauben? Meine Erfahrung und mein analytischer Verstand konnten nicht akzeptieren, daß diese Leute — von denen die meisten weder eine medizinische noch irgendeine andere wissenschaftliche Vorbildung hatten — eine Antwort haben könnten auf ein Problem, das die bedeutendsten wissenschaftlichen Institutionen und erst recht die brillantesten Köpfe des Staates verblüfft. Wir geben Milliarden von Dollars aus, setzen die besten Technologien der Welt ein, um das Problem des Krebses zu lösen und haben bis heute noch keine Antwort darauf gefunden. Wie konnte ich da glauben, daß diese jungen Leute — die meisten von ihnen waren jung genug, meine Kinder zu sein — mit ihrer altertümlichen Diät und der Idee von Yin und Yang das Problem „Krebs" lösen konnten?

Doch ich wußte, daß ich wieder zu den Waxmans essen gehen würde. Warum? Weil ich keine Alternative hatte. Das war für mich der stärkste, der eigentliche Grund. Ich hatte Stunden damit zugebracht, über meine verwirrenden Umstände und die vorhandenen Möglichkeiten, die mir noch blieben, nachzudenken, doch ich kam immer wieder zum gleichen Punkt zurück. Es gab keine andere Möglichkeit für mich. Ich wollte die übliche medizinische Behandlung, die ich jetzt erhielt, nicht aufgeben, war aber gezwungen, mich voll und ganz auf ein Wagnis einzulassen. Die Makrobiotik war das einzige, was mir jetzt noch geboten wurde.

Solange ich sie als eine Alternative ansah, brauchte ich sie nicht allzu ernst zu nehmen, da ich grundsätzlich kein Vertrauen in alternative Krebsbehandlungen hatte, weder in Philadelphia noch in Tijuana. Sie schienen mir alle gleich und rangierten unter „Quacksalberei". Aber wenn Du sterben mußt, bist Du in einer verzweifelten Lage. Deine Vorurteile und Dein Stolz werden zu einem Luxus, den Du Dir nicht länger leisten kannst. Ich sagte mir, daß ich mich auf dieses Wagnis voll und ganz einlassen wollte.

Dies sagte mir mein Verstand. Doch tief in mir war ein Gefühl, das die makrobiotische Auffassung faszinierend und sogar etwas sympathisch fand. Das war so weit weg, so fremd gegenüber allem bisher Vertrauten, daß ich neugierig wurde und beschloß, mich näher damit zu befassen.

So ging ich in diesem September jeden Abend zu Dennys und Judys Haus zum Abendessen. Wie wir es geplant hatten, machte Judy genug für mich, so daß ich auch am nächsten Tag beim Lunch davon essen konnte. Das Frühstück machte ich mir selbst aus Miso-Suppe und Haferbrei. Ich arbeitete jetzt wieder den ganzen Tag im Hospital. Jeden Tag nahm ich in meiner kleinen japanischen Lunchbox Naturreis und Gemüse mit zur Arbeit. Die Leute im Hospital schauten mich an mit einer Mischung aus Neugier und Mitleid. Etwas wie eine seltsame Enttäuschung war in ihrem Ausdruck, so, als wäre ich zur anderen Seite übergewechselt. „Er ist zu den Quacksalbern übergelaufen," werden viele von ihnen gedacht haben. Ich würde ebenso gedacht haben, wenn ein Kollege in todkrankem Zustand sich in die Makrobiotik geflüchtet hätte.

Meine Schmerzen waren immer noch so heftig wie eh und je.

Ich nahm jetzt Bromptons Mixtur und Percodan abwechselnd. Da ich Percodan weniger häufig nahm, vertrug mein Körper das Medikament und seine Nebenwirkungen besser. Außerdem hatte ich enorm an Gewicht zugenommen; eine Folge der Östrogene. Innerhalb einiger Wochen, nachdem ich die Behandlung begonnen hatte, stieg mein Gewicht von 63,5 kg auf 77 kg, vieles davon war Wasser. Ich schwoll an und meine Haut juckte fürchterlich. Zur Ablenkung stürzte ich mich in die Planung unseres Bauvorhabens und in die Makrobiotik.

Die Ernährung und die damit verbundene Philosophie wurden für mich tatsächlich so aufregend wie irgendein anderer Studiengang in meiner Vergangenheit. Ich wurde wieder Student am Tisch der Waxmans und befragte Denny gründlich über die gesundheitlichen Auswirkungen jeder Speise, die serviert wurde, sowie die Anwendbarkeit von Yin und Yang auf das Essen. Jeder schloß sich bei der Beantwortung meiner Fragen an und fragte seinerseits. Die Mahlzeiten wurden fast zur Studiensitzung in einer fremden Disziplin. Das wirkte wie eine Therapie auf mich und hob meine Stimmung beträchtlich.

Bald war mir der Geschmack des Essens vertraut, wenn auch nicht gerade erfreulich. Ich fand den Geschmack der Algen immer noch widerwärtig, aber ich hatte beschlossen, mich daran zu gewöhnen. Eines Abends kam mir die Idee, den verschiedenen Algen Namen zu geben in der Hoffnung, daß der Humor mir helfen würde, ihren Duft dadurch eher schätzen zu lernen. Auf diese Weise kam es zu Nora Nori, Katie Kombu, Wanda Wakame und Anna Arame. Alle an der Tafel fanden das lustig, besonders wenn ich ohne eine Miene zu verziehen jemanden bat: „Reich' mir mal Helen Hiziki, bitte."

Ich wurde ständig daran erinnert, wie wichtig es sei, mein Essen gut zu kauen. Früher hatte ich mich während des Essens unterhalten oder war in Eile wegen einer Verabredung. Ums Kauen hatte ich mich kaum gekümmert. Doch Denny betonte nun immer wieder, wie wichtig das Kauen für die Verdauung sei, und ich wurde regelmäßig ermahnt, jeden Bissen fünfzig bis hundertmal zu kauen. Ich hatte die Regel zu beachten: „Trinke

Dein Essen und kaue Deine Suppe."

Meine sieben Tischgenossen — Denny, Judy, Charles, Scott, Barbara, Jerry und Gazina — wurden immer mehr zu Freunden. Ich lernte von ihnen und gewann an Hoffnung, wenn ich ihnen zusah. Sie waren jung, und wichtiger noch, sie waren gesund. Hätte ich noch irgendwelche Bedenken gehabt im Hinblick auf dieses Essen, sie wären schnell verflogen gewesen. Einfach diese Leute nur anzusehen, jeden Tag — sie waren fit. Mehr noch, sie waren begeistert bei ihrer Sache. Sie glaubten unbedingt an die Makrobiotik. Schließlich glaubte jeder von ihnen, ohne den geringsten Zweifel, daß das Essen mich wiederherstellen würde. Wie wichtig allein dies ist, kann man nicht abschätzen. Ich war umgeben von einer Gruppe von Menschen, die fest daran glaubten, daß, wenn ich diese Ernährung beibehielte, ich vom Krebs geheilt würde. Sie zweifelten keinen Augenblick, und nach einer Weile — in meinen starken Momenten — fing ich an, es ebenfalls zu glauben.

Das war nicht immer leicht. Etwa zwei Wochen nachdem ich angefangen hatte, makrobiotisch zu leben, entwickelte ich Symptome von Erkältung oder Grippe. Ich gab Schleim von mir, hatte Schmerzen und manchmal etwas Fieber. Das schien mir eigenartig, da man die Grippe normalerweise zwischen Januar und März bekommt, aber nicht im September. Eines Abends beim Essen sagte ich Denny, daß ich mich unwohl fühle. Seine Reaktion überraschte mich.

„Gratuliere," sagte Denny. „Das ist ein gutes Zeichen. Sie sind dabei, den Krebs abzustoßen."

Waxman und andere Makrobioten behaupten, daß der Körper, wenn er wieder ins Gleichgewicht von Yin und Yang kommen würde, häufig Symptome von Erkältung oder Grippe hervorbrächte, um schneller und kraftvoller alle Giftstoffe abstoßen zu können, die sich im Laufe der Jahre angesammelt haben. Waxman nannte Grippe und Erkältung die „Krankheiten des Ausgleichs", mit der sich die Körpersysteme periodisch von Exzessen befreien würden. Er behauptete, daß solche Krankheiten für die Gesundheit wohltuend sein könnten.

Diese Haltung bestürzte mich und verstärkte meine Skepsis. Ich befürchtete, daß mein Leiden mich schwächer werden ließ. Außerdem machte mich der Gedanke betroffen, es könne das Essen schuld sein an der offensichtlichen, schnellen Schwächung meines Zustandes. Vielleicht untergrub das Essen den Widerstand meines Körpers, wähnte ich, und gestattet es dem Krebs, sich schneller auszubreiten. Wie konnte man seine Kräfte aufrechterhalten bei dieser Ernährung mit solcher Menge an Kohlehydraten und den geringen Anteilen an Fett und Eiweiß? In meinen dunklen Augenblicken fürchtete ich, das sei der Anfang vom Ende. Vielleicht brauchte ich ein Steak, um meine Kräfte aufrechtzuerhalten. Ich war versucht, Waxmans Dinner zu schwänzen, um mir ein Lendensteak zu genehmigen.

Schließlich ging ich zu Sheldon Lisker, um mich untersuchen zu lassen. Sheldon fand keine Veränderung in meinen Bluttests. Offensichtlich verschlechterte also die Ernährung meinen Zustand nicht. Vielleicht war es wirklich nur eine Erkältung; ich glaubte keine Minute an eine Reinigung des Körpers, wie Waxman meinte. Ich beschloß, die Erkältung durchzustehen. Es dauerte ein paar Tage, vielleicht eine Woche, bis sie verschwand. Danach fühlte ich mich etwas freier und auch etwas kräftiger. Ich wußte nicht warum und fragte auch nicht weiter danach.

Am 26. September, einem Dienstag, wachte ich wie gewöhnlich um halb sieben auf. Noch schläfrig, langte ich hinüber zum Nachttisch zu der Flasche mit Percodan. Es war ein Pawlow'scher Reflex. Plötzlich wurde ich von einer überwältigenden Empfindung erfaßt. Die Rückenschmerzen waren fort. Völlig verschwunden. Zuerst war ich skeptisch, stieg aus dem Bett und wanderte in meinem Apartment herum, in Gedanken den Rücken untersuchend. Es gab keinen Zweifel, der Schmerz war weg. Ich konnte es mir nicht erklären. Es war ein Wunder, aber wie kam es zustande? Warum? Nach fast zwei Jahren, in denen ich an übermäßigen Rückenschmerzen gelitten hatte, so daß nur noch große Dosen an narkotischen Mitteln den Schmerz hatten niederhalten können, war ich plötzlich frei von Schmerzen. Es war, wie von einer Zwangsjacke befreit zu sein. In einem Zustand von Ungläubigkeit ging ich unter die Dusche, zog mich an und eilte zur Arbeit. Von dort aus rief ich Denny Waxman an und erzählte ihm die Neuigkeit. Erst als ich mit Denny sprach, begann ich mich glücklich zu fühlen.

„Denny, glauben Sie wirklich, daß die Kost für diese Schmerzfreiheit verantwortlich gemacht werden kann?" fragte ich, fast erwartend, daß der Schmerz jede Minute wiederkommen könnte.

„Oh ja, Tony, es ist die Kost. Und es ist ein sehr wichtiges Zeichen. Sie machen es wunderbar," sagte Denny. Er schwieg einen Augenblick und sagte dann: „Tony, ich glaube, Sie sollten jetzt Michio Kushi kennenlernen."

*

An diesem Abend, beim Essen, ermunterte mich Denny, Michio Kushi sofort aufzusuchen, wenn möglich, gleich in der ersten Oktoberwoche. Ich sagte ihm, daß ich für die ersten Oktoberwochen eine Reise nach Italien geplant hätte und erst gegen Ende des Monats zurück wäre. Er drängte mich, die Reise abzusagen. Er sagte, daß von jeder Reise — wie lang oder kurz sie auch sein möge — in meinem Zustand abzuraten sei; ich wäre gezwungen, in Flugzeugen, Hotels und Restaurants zu essen, und dies würde bestimmt jeden Fortschritt, den ich in den letzten Wochen gemacht hätte, verderben. Obgleich ich noch immer nicht von der Makrobiotik überzeugt war — trotz der Tatsache, daß die Schmerzen in meinem Rücken auf mysteriöse Weise verschwunden waren — begriff ich, daß Denny recht hatte. Warum hatte ich mich mit der Makrobiotik überhaupt erst befaßt, wenn ich nicht bereit war, ihr eine wirkliche Chance einzuräumen? Ich gab meine Reise nach Rom auf.

Innerhalb von ein paar Tagen arrangierte Denny für mich einen Besuch bei Michio Kushi in seinem Heim in Boston. Vor dem Besuch bei Herrn Kushi mußte ich jedoch noch an einem Treffen für Krankenhaus-Helferinnen in Glen Cove, Long Island, teilnehmen. Ich war einige Jahre lang Berater für die American Hospital Association gewesen und wollte für die AHA bei diesem Meeting dabeisein. Ich kam in Glen Cove am frühen 6. Oktober an mit meinen Taschen gefüllt mit Reisbällchen; eine Aufmerksamkeit von Judy Waxman und Anhang. Die Reisbällchen bestanden aus Naturreis mit Nori umwickelt — einer Algenart, die in Blättern (ähnlich einem schwarzen Papierblatt) angeboten wird. Im Zentrum eines jeden Bällchens befand sich eine Salzpflaume, um den Reis frisch zu erhalten. Ich würde zwei Tage unterwegs sein und sollte in dieser Zeit nur die Reisbällchen essen. Um mich nicht hungern und womöglich bei der Kost schummeln zu lassen, hatte Judy Waxman mir einen ganzen Korb voll Reisbällchen gemacht und mich ermahnt, nichts anderes anzurühren, während ich fort war.

Kapitel 6

GEGEN MITTAG WURDE DIE SCHWESTERN-KONFERENZ unterbrochen, und ich ging mit einigen Frauen zu Tisch. Der Lunch bestand aus der üblichen Kost: Minuten-Steak, Instant-Kartoffeln, grüne Bohnen und Mohrrüben in Butter gebräunt. Das Dessert bestand aus gedeckter Apfeltorte und wurde mit Tee oder Kaffee serviert. Während die Schwestern sich über ihr Essen hermachten, legte ich zwei Reisbällchen auf meinen Teller, legte die Serviette auf meinen Schoß und begann zu essen. Nori-Algen sind tief-schwarz mit smaragdgrünem Schimmer, und als ich den Reisball aß — so, wie einen Apfel — bemerkte ich, wie die Schwestern mißtrauische Blicke auf mich warfen.

„Doktor, was essen Sie da?" wollte eine meiner Tischgenossinnen wissen.

„Das ist eine Reiskugel. Die schwarze, äußere Hülle ist aus Nori-Algen; im übrigen besteht die Kugel aus Naturreis, mit einer Salzpflaume in der Mitte. Die Pflaume heißt Umeboshi. Schmeckt recht gut, möchte jemand von Ihnen eine? Ich habe in meiner Tasche so viele, daß ich alle in Glen Cove damit versorgen könnte."

Die Schwestern am Tisch lehnten höflich ab, aber die Reiskugeln lösten sofort einen Schwall von Fragen aus. „Warum essen Sie solche Dinger?" fragte eine.

So erzählte ich ihnen also meine Geschichte: Daß ich Krebs haben würde; daß ich furchtbare Rückenschmerzen gehabt hätte; daß man mich dreimal operiert hatte, und ich jetzt kastriert sei; daß es kaum eine Chance für mich gäbe, länger als drei Jahre zu überleben; und daß ich mich der Makrobiotik zugewandt hätte in der Hoffnung, damit mein Leben retten zu können. Ich wisse, es sei nur eine vage Hoffnung, sagte ich, aber ich habe keine andere Alternative. Ich wäre ein klein wenig optimistisch, sagte ich und erzählte ihnen auch, daß die Rückenschmerzen auf geheimnisvolle Weise verschwunden wären.

Während ich meine Geschichte erzählte, schwand ihr Interesse an ihrem Essen immer mehr. Die übrige Lunchzeit sprachen wir über die makrobiotische Ernährung und ihre Philosophie. Später, als unser Meeting beendet war, kam eine der Schwestern, mit denen ich gegessen hatte, allein zu mir und sagte in aller Offenheit: „Ich habe in meinem ganzen Leben noch nie eine solche Geschichte gehört, Doktor."

Am frühen Nachmittag verließ ich das Meeting und machte mich auf den Weg zum La Guardia-Flughafen, wo ich den Pendelflug nach Boston nahm. Von dort fuhr ich mit dem Taxi zu Michio Kushis Haus in die nahegelegene Stadt Brookline. Während ich mich meinem Ziel näherte, dachte ich über Herrn Kushi nach.

Über Michio Kushi hatte ich an Waxmans Tisch schon eine Menge gehört. Unter den Makrobioten wurde er quasi als lebende Legende angesehen. Er war 1926 in Japan geboren und hatte an der Universität von Tokio einen akademischen Grad in internationalem Recht erworben. Wenig später unterwies ihn ein gewisser George Ohsawa, der Mann, von dem Waxman sagte, daß er die Makrobiotik aus der alten Literatur wiederentdeckt hätte. Im Jahre 1949 verließ Kushi Japan und kam nach Amerika, angeblich um Parlamentarismus und Recht an der Columbia-Universität in New York zu studieren. Bald begann er Makrobiotik zu lehren als den fundamentalen Weg zur Erreichung von Gesundheit und Weltfrieden. In den frühen fünfziger Jahren entdeckte er den Zusammenhang zwischen der amerikanischen

Ernährung und Krebs sowie anderen degenerativen Leiden. Doch er hatte Schwierigkeiten, in den Vereinigten Staaten naturgemäße Lebensmittel zu finden; deshalb eröffnete er ein kleines Naturkostgeschäft im Kellergeschoß. Viele der Lebensmittel, die er verkaufte, wurden ihm aus Japan zugeschickt. Seine Frau Aveline nannte das Geschäft Erewhon, nach dem Roman von Samuel Butler, einem bevorzugten Schriftsteller von George Ohsawa. Im Jahre 1978 setzte Erewhon mehr als 13 Millionen Dollar um und war somit einer der führenden Händler und Erzeuger von Naturprodukten in der gesamten Nation. Während dieser Jahre hatte Kushi die East West Foundation gegründet, eine gemeinnützige Bildungseinrichtung für Makrobiotik und für die Verbesserung der Verständigung zwischen Ost und West, sowie das *East West Journal,* ein nationales Monats-Magazin mit einer Auflage von mehr als 50 000 Exemplaren; außerdem einige makrobiotische Naturkost-Restaurants, so auch das Seventh Inn in der Altstadt von Boston. Im Laufe der Jahre wurden Aveline und ihm fünf Kinder geboren.

Nach den Leuten, die bei Waxmans verkehrten, besaß Kushi gründliche Kenntnisse der östlichen Medizin. Es wurde angedeutet, daß er eine Art Medium sei und in der Lage wäre, den Gesundheitszustand einer Person mit einem Blick festzustellen. Denny war in den letzten zehn Jahren Kushis Schüler gewesen, und mir war versichert worden, daß es auf der ganzen Welt viele Tausende von seinen Schülern gäbe.

Er hatte einige Bücher über die traditionelle östliche Medizin geschrieben, darunter *Book of Macrobiotics: The Universal Way of Health and Happiness; The Book of DO-IN: Exercise for Physical and Spiritual Development* sowie *Natural Healing through Marcobiotics.** Es gab außerdem noch einige kleinere Werke und eine vierteljährliche Publikation seiner Vorträge unter dem Titel *Order of the Universe.* Alles in allem hatte er sich so ein kleines Imperium geschaffen.

* *Das Buch der Makrobiotik, DO-IN-Buch, Natürliche Heilung mit Makrobiotik.* Alle in deutsch erschienen im Verlag Ost West Bund e.V., Rehlingen.

Ich hatte ein paar seiner Bücher gekauft und sie überflogen. Ich war nicht beeindruckt. Es schien mir, als enthielten sie die wildesten Behauptungen ohne den geringsten Anteil an wissenschaftlichen Beweisen, die sie untermauern könnten. Außerdem bildeten seine Ideen eine Art mystischen Ring um sie, und viele seiner Lehren schienen auf alten Traditionen und Weltanschauungen zu basieren.

Doch ich war begierig, den Mann zu sehen, welcher der führende Lehrer in der Makrobiotik war. Für mich war es die Probe, die den Ausschlag geben würde. Vieles in der Makrobiotik ging auf Michio Kushi zurück, und sollte er sich als nicht wahrhaftig herausstellen, so müßte ich mit der Diät aufhören.

Das Taxi kurvte durch die Staßen von Brookline, und schließlich erreichten wir das Haus. Ich war verblüfft. Das war nicht einfach ein Haus, das war ein Tudor-Herrenhaus aus dunkelbraunen Ziegeln, mit einem steineren Säulengang vor der Eingangstür und einem Söller, der sich über der Front des Hauses erhob. Das Taxi fuhr in die Auffahrt und stoppte unter dem Portikus. Ich stieg aus, zahlte den Taxifahrer und ging die Treppenstufen hinauf zum Eingang.

Später erfuhr ich, daß die Kushis das Haus in der Absicht gekauft hatten, daraus eine Schule für Makrobiotik zu machen, aber die Nachbarn zeigten sich dieser Maßnahme gegenüber abgeneigt und das genügte, die Kushis zu stoppen. Michio und Aveline beschlossen stattdessen, in dem Haus wohnen zu bleiben, um viele ihrer Schüler mit Wohnung und Kost versorgen zu können. Doch als ich dort an der Tür stand und klingelte, an diesem Oktobernachmittag, wußte ich von all dem nichts. Als ich dort stand und in das Glasfenster schaute, wurde mir ängstlich zumute bei dem Gedanken, wie es mir nur hatte einfallen können, hierher zu kommen. Mir ging der Gedanke durch den Kopf, Michio Kushi müßte der Henry Ford der Naturkost sein. Diese Vorstellung wollte mir gar nicht gefallen.

Eine junge Frau kam an die Tür und ließ mich eintreten. Ich zog meine Schuhe aus, stellte sie neben die anderen in der Nähe der Tür und betrat ein großes Foyer. Rechts war eine breite, hölzerne Treppe. Rechts von ihr in einiger Entfernung befanden sich zwei Vorräume. In der langen Wand auf der linken Seite waren zwei Türen in weitem Abstand voneinander, die sich zu einem Gesellschaftsraum und einer angrenzenden Bibliothek hin öffneten. Ich ging in die Bibliothek und sah Denny Waxman und einen anderen jungen Mann, der sich als Michael Rossoff vorstellte. Rossoff war der Direktor der East West Foundation Washington, D.C. Er war etwa zweiunddreißig Jahre alt, schlank, hatte verschlossene Gesichtszüge und trug einen Schnurrbart. Wir drei setzten uns auf eine Couch und redeten ein paar Minuten belangloses Zeug. Währenddessen musterte ich den Gesellschaftsraum und die Bibliothek, um Einblick in Michio Kushis Charakter zu bekommen.

Die Wände der großen Räume waren gebrochen weiß und mit dunklem Mahagoni verkleidet. Es gab Werke östlicher Kunst und andere westlicher Herkunft — alle sehr geschmackvoll, und es schienen Originale zu sein. Die westlichen Gemälde stellten Naturszenerien in farbiger Ölmalerei dar. Ferner hingen dort einige japanische Bilder in Wasserfarben und ein langer schmaler Wandbehang, auf den nur große östliche Schriftzeichen gemalt waren. Zwei Wände der Bibliothek waren bedeckt mit Bücherreihen in englisch, französisch und — wie ich vermutete — japanisch. Die englischen Titel reichten von klassischer Literatur über Wissenschaft bis zu Religion und Metaphysik. Zwei orientalische Teppichbrücken erstreckten sich quer durch Bibliothek und Gesellschaftsraum.

In der Wand am äußersten Ende des Gesellschaftsraumes gab es einen offenen Kamin, vor dem ein Ofen stand, den man mit Holz heizte. Der Ofen wirkte völlig unpassend in einem solchen Haus. Rechts vom Kamin befand sich etwas, das ich für das größte und schönste Puppenhaus hielt, das ich je gesehen hatte. Ich stand auf, um es betrachten zu können. Auf den ersten Blick erschien es einfach und zierlich, doch bei näherem Hinsehen erkannte ich, daß es voller komplizierter Details und von erlesener handwerklicher Machart war. Das Puppenhaus war eine Burg aus gelbem Holz mit einem reichverzierten Dach aus schindelartig angeordneten roten Flachziegeln. Es stand auf einem Tisch und war von seiner Basis bis zum höchsten Punkt etwa einen Meter bis einsfünfzehn hoch. Zwei Wimpel hingen von kleinen hölzernen Pfeilen herab, die nahe der goldenen Vordertür der Burg standen, und davor standen zwei kleine Reisschüsseln. Überall waren die Farben rot, silber und gold verwendet worden.

„Was ist das?" fragte ich Denny.

„Das ist Michios und Avelines Schrein für ihre Vorfahren," sagte Denny.

Ich schaute noch einmal zur Burg hin — sie war wunderbar.

In einem anderen Raum, jenseits der Bibliothek, hörte ich jugendliche Stimmen sprechen.

Inzwischen redeten Michael und Denny miteinander, während ich versuchte, das, was ich gesehen hatte, zu bewerten. Dies war ein Mann, der sehr erfolgreich war; er hatte einen guten Kunstgeschmack, war literarisch, wissenschaftlich und religiös gebildet, huldigte seinen Vorfahren und war auf seine Heizkosten bedacht. Oder war er nur besorgt, Öl zu sparen?

Plötzlich trat durch die weiter entfernte Tür, die sich zur Bibliothek hin öffnete, Michio Kushi ein. Er war noch drei Meter von uns entfernt, als er sagte: „Hallo. Hallo. Wie geht es Ihnen?" Dann wandte er sich an mich, lächelte und schüttelte mir die Hand. „Ich bin sehr erfreut, Sie kennenzulernen, Dr. Sattilaro."

„Ich bin erfreut, Sie kennenzulernen, Herr Kushi," sagte ich.

„Bitte sagen Sie Michio. Niemand nennt mich Herr Kushi," sagte er.

Er wies auf den kleinen Alkoven außerhalb der Bibliothek. Der Alkoven war umschlossen von Glastüren, die mit langen, weißen Vorhängen drapiert waren und nun von der Vier-Uhr-Sonne beschienen wurden.

„Bitte", sagte Michio. „Setzen wir uns hier hin."

Wir betraten alle den Alkoven, setzten uns und redeten. Nun konnte ich ihn mir näher ansehen. Als er den Raum betreten hatte, war mir aufgefallen, daß er für einen Japaner recht groß war. Er war etwa einsfünfundsiebzig und hatte einen schmalen, drahtigen Körperbau. Sein Haar war schwarz-glänzend, streng nach hinten gekämmt und gab eine vorspringende, nach hinten geneigte Stirn frei. Er hatte kleine, sanfte Augen, eine flache, breite Nase und einen kleinen Mund. Seine großen, fleischigen Ohren standen ein wenig vom Kopf ab. Er trug einen dreiteiligen, dunkelblauen Anzug, ein weißes Hemd und einen Schlips mit einem silberfarbigen Marinemotiv darauf. Er sprach mit einem für Japaner typischen Akzent, meinen Namen sprach er „Sattiraro" aus, und er schien erfreut, als ich ihn bat, mich Tony zu nennen. Es lag etwas Spielerisches in seiner Art, und er lächelte und lachte häufig. Sein Blick war so sanft, daß ich nicht entscheiden konnte, ob eine tiefe Traurigkeit darin lag, oder ein Glück, das dem Entzücken nahe kommt. Schließlich bat er mich, meine Krankheit zu beschreiben. Während ich das tat, beobachtete er mich aufmerksam.

Als ich mit der Beschreibung der medizinischen Einzelheiten geendet hatte, nahm er an mir die gleiche Untersuchung vor wie Waxman einen Monat zuvor. Er schaute mir in die Augen, prüfte vorsichtig mein Gesicht und inspizierte die Arme und die Hände. Er bat mich, die Socken auszuziehen, um sich meine Füße sorgfältig anzusehen. Waxman und Rossoff schauten beide interessiert zu.

Ich fühlte mich diesen Menschen völlig anheim gegeben. Beängstigung stieg in mir auf. Ich war gewohnt, solchen Situationen folgen zu können. Wenn mein Arzt eine Untersuchung vornahm, war ich mit allem, was er tat, vertraut; ich wußte, was er suchte, und was er möglicherweise finden würde. Doch als Kushi seine östliche Diagnose bei mir vornahm, war ich völlig im dunklen über seine Methode, und was er sagen würde, nachdem er sich eine Meinung gebildet hatte. Wieder einmal wurde ich daran erinnert, was ein Patient fühlt, wenn der Arzt ihn untersucht.

Doch Kushi hatte eine sehr beruhigende Art. Offensichtlich hatte er großes Vertrauen zu seiner Methode, und es schien, daß er wußte, wonach er forschte. Einige Stellen an meinem Körper, die besonders empfindlich schienen, unterzog er einer gründlichen Prüfung. Während er das tat, brummte er einige Male ganz tief vor sich hin. Am Schluß schaute er mir wieder ins Gesicht, diesmal wie von weit her.

„Es ist nicht so schlimm," sagte er lächelnd und nickte beruhigend mit dem Kopf. „Alles wird gut. Folgen Sie der Standard-Diät, aber allen Fisch — weg! Alle Mehlprodukte — weg! Alles Obst, alles Öl — weg! Sie sollten keine synthetischen Stoffe auf der Haut tragen. Nur Baumwollkleidung, bitte. Richten Sie sich danach, und in sechs Monaten vielleicht wird alles in Ordnung sein. Wirklich. Kein ernsthaftes Problem, okay?" Er sah mich mit einem warmen Lächeln an. Wir vier setzten uns wieder.

„Haben Sie je einen Menschen gesehen, bei dem diese Art von Krebs geheilt worden ist?" fragte ich ihn.

„Ja, viele Leute mit Krebs sind durch die Makrobiotik wieder gesund geworden," sagte er. „Nicht nur Krebs, auch viele andere Krankheiten. Viele, genauso wie Sie, kommen zu mir, wenn sie alles andere erfolglos versucht haben. Die Makrobiotik ist ihre letzte Zuflucht. Viele tausend Menschen führen ein glücklicheres, gesünderes Leben durch die makrobiotische Lebensweise. Die Makrobiotik hat sich über die gesamten Vereinigten Staaten verbreitet, sowie über Kanada, Mexiko, Südamerika, Europa und Japan. Es gibt jetzt sogar makrobiotische Gemeinschaften in Indien und Australien."

„Ich habe die Krankengeschichten gelesen. Es ist so schade um Ruth Schaefer."

„Ja," sagte Michio. „Das tut mir sehr leid."

Eine junge Frau trat ein. „Könntest Du uns etwas Tee bringen?" fragte Michio. Nach kurzer Zeit kam das Mädchen zurück mit vier Tassen Banchatee. Während wir den heißen Tee schlürften, unterhielten wir uns. Michio schien ebenso neugierig auf mich zu sein, wie ich auf ihn. Ich stellte einige höfliche Fragen und hörte aufmerksam zu. Seine Art zu reden und sein Benehmen waren einfach und direkt. Ich hatte erwartet, einen Menschen zu treffen, der genau das Gegenteil von dem war, der mir nun gegenübersaß. Tatsächlich war ich nicht sicher, was ich erwartet hatte, aber in skeptischen Augenblicken hatte ich die Vorstellung von jemandem in der Art eines Gebrauchtwarenhändlers, der einen schnellen Verkauf machen will. Michio Kushi war das nicht; er war vertrauenswürdig, unverfälscht, sogar bescheiden. Diese Eigenschaften, zusammen mit der Tatsache, daß er offensichtlich erfolgreich war, verliehen einem andererseits unglaubwürdigen Anspruch Glaubwürdigkeit. Mir blieb jetzt nur noch, mich selbst zu überzeugen, daß diese Leute nicht unglaublich naiv oder fehlgeleitet waren und in einem wohlklingenden Wahn lebten.

Bald bestellte jemand ein Taxi für mich. Denny sagte, er wolle mich zu meinem Hotel begleiten. Als das Taxi kam, begleitete mich Michio zur Tür.

„Haben Sie keine Sorge," sagte er. „Ihre Mutter ist sehr stark. Sie hat Ihnen eine starke Konstitution mitgegeben."

Ich dankte ihm. Denny und ich gingen. Als wir zum Hotel fuhren, fragte ich Denny, ob er jemals zu Kushi über meine Eltern gesprochen hätte. Nein, sagte Denny, das hätte er nicht.

In dieser Nacht dachte ich in meinem Hotelzimmer über Michio Kushi nach. Ich wußte nicht, ob er recht hatte, was meine Kondition betraf, aber ich fühlte, daß in diesem Mann Substanz und Kraft waren. Ich hoffte, daß alle diese Leute davon etwas hatten, aber etwas in meinem Denken lehnte es ab, daran zu glauben.

Kurz bevor ich in dieser Nacht einschlief, rief ich mir Michios Bemerkung noch einmal zurück: „Ihre Mutter ist sehr stark." Ich fragte mich, woher er das wußte.

*

Ein paar Tage später kehrte ich nach Philadelphia zurück. Denny lud mich ein, am Makrobiotik-Unterricht teilzunehmen, den er in der East West Foundation leitete. Diese war damals im zweiten Stock des „Essene Natural Food Store" in der South Street untergebracht. Der Unterricht fand Freitag abends statt;

ihm voraus ging ein Abendessen, zu dem viele Gäste geladen waren. An diesem Freitagabend also nahm ich zum erstenmal am makrobiotischen Unterricht teil.

Der zweite Stock im Essene ist recht klein für einen Unterrichtsraum, vielleicht neun mal viereinhalb Meter. Es gab dort einige Bänke und Stühle entlang der Wände, aber die meisten Schüler saßen auf dem Boden. An der Kopfseite des Raumes stand eine transportable Tafel dicht vor den großen Fenstern, die auf die South Street hinausschauten. Das Essen, das wie bei einem Buffet in großen Schüsseln serviert wurde, bestand aus Naturreis, Azuki-Bohnen, Mohrrübenstückchen in Hiziki-Algen und grünem Blattgemüse, angemacht mit einer Sauce aus Umeboshi-Pflaumen, Wasser und Schalotten. Das Dessert bestand aus Obst-Kanten; das ist ein Gelee aus Obst und Obstsaft, angedickt mit Agar-Agar, das aus pulverisierten Algen besteht. Ich ließ das Dessert aus, aß dafür aber zuviel von den anderen Speisen.

Dies ist aus makrobiotischer Sicht ein Fehler. Doch ich wich nie von der mir von Michio Kushi und Denny Waxman verordneten Diät ab; manchmal aß ich zuviel, besonders wenn ich einen Heißhunger auf etwas hatte. Ich aß fast nie ein makrobiotisches Dessert; wenn ich begierig war auf Süßes, dann aß ich öfter Butternuß*- oder Eichelmus, was ich einerseits köstlich fand oder — nachdem ich genug davon gegessen hatte — einfach sättigend.

Die Klasse bestand aus fünfzehn bis zwanzig Leuten. Die meisten von ihnen waren jung, doch einige von den Schülern waren in meiner Altersgruppe. Außer den Leuten aus Waxmans Haus kannte ich niemanden in diesem Kursus.

Bald erschien Denny und wartete im Hintergrund des Klassenraumes, während die Schüler ihr Essen beendeten. Nachdem das Essen beendet und alles fortgeräumt war, ging er an die Kopfseite des Raumes und stellte sich neben die Tafel. Unter dem Arm hielt er *Das Buch der Makrobiotik* von Michio Kushi. Er kniete nieder auf den Boden und legte das Buch neben sich,

---

* eine amerikanische Walnußart A.d.Ü.

dann blieb er für ein paar Minuten sitzen, bis alle ihre Plätze eingenommen hatten. Ich beobachtete ihn, während er da saß und wartete. Es war eine seltsame Unvereinbarkeit in seiner Erscheinung, die ihn schüchtern und selbstbewußt zugleich erscheinen ließ. Äußerlich erschien er immer freundlich, dennoch spürte man seine Reserviertheit.

„Bevor wir unsere heutige Stunde beginnen," sagte Denny, „laßt uns unsere Schwingungen harmonisieren, indem wir den Ton „su" singen. Wir singen dreimal das „su"."

Dann bat er alle, aufrecht zu sitzen und tief einzuatmen. „Nun, streckt die Arme gerade nach oben über den Kopf, schaut nach oben an die Decke, schaut geradeaus, und nun nehmt die Arme wieder herunter zu beiden Seiten des Körpers. Legt Eure Hände in den Schoß. Entspannen. Das gleiche noch einmal: Arme gerade nach oben, schaut nach oben, schaut nach vorne, Arme wieder zurück an die Seiten des Körpers, und legt die Hände in den Schoß. Nochmal, das gleiche noch einmal, bitte ...

„Gut! Nun aufrecht sitzen, legt die Hände in den Schoß, Handfläche nach oben, die rechte Hand unter die linke, die Daumen berühren sich leicht. Schließt die Augen und atmet tief ein. Tief einatmen ... ausatmen ... einatmen ... ausatmen ... einatmen ... ausatmen... Und nun wollen wir beim Ausatmen den Ton „su" dreimal singen. Einatmen...

„Sssssuuuuuuuu..."

Als das Singen begann, mußte ich einfach die Augen öffnen und um mich schauen. Alle hatten ausdruckslose Mienen. Der ganze Raum schien in Trance versunken. Mir war der Gregorianische Gesang vertraut, und ich hatte erkannt, daß er eine spirituelle Grundlage für den Kirchengesang ist, im wesentlichen also nichts anderes als eine andere Form des Gruppengebetes. Jedoch schien mir Kirchengesang immer fremdartig und irgendwie mystisch, und ich fürchtete, daß ich wohl nie in die verborgenen, dunkleren Regionen der Makrobiotik würde eindringen können. War dies eine Art fremde Religion oder Kult? War das Singen der erste Schritt hin zum doktrinären Gruppendenken? Ich fühlte mich zutiefst unbehaglich und mußte den heftigen Impuls unterdrücken, den Raum zu verlassen.

Schließlich beendeten alle das Singen, und für einige Minuten war Stille. Denny durchbrach die Ruhe, indem er mit sanfter Stimme sagte: „Wir bleiben noch eine Minute still sitzen und öffnen dann die Augen." Nach einer kleinen Weile öffneten die Schüler ihre Augen und bewegten sich. Der Raum füllte sich wieder mit Leben, und Denny stand auf und begann den Unterricht.

An diesem Abend sprach Denny von Yin und Yang, dem fundamentalen Prinzip der Makrobiotik. In jeder Beziehung seien Yin und Yang die beiden Urkräfte, die das Universum erhielten; jedes von ihnen habe spezifische Charakteristika, die einander ergänzten und zugleich beide zu Gegensätzen machten. Yin sei das Prinzip der Expansion, der Ausdehnung, der Zerstreuung, der Trennung, der Absonderung, während Yang für Kontraktion, Zusammenziehung, für Verschmelzung und Integration stünde. Yin und Yang seien polare Gegensätze, und zögen deshalb beständig einander an und bildeten so erst eine Einheit in einer unendlichen Anzahl von Formen. Das verströmende Yin, die Expansion, zöge ständig das ihm entsprechende Yang, die Kontraktion, nach sich, um einen ausgeglichenen Zustand, eben Harmonie, herzustellen. Nach makrobiotischer Ansicht sucht das Universum ständig harmonischen Ausgleich zwischen den beiden Kräften zu schaffen. Daher, wann immer etwas heiß sei, oder yang, würde es schließlich zu seinem ergänzenden Gegenteil, dem Kalten oder Yin, streben, um eine mittlere Temperatur zu erreichen, die den ausgleichenden Zustand (die Balance) und damit die Ruhelage wiederherstellt. Der Tag werde zur Nacht und umgekehrt; die Jahreszeiten schritten fort in einem Kreis von Yin und Yang — vom Winter, der yin sei, zum Sommer, der yang sei. Was hoch sei, werde niedrig werden, und was niedrig sei, werde hoch. Diese Polarität der Gegensätze sei weiterhin zu beobachten in der Unterschiedlichkeit und der Anziehungskraft von männlich und weiblich, Nord und Süd, Ost und West, plus und minus. Diese Anziehungskraft der Gegensätze bewirke die Bewegung, welche wiederum die Wandlung aller Zustände zur Folge habe; Yin und Yang herrschen somit über alle Veränderungen im physikalischen Universum. Der Makrobiotik zufolge können Yin und Yang durch Beobachten erkannt werden, man könne sie studieren, und daher sei die Wandlung vorhersagbar.

Yin und Yang seien für den Lauf der Planeten ebenso relevant, sagte Denny, wie für das Essen, welches wir zu uns nehmen. An diesem Punkt leitete er über zu einer Erörterung vom Yin und Yang des Essens.

Alle Speise habe Yin- und Yang-Einfluß auf den Körper, sagte er. Das bedeute, daß eine Speise Zusammenziehung, also Spannung, bewirke, während eine andere Ausdehnung und im Extremfall Lethargie und Auflösung hervorrufe. Nahrung könne nach einem Spektrum von Yin nach Yang beurteilt werden, je nachdem, welche Wirkung die jeweilige Speise auf den Körper habe. Am äußersten Yin-Ende des Spektrums stehen Drogen, Alkohol, raffinierter Zucker und bestimmte Milchprodukte. Am Yang-Ende des Spektrums stehen Salz, Eier, Fleisch und fettreiche Hartkäsesorten.

Der Lebensstil könne ebenfalls unter dem Aspekt von Yin und Yang betrachtet werden. Ein mehr passiver, inaktiver Lebensstil werde als mehr yin betrachtet, während ein körperlich aktiver, aggressiver Lebensstil mehr yang sei. Ganz allgemein gälte: Yang-Eigenschaften seien relativ aggressiver, härter, kleiner, knapper und mehr physisch orientiert, während Yin-Eigenschaften relativ mehr passiv, weicher, breiter, höher und mehr geistig orientiert seien. Die gesünderen Lebensweisen sind nach makrobiotischer Auffassung jene, die eine Balance halten zwischen geistiger und körperlicher Aktivität. Dieser Ausgleich zwischen Yin und Yang sei wesentlich für eine gesunde, stabile Kondition.

Denny fuhr fort, indem er den makrobiotischen Ansatz zum Krebs diskutierte. Er wiederholte sehr ausführlich die gleiche Erklärung, die er mir einige Wochen zuvor gegeben hatte, woher Krebs und andere Krankheiten sich herleiteten. Es war wiederum im wesentlichen der gleiche Gedanke, daß Krankheiten aus der Akkumulation einer großen Menge von schädlicher Nahrung entstünden. Im Fall von Krebs setze sich diese Anhäufung fort, bis der Körper beginne, das Übermaß an verschiedenen Stellen anzusammeln, an denen sich dadurch ein Tumor bilden würde. Die Krebs-Art und jene Stellen, an denen er auftritt, hingen von der Kost ab, die wir essen. Krebs werde deshalb als eine extreme Unausgeglichenheit zwischen Yin und Yang betrachtet. Indes, während der Allgemeinzustand durch eine bestimmte Gruppe von Lebensmitteln hervorgerufen werden könne, sei es gerade der Gegentyp an Lebensmitteln, der das Wachsen des Krebses auslöse, stellte Denny fest. So geschähe es, wenn die toxischen Bedingungen im Körper durch die Vorherrschaft von überwiegend Yang-Nahrung hervorgerufen werden, daß die geringere Menge von Yin die Krankheit auslöse. Das gleiche träte ein bei einem überwiegend durch Yin bedingten toxischen Zustand; dann sei es der Yang-Vertreter, der den Krebs in Gang bringe. Jeder Dynamitstab brauche einen Funken, der ihn zündet. So arbeiten auch Yin und Yang. Krebs mache da keine Ausnahme.

Denny erklärte, daß im allgemeinen ein Krebs, der durch Yin-Faktoren entstehe, sich häufig an der Körperperipherie zeige, so wie beim Hautkrebs, sowie in den hohlen, ausgedehnten Organen. Krebs, der durch Yang-Nahrung hervorgerufen werde, finde sich häufiger in den tiefer liegenden, festen Organen des Körpers.

Um beide Krebstypen behandeln zu können, müsse der Körper wieder in einen ausgeglichenen Zustand zurückgeführt werden, fuhr er fort. Vollgetreide habe einen ausgewogenen Yin- und Yang-Anteil. Gemüse befinde sich ebenfalls etwa in der Mitte des Spektrums, tendiere jedoch leicht nach Yin. Ißt man eine Kost aus überwiegend Vollgetreide und Gemüse, verjüngt dies den Organismus nach makrobiotischer Sicht auf verschiedene Weise: Wiederherstellung eines ausgewogenen Zustandes, Aussonderung der schädlichen Bestandteile wie Fett, Cholesterin, künstliche Stoffe und raffinierte, leere Kalorien; sowie die Wiederherstellung der körperlichen Widerstandskraft, so daß der Organismus sich von Giften befreien könne.

Daher beginne sich, entsprechend der makrobiotischen Behauptung, der Prozeß der Akkumulation (Ansammlung) allmählich von selbst umzukehren. Das Blut und die Lymphe transportierten nicht mehr täglich die schädlichen Bestandteile zu den Organen, sondern seien jetzt frei, um die Gifte *aus* dem Körper herauszuschaffen. Und die Organe seien nicht länger überlastet durch täglich neu ankommenden giftigen Müll. Da die Überlastung langsam zu schwinden beginne, erfahre der Körper eine sich steigernde Vitalität und beginne, sich selbst vom Krebs zu reinigen. Um den Vorgang zu beschleunigen, sei körperliche Aktivität notwendig. Der Betreffende solle nach einer Betätigung suchen, die er oder sie bequem ausführen könne, um sie täglich durchzuführen, empfahl Denny. Nach einigen Monaten, vielleicht einem Jahr, sei der Krebs unter Kontrolle und werde schließlich vom System ausgeschieden.

Hier unterbrach ich ihn, um eine Frage zu stellen: „Sie behaupten, daß, wenn ich fortfahre mit dieser Ernährung, mein Körper den Krebs ganz von selbst ausscheiden wird?"

„Ihr Körper tut das natürlich nicht allein," sagte er. „Es ist die Gesamtheit vieler Faktoren, die zusammen arbeiten. Das Essen bringt die Kondition wieder in die Balance zwischen Yin und Yang und stärkt sie körperlich. Bewegung und eine positive Haltung sind für den Kranken ebenfalls sehr wichtig, um zu genesen."

„Wie kommen Sie zu der Idee, daß Vollgetreide im Gleichgewicht ist zwischen Yin und Yang?" fragte ich.

Dennys Antwort war ebenso mysteriös wie die Frage. Er argumentierte, daß wenn jemand alle Lebensmittel in Yin und Yang aufteilen wollte, wir sehr schnell erfahren würden, daß Tiere mehr yang seien und Gemüse mehr yin. Tiere seien aktiver, dynamischer, schwerer und kompakter als Pflanzen. Gemüse andererseits sei expansiv, unbeweglich, leichter und zerbrechlicher. Getreidekörner seien das dichteste, härteste und schließlich sprödeste Lebensmittel innerhalb des gesamten Pflanzenreichs. Sie seien mehr yang als jedes andere Gemüse, jedoch mehr yin als tierische Nahrung. Daher, sagte er, seien sie im Spektrum mehr zur Mitte hin angesiedelt.

Doch es gebe noch andere Gründe, warum Vollgetreide als das Hauptnahrungsmittel für alle Menschen angesehen werde, sagte er. Einen erhellenden Hinweis, wie wir essen sollten, sagte Denny, bekämen wir, wenn wir unsere Zähne untersuchten.

Die Menschheit habe sich durch natürliche Auslese entwickelt, sagte Denny, so daß die Zähne ihrer Anordnung nach das Beste darstellten, um auf diesem Planeten bis auf den heutigen Tag zu überleben. Wir haben zweiunddreißig Zähne: Zwanzig Backen- und vordere Backenzähne, acht Schneidezähne und vier Eckzähne. Die Backen- und vorderen Backenzähne seien am besten zum Mahlen geeignet, nicht zum Reißen. Getreide sei eine Speise, die gemahlen werden müsse. „Es ist sehr schwer, Fleisch damit richtig zu kauen, ich bin sicher, daß dies jeder schon an sich selber festgestellt hat," sagte Denny. Der zweite Zahntyp seien die Schneidezähne, mit denen wir Gemüse abbeißen und zerkleinern. Die kleinste Anzahl bildeten die Eckzähne, die denen der fleischfressenden Tiere ähnlich seien. Sie würden zum Zerkleinern von tierischer Nahrung gebraucht. Das Verhältnis von Mahlzähnen zu Schneide- und Reißzähnen sei 5 : 2 : 1. Dies bedeute zwangsläufig, daß unser Hauptnahrungsmittel Getreide sein solle, das zweite also Gemüse, das dritte demnach tierisches Essen. Er führte weiter aus, daß wenn man Getreide und Gemüse zusammennähme, sich ein Verhältnis von 7 : 1 ergäbe; unsere Ernährung solle also aus sieben Teilen Pflanzennahrung und einem Teil tierischer Kost bestehen.

Daß Getreide und Gemüse für die menschliche Ernährung am besten geeignet seien, beweise die körperliche Reaktion darauf: Die Verdauung sei geschmeidig, und Darmprobleme könnten bald reguliert werden, wenn wir mehr faserige Lebensmittel essen wie etwa Vollgetreide und frisches Gemüse.

Jetzt ging Denny noch weiter auf das Verhältnis 7 : 1 ein. Wenn der Mensch erwachsen sei, brauche er weniger Kalorien für Muskel- und Knochenbildung als für Energie; der größte Teil werde in Energie umgesetzt. Die Makrobiotik behauptet, daß der Anteil Nahrung für Energie gegenüber dem Anteil Nahrung für das Körpergewebe etwa 7 : 1 betrage. Kohlehydrate würden vom Körper in Kalorien für den Energiehaushalt umgewandelt. Proteine und teilweise Fett würden für den Körperaufbau verwendet. Daher sei die für unseren Organismus am besten geeignete Nahrung jene, die aus sieben Teilen Kohlehydrate und einem Teil Eiweiß und Fett besteht. Das einzige Lebensmittel, das dieses Verhältnis am besten repräsentiere, sei der Reis, besonders der unpolierte Naturreis. Es sei klar, daß wir nicht nur Naturreis essen können, sagte Denny, deshalb betrachteten wir den Reis als Hauptnahrung und ergänzten ihn mit frischem Gemüse, Bohnen, Algen und verschiedenen fermentierten Produkten wie Miso, Tamari, Shoyu, Tempeh und anderen.

Er nannte noch andere Gründe, warum Getreide das am besten geeignete Nahrungsmittel für die heutige Menschheit sei, nicht zuletzt, weil es auch eine Antwort sei auf das weltweite Hungerproblem. Durch Umstellung auf eine getreideorientierte Nahrung könnten wir die ganze Welt ernähren, behauptete er. „Getreide wächst nahezu überall, es ist die Hauptnahrung in fast allen früheren Zivilisationen gewesen. Und es ist auch heute noch die Hauptnahrung für die meisten Menschen auf der Welt." Abgesehen von allen Überlegungen, die die Gesundheit beträfen, müßten wir in Betracht ziehen, daß überall in der Welt die Menschen hungern, während wir einen großen Teil unserer Getreideernte an unseren Viehbestand verfüttern würden. Der einzige Weg, den Hunger in der Welt abzuwenden, sei eine Umstellung der Ernährung von der Fleischkost auf eine, die auf Getreide und Gemüse basiert.

„In jeder Hinsicht — was die Gesundheit des einzelnen betrifft, bis hin zum Heil der ganzen Welt — ist die typische amerikanische Ernährung völlig verfehlt, sie ist nicht im Gleichgewicht der kosmischen Ordnung," sagte Denny.

Damit endete der Unterricht und ich ging.

Als ich vom Essene zu meinem Auto ging, fühlte ich wieder den Aufruhr in mir, der stets durch die intellektuelle Auseinandersetzung mit der Makrobiotik hervorgerufen wurde. Mein erster Impuls war, die ganze Sache an diesem Abend aufzugeben.

Das alles erschien mir widersinnig. Als Mediziner konnte ich nichts von der Makrobiotik in dem Rahmen unterbringen, der mir durch westlich-medizinische Bildung vermittelt worden war. Ich suchte fortwährend nach einem gemeinsamen roten Faden zwischen meinem Verständnis von der Medizin und den von der Makrobiotik vorgebrachten Theorien. Aber es *gab* anscheinend keinen gemeinsamen roten Faden zwischen beiden. Daher war es mein erster Impuls, die Makrobiotik als eine lächerliche Sache fallenzulassen.

Was die Sache noch schlimmer machte, war die Art, in der die Makrobioten zu ihren Schlüssen kamen. Nahezu jede der makrobiotischen Theorien gründete auf mystischen oder philosophischen Interpretationen des Universums. Sie behaupteten, daß menschliche Intuition und die Bräuche früherer Völker ihre Richtlinien wären. Was mich anbetraf: Intuition war ein anderes Wort für raten. Einige ihrer Theorien schienen mir völlig an den Haaren herbeigezogen: Yin und Yang; das Verhältnis sieben zu eins; die heilende Kraft einer Getreide-Gemüse Ernährung; der Gedanke von Überlastung und Entlastung. Als wenn die Welt so poetisch wäre, wie sie sie sich vorstellen, dachte ich.

Wo war der Beweis für solche Behauptungen? fragte ich mich immerzu. Doch die Frage wies auf mich selbst. Ich fühlte mich besser, seit ich diese Ernährung begonnen hatte. Die Schmerzen waren fort; in mir war ein Gefühl von Leichtigkeit und Energie. Natürlich war es viel zu früh, um mit einiger Sicherheit sagen zu können, daß diese Anzeichen ein Ergebnis dieser Ernährung wären. Aber ich begann, mich zu fragen.

Es gab nichts in meiner Ausbildung, noch in meiner Erfahrung, das mir geholfen hätte, mit den mystischen oder den philosophischen Aspekten der Makrobiotik umzugehen. Der Osten war es gewohnt, mit der Intuition zu arbeiten, mit Metaphern und Parabeln; der Westen stützte sich auf die Wissenschaft. Ich konnte beides noch nicht zusammenbringen, so war ich gezwungen, meine Kritik an der Makrobiotik beiseite zu lassen und mich auf die paar Dinge zu konzentrieren, die ich begriff. Ich fühlte mich besser, das mußte fürs erste genügen. Es war nötig, mich auf eine wichtigere Frage zu konzentrieren: Würde mich diese Ernährung heilen? Wenn sie es tat, dann vielleicht konnte man durch wissenschaftliche Studien später noch herausfinden, auf welche Weise die Ernährung wirkt. Meine Erfahrung könnte sich von großem Wert für die Menschheit erweisen. Sollte sich die Makrobiotik als wertlos herausstellen, so war ich auch nicht schlechter dran.

Daher entschied ich mich, mit der Makrobiotik weiterzumachen, und hoffte, daß ich einmal das metaphorische und philosophische System, das hier entwickelt worden war, würde entwirren können. Ich betrachtete mich als Pionier oder, in meinen weniger romantischen Augenblicken, als Versuchskaninchen.

Kapitel 7

*I*M FRÜHEN NOVEMBER, als die Blätter fielen, sank auch mein Mut immer mehr. Ich war jetzt stärker isoliert als je zuvor in meinem Leben. Ein Tiefpunkt im doppelten Sinne war erreicht: Ich hatte Krebs und betrieb die Makrobiotik. Der Krebs allein reichte schon aus, daß die Leute um mich herum sich unbehaglich fühlten. Sie waren entweder unglaublich bemüht oder so distanziert, daß es mich wunderte, warum sie Krebs nicht als ansteckend betrachteten.

Ich machte es den Leuten auch nicht leicht. Wenn jemand zu mir ins Büro kam und mich fragte, wie es mir ginge, stürzte ich mich oft in die schrecklichen Details meiner Krankheit, die Operationen und die erbärmlichen Aussichten für mich. Oft nahm ich meine Röntgenaufnahmen vor und besprach die Einzelheiten mit meinem Gast. Was hätte jemand dazu sagen können?

Eines Nachmittags kam John Mcellhenny, der stellvertretende Vorsitzende unseres Kuratoriums, in meinem Büro vorbei, während ich die Einzelheiten meiner Beisetzung überdachte. Ich wandte mich an ihn und sagte: „John, würdest Du mir wohl einen Gefallen tun?"

„Natürlich, Tony, was gibt's?"

„Ich plane gerade die Details meiner Beisetzung, und ich

möchte gern, daß Du dabei bist. Würdest Du das tun, John?"

John und ich waren Freunde seit mehr als zehn Jahren, und er brauchte einen Augenblick, bis er schließlich tief einatmete und sagte: „Natürlich, Tony. Aber ist es nicht ein bißchen früh, darüber zu reden?"

„Ich glaube nicht, John. Wir kennen die Fakten, und sie besagen nichts Gutes, soviel ist sicher. Ich glaube, es ist am besten, vorbereitet zu sein."

Manchmal sprach ich auf maßlose Art über den Tod. Ende Oktober nahm ich an einem Meeting der American Hospital Association teil. Danach sprach ich mit einigen anderen Ärzten über meine Krankheit. Es wurden dabei einige recht freimütige Worte geäußert über die Chancen, längere Zeit zu überleben. Keiner der Ärzte glaubte, daß meine Chancen gut stünden. Als die Diskussion allmählich bedrückend stockte, begann ich, über die Stationen des Sterbens zu dozieren, und wie unsere Gesellschaft tatsächlich die bösartige Krankheit letztendlich mißachtete. Das war ein deutlicher Monolog, und zwar einer, den jeder der Anwesenden höchst unbehaglich empfand. Später erfuhr ich, daß ich nicht mehr zu einer Fachberatung der AHA berufen werden würde. Ich rief einen Freund an, um ihn zu fragen, warum.

„Weißt Du, Tony, wenn Du nicht so offenherzig über Deinen eigenen Tod gesprochen hättest, ich glaube, dann hättest Du auch eine weitere Berufung bekommen," sagte der Freund. „Ich glaube, daß Du die Leute aus der Fassung gebracht hast." Es dauerte ein volles Jahr, bis ich wieder eingesetzt wurde.

Anfang November wichen mir die Leute aus. Eines Tages ging ich die Chestnut Street in Philadelphia hinunter und erblickte einen Bekannten, der mir vom anderen Ende des Blocks entgegenkam. Der Mann sah mich, und ich winkte ihm zu, er aber ging hinüber zur anderen Straßenseite.

Die Makrobiotik komplizierte die Sache noch. Ich ging nicht mehr mit Freunden und Kollegen zum Abendessen aus; ebenso hatte ich aufgehört, meine Mahlzeiten in der Union League einzunehmen. Das Ergebnis war, daß ich mit niemandem mehr gesellschaftlichen Umgang hatte. Wenn ich an einer beruflichen Angelegenheit teilnahm, bei der Essen serviert wurde, brachte ich mein eigenes Essen mit. Während jeder sein Filet Mignon zerteilte, öffnete ich meine japanische Lunchbox und entnahm ihr ein Reisbällchen und etwas Gemüse. So etwas auf dem Teller zu haben, machte mich noch auffälliger. Die meisten meiner Kollegen störten sich nicht an meinen Eßgewohnheiten und bedachten mich mit gönnerhafter Neugier: „Donnerwetter! Tony, das ist interessant." Andere jedoch nahmen eine verkrampft-würdevolle Haltung ein — sie sprachen einfach nicht mit mir.

Natürlich verstand ich ihre Gefühle. Ärzte betrachten alternative Heilmethoden ganz allgemein als Scharlanterie und Betrug an der Allgemeinheit. Wenn ich mir selbst Nachsicht einer alternativen Auffassung gegenüber erlaubte, betrachtete man mich als jemanden, der einer Sache Glauben schenkt, die anderen Patienten gefährlich werden könnte.

Trotz allem, Mitte November war ich überzeugt, daß ich mich durch die verrückte Ernährung körperlich besser fühlte als seit Jahren. In den letzten zwanzig Jahren hatte ich an Darmproblemen gelitten, besonders an einer ständigen Diarrhöe (Durchfall). Ich hatte eine Menge verschiedener Mittel genommen, alle hatten sich als nahezu wirkungslos erwiesen. Innerhalb weniger Wochen, nachdem ich die Makrobiotik begonnen hatte, verschwanden meine Verdauungsprobleme. Außerdem hatte ich große Reserven an Energie, und mein Geist schien klarer als gewöhnlich. Zuerst schrieb ich die gesteigerte Vitalität und geistige Klarheit meiner Wiederherstellung durch die Operation zu. Doch als die Zeit verging, und ich immer noch zunehmende Besserung empfand, wurde mir klar, daß die Ernährung zumindest teilweise dafür verantwortlich war. Ich konnte mich nicht erinnern, daß ich mich vor der Operation so wohl gefühlt hatte — oder gar vor den Rückenschmerzen.

Zur selben Zeit begann ich eine gewisse Folgerichtigkeit in der makrobiotischen Theorie von Yin und Yang zu erkennen. Jeden Abend diskutierten meine Tischgenossen beim Essen über Leute,

Gesundheitsbedingungen und Situationen in den Begriffen von Yin und Yang. Und tatsächlich begann nach einer gewissen Zeit sich die fremde und mysteriöse Sprache von selbst zu entwirren.

Gerade als ich mehr und mehr Kraft bekam, fühlte ich mich, ironischerweise, allmählich durch die Makrobiotik in der Falle gefangen. Es war klar, daß ich, wenn ich durch diese Methode irgendeine Chance haben wollte, gesund zu werden, nichts als nur makrobiotische Kost essen durfte. Dies bedeutete, viele der Beziehungen aus meinem vorangegangenen Leben zu lösen und neue, und sogar stärkere, innerhalb der makrobiotischen Gemeinde zu knüpfen.

Der Gedanke daran schmeckte mir gar nicht. Die kulturellen Unterschiede zwischen mir und den Makrobioten — soweit ich sie bisher kennengelernt hatte — waren gewaltig. In vieler Hinsicht war ich ein Muster an westlicher Wertauffassung. Die Makrobioten hingegen mochten Östliches. Sie saßen auf dem Boden, aßen mit Stäbchen und sangen vor ihren Versammlungen. Häufig lebten sie in Gemeinschaft, manchmal lebten zehn oder mehr Leute in einem Haus. Sie waren jung und gesund, und ich war in mittlerem Alter und todkrank. Wir waren also nicht das, was man ein ideales Paar nennen würde. Dies betraf speziell unsere Temperamente.

Ich war in mancher Hinsicht eindeutig mehr yang als die meisten Makrobioten, die ich kannte. Ich war ehrgeizig und aggressiv in meiner Arbeit. Ich lebte nach einem strengen Zeitplan und versuchte, einen Vorteil aus jeder Minute des Arbeitstages zu ziehen. Die Makrobioten dagegen bevorzugten ganz allgemein eine zwanglose Auffassung vom Leben und, gemessen an mir, schienen sie nicht ehrgeizig zu sein. Versammlungen und Unterrichtsstunden begannen selten pünktlich, und war das doch einmal der Fall, so zogen sie sie endlos in die Länge. Dennys Unterrichtsstunden waren lose aufgebaut und dauerten für gewöhnlich zweieinhalb bis drei Stunden am Abend. Obendrein war niemand von denen, die ich als Lehrer erlebt hatte, im Vortrag ausgebildet. Den Unterrichtsstunden fehlten oft Schwung und Kurzweiligkeit.

Schließlich überzeugte ich Denny, den Unterricht und die Meetings pünktlich beginnen zu lassen und seine Vorträge auf eine Stunde oder anderthalb zu kürzen. Aufgrund meiner vieljährigen Erfahrung als Vortragsredner, als Dozent an der medizinischen Fakultät und Absolvent des Dale Carnegie Instituts, war Denny bereit, mir zuzuhören und schließlich die Art seiner Darstellung und Vortragsweise zu verbessern.

Doch ich versuchte immer noch, die äußere Form der Makrobiotik, d.h. die Art und Weise, wie sie praktiziert wurde, vom Wesentlichen, das für mich die therapeutische Wirkung der Ernährung war, zu trennen. Und das war nicht immer leicht.

Als es Anfang November kalt wurde, entdeckte ich, daß die Makrobioten nichts davon hielten, ihre Häuser im Winter zu heizen. Die Temperatur im Hause schwankte üblicherweise zwischen 16 und 18 ° C. Manchmal waren es sogar noch weniger. Eines Abends, während des Essens, atmete ich tief ein — und aus, und konnte dabei meinen Atem sehen.

„Denny, schauen Sie her! Um Gottes Willen, ich kann meinen Atem sehen. Warum heizt Ihr Euer Haus nicht? Wenn das so weiter geht, werden wir im Januar erfrieren."

Denny lachte gutmütig: „Ich denke, daß wir das den ganzen Winter durch so halten werden, Tony", sagte er. Dann begann er, mir zu erklären, warum sie ihr Haus kühl hielten. Um mit den Jahreszeiten im Einklang zu leben, sagte er, sollten die Menschen sich, ebenso wie die Natur, dem Winter anpassen. Im Winter kontrahiert die Natur. Alles wendet sich nach innen. Der Saft der Bäume zieht sich tief in Stamm und Wurzeln zurück. Die Blätter fallen von den Bäumen. Wasser wird zu Eis; aus Regen wird Schnee. Der Boden wird hart und undurchdringlich. Um sich der Jahreszeit anzupassen, müssen wir das gleiche tun. Darum, so sagte er, kochen die Makrobioten das Essen länger als sonst — gekochte Speise ist mehr yang — sie backen häufiger und kochen öfter im Drucktopf. Menschen, die in gemäßigtem Klima leben, sollten keine Lebensmittel essen, die aus tropischem oder wärmerem Klima kommen. Um in Harmonie mit seiner Umwelt leben zu können, sollte man die Sachen essen, die auch in der eigenen Umgebung gewachsen sind — wenigstens so oft wie möglich. Denny sagte, daß man, wenn man das Haus kühl halte, auf natürliche Weise reagiere und sich den kühlen Temperaturen des Winters angleiche. Auf diese Art werden wir stärker yang und sind deshalb eher in der Lage, uns den Elementen und der Jahreszeit anzupassen.

„Gut, ich glaube, wir haben es schon bis ins lächerliche Extrem getrieben," sagte ich. „Warum sind wir nicht so konsequent und schlagen ein Zelt hinter dem Haus auf?"

Denny grinste und schlug mir vor, einen dickeren Sweater anzuziehen. An vielen Abenden zog ich deshalb erst gar nicht meinen Mantel während des Esses aus.

Mitte November mußte ich den vielen Belastungen in meinem Leben entfliehen: dem Krebs, meinen Kollegen und der Makrobiotik. Ich beschloß, das Erntedankfest in Puerto Rico zu verbringen; Urlaub würde wohl recht heilsam sein, dachte ich mir. Ich wollte eine Woche fort sein und entschloß mich, mein Apartment während meiner Abwesenheit anstreichen zu lassen.

Die makrobiotische Gemeinde plante eine große Erntedankfest-Feier, und eine Woche davor, beim Abendessen, lud Denny mich dazu ein. Ich sagte ihm, daß ich nach Puerto Rico fahren wolle, um dort Urlaub zu machen. Er bat mich, das zu überdenken. „Wie wollen Sie es fertigbringen, dort zu essen?" fragte er.

„Ich werde schon ein Naturkost-Restaurant finden. Es wird sicher auch Naturreis auf der Insel geben, Denny," versicherte ich ihm.

Am Freitag vor dem Erntedankfest flog ich nach Puerto Rico und bekam ein Zimmer im Sheraton-Hotel. Bald fand ich auch ein Naturkost-Restaurant, wo man gebackenen Naturreis und Gemüse servierte. Judy Waxman wäre sicher in Ohnmacht gefallen, wenn sie die Qualität dieser Lebensmittel gesehen hätte, aber ich redete mir ein, daß ich ja nur kurze Zeit bleiben und es schon überleben würde. Einige Tage aß ich in diesem Restaurant, während ich am Strand faulenzte und mir etwas die Gegend anschaute. Ich fühlte mich im Siebenten Himmel. Es war gut, einmal von allem befreit zu sein, und es war wunderbar, unter der warmen Sonne zu leben. Ich vergaß meine Krankheit, meine Kollegen, die Makrobiotik und die kalten Häuser. Ein warmer Strand und das Meeresrauschen als Hintergrund der Gedanken können selbst den Tod vergessen machen.

Sonntag abend hatte ich die Gegend, in der das Naturkost-Restaurant war, leid, und beschloß, im Hotelrestaurant zu essen. Ich nahm eine kalte Dusche, zog mich an, und ging hinunter ins Restaurant, entschlossen, nachsichtig mit mir zu sein. Ich wählte die Bouillabaisse, ein Fisch-Schmorgericht. Das Gericht war gut zubereitet und schmeckte köstlich. Fast anderthalb Stunden saß ich genießend bei meinem Essen; später trank ich ein kühles Perrier-Mineralwasser. Ich genoß den Gedanken, zu meiner sinnenfreudigen, extravaganten Ernährung zurückgekehrt zu sein, und schwelgte in der Freiheit, in ein Restaurant gehen und etwas Verbotenes essen zu können.

Am nächsten Morgen stand ich auf und mußte mich gewaltig erbrechen. Ich fühlte mich fiebrig und elend. Den ganzen Montag hoffte ich, daß Übelkeit und Durchfall vorübergehen würden. Am Dienstagmorgen beschloß ich, nach Philadelphia zurückzukehren. Es gab nur einen einzigen Wunsch für mich: In mein eigenes Bett zu kommen. Ich bekam einen frühen Flug von Puerto Rico in Richtung nach Hause.

Als ich in mein Apartment kam, war der Anstreicher noch mitten in der Arbeit. Mein Schlafzimmer war erst halb fertig und der Geruch ausdünstender Farben war überall. Ich konnte kaum atmen, ohne daß mein Magen einen Luftsprung machte.

Der Anstreicher sagte, daß er Mittwoch fertig sei, dies war der vereinbarte äußerste Termin. Ich ging zum nächsten Holiday Inn und schlief bis in den späten Morgen. Nachdem ich, erst am folgenden Tag, in mein Apartment zurückgekehrt war, machte ich mir eine Schale Misosuppe mit Gemüse und Wakame. Das erste Mal, seit ich angefangen hatte, makrobiotisch zu essen, erfreute mich die Misosuppe wirklich. Bald fühlte ich mich besser und machte mir einen Haferschleim mit Linsen. Ich fragte mich, ob ich wohl Denny anrufen sollte, um ihm zu sagen, daß ich zurück sei. Aber ich konnte es nicht. Es war mir viel zu peinlich, ihm gestehen zu müssen, daß ich wieder in Philadelphia sei — krank.

Gegen drei Uhr am Donnerstagnachmittag, es war Erntedanktag, ging ich ins Japan-Haus, ein Restaurant in der Nähe, wo gekochter und gebratener Naturreis, Gemüse und gelegentlich auch Misosuppe serviert wurde. Das Japan-Haus ist ein kleines Restaurant im Parterre mit etwa fünfzehn Tischen, die entlang der Wände und in der Mitte des Speiseraumes stehen. Japanische Laternen, die von der Decke hängen, verbreiten einen blassen Schein. Als ich eintrat, war außer mir, dem Koch und einer Kellnerin keine Seele in dem Restaurant. Und ich war auch der erste Gast an diesem Tag und blieb es, solange ich mich dort aufhielt. Ich bestellte Reis und Gemüse und aß mit den Stäbchen. Während des Essens schaute ich auf meinen Teller, und die Kellnerin hatte nichts anderes zu tun, als mich anzuschauen.

Am nächsten Tag ging ich wieder zu den Waxmans, um zu essen, und ließ das Japan-Haus und Puerto Rico hinter mir. Doch in den ersten Dezemberwochen fing ich an, sehr schnell an Gewicht zu verlieren. Ich hatte einige Pfunde im November verloren, jedoch im Dezember war der Gewichtsverlust geradezu dramatisch. Bei Krebspatienten wird Gewichtsverlust gleichgesetzt mit einem Fortschreiten der Krebskrankheit; also machte ich mir Sorgen. Mein Gewicht sank schnell von 75 kg auf 61. Mitte Dezember glaubte ich, daß der Krebs ganz schlimm in mir wütete. Höchst merkwürdig war jedoch, daß ich mich ganz und gar nicht danach fühlte. Das war kaum zu verstehen, denn Gewichtsverlust ist bei Krebspatienten verbunden mit Muskelschwund, Müdigkeit und manchmal auch mit Depressionen.

Ich ging zu Sheldon Lisker, der mich untersuchte und einige Bluttests machte, die alle zeigten, daß es keine Verschlechterung bei meinem Krebs gab. Sheldon sagte, daß ich mir keine Sorgen machen solle wegen des Gewichts, daß wir uns aber streng an die Nachuntersuchungen halten sollten.

„Sheldon, ich befolge eine vegetarische Ernährung," sagte ich. „Man nennt sie Makrobiotik — überwiegend Getreide, etwas gekochtes Gemüse, Bohnen und Algen. Diese Leute scheinen zu glauben, daß sie bei der Behandlung von Krebs günstig sein könnte."

„Erzähl' mir doch etwas darüber, Tony," sagte Sheldon. Ich gab Sheldon eine sehr flüchtige Beschreibung von der Makrobiotik. Er befragte mich gründlich zum Nährwert dieser Kost und sagte abschließend, daß er nichts Schlechtes an dieser Kost fände, solange ich dafür sorgen würde, daß ich entsprechende Nährstoffe und Kalorien zu mir nähme, und sie durchkreuze auch nicht die Behandlung, der ich mich unterzog. Er sagte, er sähe keine Grundlage für die Behauptung, die Makrobiotik könne nützlich für Krebspatienten sein, aber es gäbe auch keine Nachteile bei Beachtung dieser Diät. Alles in allem stimmte er mir zu und bat mich, ihn über meine Kost auf dem laufenden zu halten. Dann trennten wir uns.

Nachdem ich bei Sheldon war, untersuchte Denny mich gründlich und versicherte mir, daß alles in Ordnung wäre.

„Aber Denny, ich verliere so viel an Gewicht. Bald werde ich mich hinter meinem Stethoskop verstecken können."

Er bestätigte, daß Gewichtsverlust normalerweise ein schlechtes Zeichen sei. Aber in meinem Falle wäre es eine Antwort meines Körpers auf die Wiederherstellung des Gleichgewichtes. Mein Körper würde jetzt eine Menge Ballast von sich werfen, besonders jenen, der sich durch die Östrogene angesammelt hätte, sagte Denny.

In der Weihnachtszeit fühlte ich mich so gut, daß ich beschloß, wieder eine Reise zu wagen. Meine Eltern waren bisher immer um Weihnachten nach Smyrna Beach, Florida, gefahren. Ich wollte, daß meine Mutter bei der Gewohnheit blieb, diese jährliche Reise zu machen. Es würde ihr gut tun, entschied ich, von Long Beach Island fortzukommen und eine Zeitlang in der Sonne zu sein. Ich würde in ihrem Apartment wohnen und wäre also nicht auf das Restaurantessen angewiesen. Meine Mutter, die nun schon lange von der makrobiotischen Ernährung wußte, versicherte mir, daß sie makrobiotische Kost für mich kochen würde, solange wir in Florida wären. Meine einzige Sorge war, ob in dem Autoreisezug, mit dem wir nach Florida fahren wollten,

Fisch im Speisewagen serviert werden würde. Man hatte uns gesagt, daß Fisch angeboten würde, als wir unsere Reservierung machten.

Am 26. Dezember fuhren meine Mutter und ich nach Washington, D.C., und bestiegen den Autoreisezug. An diesem Abend gingen wir in den Speisewagen, bestellten und erfuhren, daß Fisch gerade ausgegangen war. Ich bestellte stattdessen Huhn. Innerhalb von zwei Tagen wiederholten sich die Vorgänge von Puerto Rico: Erbrechen, Durchfall, Elend und Schmerzen und ununterbrochene Übelkeit. Das Schlimmste von allem: Die Schmerzen in meinem Rücken waren wieder da.

Die folgenden Tage in Florida aß ich sehr einfach, und die meisten Symptome verschwanden wieder. Jedoch die Schmerzen im Rücken blieben, wenn auch bedeutend weniger qualvoll als zuvor. Ich beschloß, bis nach Neujahr in Florida zu bleiben.

Zu Silvester ging ich aus in die Stadt. Ich fuhr nach Daytona Beach, wo es eine Reihe Bars gab, trieb mich ein paar Stunden herum und sprach mit einigen Leuten, die ich kennengelernt hatte. Ich bestellte ein Bier und trank vielleicht drei kleine Schlückchen, während ich mich unterhielt. Später dann, einem Impuls folgend, fuhr ich mit dem Auto an den Strand und blieb im Sand stecken. Ich hatte wieder ein Bier in der Hand, als ich zum Meer hinunterging. Dicht am Wasser setzte ich mich in den Sand und schaute hinaus in die Nacht. Der Himmel war bedeckt, aber die Wolken zerrissen, so daß der Mond zeitweilig sichtbar wurde. Der Ozean war schwarz und tot. Alles, was ich sehen konnte, waren die sich brechenden Wellen etwa fünfzehn Meter weit. Darüberhinaus nichts.

„Frohes Neues Jahr," rief ich in die Leere. „Es war ein höllisches Jahr."

Ich trank einen Schluck Bier und sagte zu mir selbst: „Wenn das Bier den Krebs zurückbringt, dann zur Hölle damit. Es ist Neujahr."

Kapitel 8

*A*LS ICH NACH PHILADELPHIA zurückkehrte, wußte ich, daß ich nicht mehr ausschließlich bei den Waxmans essen konnte. Viele der feinen Unterschiede und charakteristischen Besonderheiten makrobiotischen Lebens waren mir jetzt vertraut. So fiel es mir zum Beispiel nicht mehr schwer, mit den Stäbchen zu essen, die Kost erschien mir jetzt schmackhaft, und manches davon sogar köstlich. Aber ich fühlte mich nicht wohl dabei, von der Waxman-Familie abhängig zu sein. Ich war sehr dankbar für alles, was sie für mich taten, doch ich brauchte auch das Gefühl größerer Freiheit.

Denny verstand meine Gefühle sehr gut und empfahl mir verschiedene Familien (von einigen hundert Makrobioten in der weiteren Umgebung Philadelphias), bei denen ich essen konnte, ohne Sorge wegen der Qualität der Speisen haben zu müssen. So begann ich also, den Kreis meiner makrobiotischen Freunde zu erweitern.

Derweil ich mit anderen Leuten in Gemeinschaft aß, wurde mir die Mannigfaltigkeit der makrobiotischen Praxis klar. Ich entdeckte, daß die Leute untereinander die Makrobiotik ihrer Form nach ganz unterschiedlich interpretierten. Was jene, mit denen ich zusammen aß, betraf, so wich niemand von ihnen vom Wesen der Makrobiotik ab, das hieß, sie beachteten die Standard-Diät und wendeten die Philosophie von Yin und Yang an. Aber die meisten Leute entschieden ganz für sich allein, wie sie die Lehre in ihr Leben einfügten. Nicht jeder saß zum Beispiel auf dem Boden, noch aßen alle mit Stäbchen. Viele Leute blieben bei ihren alten religiösen Traditionen, ob sie nun Christen waren oder Juden, während andere eine östliche Philosophie übernahmen oder ihre eigene Form geistigen Ausdrucks fanden.

Aber ihnen allen gemeinsam schien die Achtung und Dankbarkeit gegenüber dem Essen zu sein. Dies entsprang dem Gefühl, daß die Speise geistigen Ursprungs ist, das heißt, sie ist eine Gottesgabe und wir schulden Dank dafür. Ich bemerkte auch das tiefe, ungebrochene Vertrauen dieser Menschen in die heilende Kraft des Essens. Wo auch immer ich hinkam, wurde mir versichert, daß ich, wenn ich weiterhin in der richtigen Weise essen würde, meinen Krebs besiegen könnte.

Es war nicht zuletzt die Vielfalt innerhalb der Gemeinschaft, die mich bereitwillig an die Makrobiotik band. Es war alles nicht mehr so fremdartig für mich, wie es ursprünglich ausgesehen hatte. Denny als der Führer dieser Gemeinschaft tendierte in Form und Verfahren zu einer Auffassung, die mir doktrinärer erschien als die manch anderer Praktiker.

Ungeachtet dessen, und trotz der Vielfalt in Art und Weise, war ich durchaus in der Lage, eine strikte makrobiotische Ernährung einzuhalten. Abgesehen von meinen beiden Ausrutschern — der Reise nach Puerto Rico und dem Huhn in der Weihnachtszeit — wich ich nie von der Ernährung ab, wie sie von Michio Kushi und Denny Waxman vorgeschrieben worden war: 50 Prozent ganze Körner; 25-30 Prozent Gemüse; 15 Prozent Bohnen und Algen, und der Rest Beilagen und Suppen. Wie ich früher schon erwähnte, lag meine einzige Abweichung von der Standard-Ernährung in der Menge, die ich zu mir nahm. Durch meinen Willen, durch Zwang und der eigenen anerzogenen Disziplin war ich in der Lage, die Diät durchzuhalten. Außerdem trieb mich die Angst, daß, wenn ich diese Ernährung einstellte, ich sehr bald tot sein würde.

Nur einmal veränderte ich die Vorschrift. Denny versicherte

mir, daß ich ohne Gefahr meine Ernährung ein wenig erweitern könnte. Diese erweiterte Ernährung, die die meisten Makrobioten praktizierten, schloß Fisch mit ein, sowie verschiedene makrobiotische Desserts, ebenso Süßmittel wie Früchte, Gerstenmalz und Reissirup.

Es dauerte nicht lange, bis ich mich von meiner Floridareise wieder erholt hatte. Die Rückenschmerzen waren jedoch geblieben, und ich war besorgt, daß der Krebs dabei war, sich längs meiner Wirbelsäule, wo ich schon krank war, auszubreiten. Ich ging zu Denny, um seine Meinung zu hören; außerdem wollte ich auch noch Sheldon Lisker aufsuchen.

Denny empfing mich in seinem Arbeitszimmer und untersuchte mich wieder auf die gleiche gründliche Art, an die ich mich mittlerweile schon gewöhnt hatte. Nachdem er fertig war, sagte er, daß alles bestens wäre. Ich würde sehr schnelle Fortschritte machen.

„Warum habe ich dann noch immer diese Rückenschmerzen?" fragte ich. „Könnte das nicht das Zeichen dafür sein, daß der Krebs nach einer Ruhepause jetzt wieder aktiv geworden ist?"

„Nicht in Ihrem Fall. Der Schmerz, der Sie jetzt peinigt, kommt von einer Blockade des Blasen-Meridians. Ich glaube nicht, daß es Knochenschmerzen sind."

„Was ist der Blasen-Meridian? Sprechen Sie über die Akupunktur-Meridiane?"

An dieser Stelle leitete Denny über in eine seiner ausgedehnten Erklärungen, die allem in der westlichen Medizin widersprachen und mich mehr verblüfften und skeptischer machten als je zuvor.

Er fuhr fort zu erklären, daß jeder von uns zwölf Meridiane habe, oder auch Energie-Kanäle, die senkrecht im ganzen Körper flössen. Die makrobiotische Theorie besagt, daß jeder dieser Meridiane verschiedene Organe mit Energie versorgen würde. Die Meridiane flössen dicht unter der Hautoberfläche und reichten bis tief in den Körper hinein, wie zwölf tiefe Energie-Flüsse. Die Energie, die sich entlang der Meridiane bewege, habe ihren

Ursprung in Himmel und Erde. Vom Himmel komme solare und stellare elektromagnetische Energie, welche nach unten strahle, bis auf die Erde. Die Erdenergie strahle aufwärts und werde durch die Erdrotation hervorgerufen, die ebenfalls elektromagnetische Energie erzeuge. Während die Energie des Himmels auf uns niederströme und überwiegend von uns durch unsere Schädeldecke aufgenommen werde, nähmen unsere Fußsohlen und die Geschlechtsorgane die Erdenergie auf.

Es gebe sieben Hauptgebiete zwischen Kopf und Füßen, wo sich diese beiden Energieströme träfen. Diese sieben Hauptzonen würden Chakras genannt; sie ständen in Beziehung zu den Hauptorganen und Drüsen, wo die Kräfte von Himmel und Erde zusammenstoßen und so bestimmte Gebiete unseres Körpers mit zusätzlicher Energie anregen würden. Diese sieben Chakras sind: Eine Stelle auf der Schädeldecke, dort, wo der Haarwirbel ist; die Gehirn-Mitte; die Kehle; das Herz; der Magen; eine Stelle, die Hara heißt, von Denny den Sitz des Willens genannt, die sich im Zentrum der Gedärme unterhalb des Nabels befindet; sowie die Sexualorgane.

Entsprechend der makrobiotischen Theorie ist es diese Kraft von Himmel und Erde, im Osten auch zuweilen Chi genannt, die uns am Leben erhält. Wenn ein Meridian blockiert sei, oder entlang seines Weges eine Stockung einträte, so erkärte Waxman weiter, dann sei es so, als wenn ein großer Fels mitten in einem Fluß läge. Die Energie staue sich auf, und die Folge seien Schmerzen und Schlimmeres. „Das ist die Quelle Ihrer Schmerzen," sagte er.

„Wie können Sie das wissen? Wie können Sie wissen, daß diese Schmerzen vom Blasen-Meridian herkommen und nicht von den Knochen?" fragte ich anmaßend, ohne zu erwägen, daß doch einige Logik in dieser Theorie stecken könnte.

„W e i l   I h r   K r e b s   z u r ü c k g e h t ," sagte er überzeugt.

„Und wie können Sie das wissen?"

An meinen Meridianen, sagte Denny; er sähe einige Verfärbungen, Leberflecken, Pickel oder andere Merkmale, die Probleme mit den entsprechenden Organen anzeigten. Meine

Meridiane würden sich jetzt regulieren, sagte er. Es gäbe auch einige Stellen im Gesicht, die zu entsprechenden Organen in Beziehung stehen, diese zeigten ebenfalls an, daß mein Krebs dabei sei, zurückzuweichen. Er sagte, wenn ich eine Ingwer-Kompresse auf die schmerzende Stelle am Rücken legte, würde der Schmerz verschwinden. Die Ingwer-Kompresse würde die Stauung weitgehend aufheben. Später erfuhr ich, daß die Ingwer-Kompresse nicht unterschiedslos bei Krebs angewendet werden könnte, da die Kompresse den Krebs manchmal dazu anregen würde, sich auszubreiten. Waxman glaubte jedoch, daß ich in der Heilung weit genug fortgeschritten wäre, um die Ingwer-Kompresse nun anwenden zu können.

Ich als Mediziner fand das alles völlig unsinnig, und ich hätte die ganze Sache am liebsten auf der Stelle hingeschmissen; nur daß ich wußte, aus welchen Gründen auch immer, daß diese Diät meinen Gesundheitszustand entscheidend verbessert zu haben schien.

Ich sah mich einem gewaltigen Konflikt gegenüber. War die Makrobiotik reine Scharlanterie, ein totaler Schwindel — ich konnte es nicht ändern, aber manchmal glaubte ich das — oder war sie ein Asepkt von Heilung und Wirklichkeit, wofür der Westen bisher noch kein Verständnis hatte aufbringen können? Von dieser Frage wurde ich fortwährend bedrückt. Die Tatsache, daß ich Arzt war, schien die Dinge auch in anderer Weise noch zu komplizieren. Als Patient brauchte ich nur darauf zu achten, wie ich mich fühlte, aber als Arzt rang ich ständig mit der Möglichkeit, vielleicht etwas für die Menschheit Nützliches entdeckt zu haben. Abgesehen von der letzteren Bedeutung kam noch die Notwendigkeit hinzu, daß ich, so gut es mir immer möglich war — durch meine eigene Erfahrung —, bewies, daß die Makrobiotik, was Gesundheit und Krankheit betraf, richtig lag.

Dennys Aussage, daß mein Krebs dabei sei nachzulassen, war auch noch eine der makrobiotischen Behauptungen, die ich nachzuprüfen hatte. Ich war für eine komplette Serie von Blut- und Lebertests im „Methodist" kurz nach unserer Unterhaltung vorgemerkt worden. Wenn der Krebs tatsächlich zurückging, würden die Tests diese Veränderung anzeigen.

Die Tests wurden am 22. Januar durchgeführt. Am folgenden Tag lagen die Resultate Sheldon Lisker vor, und er ging sie mit mir durch. Acht Monate zuvor, am 31. Mai 1978, hatten meine Blut- und Leberfunktionswerte die Anwesenheit von Krebs angezeigt. Der alkalische Phosphatasewert meines Blutes war 69, normal ist zwischen 9 und 35. Mein SGOT und SGPT, beides Leberfunktionstests, und beide Indikatoren für Krebs, waren 100 und 273.

Am 23. Januar jedoch gab es einige bemerkenswerte Veränderungen. Der alkalische Phosphatasewert war auf 36 abgefallen; der SGOT war auf 21 gefallen und mein SGPT war auf 27 heruntergegangen. Mein Zustand hatte sich dramatisch gebessert!

Sheldon schrieb die Besserung der Orchiektomie und der Östrogen-Behandlung zu. Er sagte, das seien gute Anzeichen und gestand, dies sei etwas außerhalb des Gewöhnlichen. Sheldon war vorsichtig in seiner Interpretation der Testresultate, da dies nicht bedeutete, daß der Krebs beseitigt oder auch im Verschwinden begriffen war. Es bedeutete einfach, daß die Krankheit zeitweilig zum Stillstand gekommen sein könnte. Wir müßten abwarten und zusehen, was jetzt geschähe.

Es war unmöglich, irgendwelche sicheren Schlüsse aus diesen Resultaten zu ziehen. Es waren eben nur Laboruntersuchungen, und der einzige Weg, den Zustand meines Krebses mit Sicherheit zu erfahren, war ein Scannertest; doch es gab zu diesem Zeitpunkt keinen medizinischen Grund, eine solche Untersuchung durchzuführen. Außerdem erleben Krebspatienten häufig eine Periode offensichtlicher Besserung, die dann umschlägt in eine Verschlimmerung. So erging es auch meinem Vater. Einige Wochen, gleich nach seiner Operation, schien es ihm gut zu gehen. Dann verschlechterte sich sein Zustand derart, daß die Folgen leicht abzusehen waren.

Dessen ungeachtet war ich durch die Testresultate ermutigt. Sie waren ein weiterer Schritt hin zu der Augenscheinlichkeit, die andere kleine Anhaltspunkte, die vermuten ließen, daß mein

Zustand sich verbesserte, zu stärken schien. Ich hatte die Studien über diese Art von Karzinom gelesen, und meine Sache schien demnach einzigartig. Zuerst hatte ich gewaltige Rückenschmerzen, was normal ist, und ich nahm durch die Östrogene beträchtlich an Gewicht zu; das ist ebenfalls normal. Nachdem ich jedoch einige Wochen makrobiotisch gelebt hatte, verschwanden meine Rückenschmerzen. Dies geschah, nachdem ich mehr als einen Monat Östrogene genommen hatte, ohne daß sich der Schmerz verringerte. Die Östrogene könnten verzögert reagiert haben und tatsächlich für das Nachlassen der Schmerzen verantwortlich sein. Die Tatsache, daß ich gerade in dieser Zeit makrobiotisch lebte, könnte ein zufälliges Zusammentreffen mit dem Verschwinden des Schmerzes gewesen sein, aber irgendwie zweifelte ich daran, daß dies der Fall war. Kurz nachdem der Schmerz nachgelassen hatte, begann ich das Gewicht zu verlieren, das ich dem Östrogen verdankte. Dies war scheinbar ein sicheres Zeichen, daß der Krebs weiter wucherte und die Periode der Besserung vorbei war. Jedoch, genau das Gegenteil schien einzutreten. Mein Gewicht stabilisierte sich, und ich wurde sogar wieder um 9 Pfund schwerer. Darüberhinaus fühlte ich mich weiterhin kräftig und insgesamt sehr positiv. Dies ist nicht charakteristisch für ein fortschreitendes Karzinom.

Als Sheldon und ich die Durchsicht der Tests beendet hatten, fragte ich ihn sehr vorsichtig, ob er glaube, daß die Ernährung, die ich jetzt bevorzugte, in irgendeiner Weise für die Besserung meines Zustandes verantwortlich sei.

„Nein, Tony. Es gibt keine wissenschaftliche Erkenntnis, soweit mir bekannt ist, die von der Annahme ausgeht, daß die Ernährung irgendeine Rolle bei der Behandlung von Krebs spielt. Zumindest nicht die Rolle, von der Du sprichst."

„Gut, nichts spricht dafür, was diese Hypthese unterstützt, Sheldon, aber ich beginne zu glauben, daß diese Ernährung mir hilft," sagte ich. „Ich weiß nicht, wie es funktioniert, aber ich fühle mich viel besser, über das hinaus, was Du vielleicht der Heilung durch die Operation zuschreiben würdest."

„Ja, Deine positive Haltung könnte sich sicher wohltuend auf

Deine Behandlung auswirken, aber ich wüßte nicht, was Deine Haltung mit der Ernährung zu tun haben könnte," sagte Sheldon.

Daraufhin legte ich ihm die makrobiotische Ansicht dar, daß Geist und Körper eine Einheit seien. Darum also, weil ich besser aß und mich deshalb physisch stärker und gesünder fühlte, wurde meine Haltung der eigenen Situation gegenüber positiver. Meine positive Haltung in Verbindung mit einer gesunden Ernährung half mir, den Krebs besser zu bekämpfen. Mit anderen Worten, die Makrobiotik richtet sich nach der uralten Einsicht, daß ein gesunder Körper einen gesunden Geist hervorbringt — und umgekehrt. Was demnach bedeutet, daß man aufgrund dieses Umkehrschlusses auch mit einer guten Ernährung beginnen kann.

Sheldon versuchte weder meine Theorien noch meinen neuen Enthusiasmus für die Makrobiotik mir auszureden. Er wiederholte einfach nur, daß er glaube, meine Fortschritte seien durch die Orchiektomie und die Östrogene ermöglicht worden.

Dann sprachen wir über meine Rückenschmerzen, die er für ein Wiederauftauchen der Knochenschmerzen hielt. Sheldon schlug vor, ich solle das Percodan, das ich regelmäßig nahm, wenn auch weniger häufig, weiter einnehmen.

Ich verließ Sheldons Büro an diesem Tag immer noch zutiefst skeptisch der Makrobiotik gegenüber, aber nichtsdestoweniger in der zerbrechlichen Hoffnung, daß ich auf irgendeine wunderbare Weise geheilt werden würde.

Damals ahnte ich nicht, wie zerbrechlich diese Hoffnung wirklich war.

Eines Nachts, Anfang Februar, wachte ich um zwei Uhr morgens auf. Ich stand auf, ging ins Bad und urinierte ausgiebig. Dies geschah dann noch ein paarmal in derselben Nacht. Am Morgen stand ich auf und mußte wieder lange urinieren. Sonst fühlte ich mich gut. Ich fuhr ins Büro. Um halb zehn machte sich am unteren Rücken ein Schmerz bemerkbar. Gegen zehn war der Schmerz quälend, und um elf hatte ich einen massiven Nierenanfall. Auf den Röntgenbildern wurde ein Nierenstein entdeckt; ich bekam eine Morphiuminjektion gegen die Schmerzen. Anfangs glaubte ich, daß eine Operation nötig sei, um den Stein zu entfernen, aber eine Stunde später ging der Stein auf natürliche Weise ab.

Ich ging zurück in mein Büro und rief Denny Waxman an, und beschimpfte ihn nach Strich und Faden. Nie zuvor in meinem Leben hatte ich einen Nierenstein gehabt; jetzt war ich sicher, daß die makrobiotische Ernährung schuld daran war. Jetzt, so glaubte ich, wurden die negativen Folgen der Ernährung sichtbar. Minutenlang schrie ich auf Denny ein. Als ich zu Ende war, sagte er: „Tony, kann ich zu Ihnen ins Büro kommen? Ich möchte mit Ihnen reden." Noch immer wütend, stimmte ich zu; ich glaubte, nun würden sich unsere Beziehungen auflösen.

Als er in mein Büro kam, bemerkte er ganz gelassen, daß der Nierenstein ein außerordentlich gutes Zeichen sei. „Der Stein ist eine Art Befreiung, Tony. Es ist wirklich ein Zeichen gründlicher Heilung."

Er fuhr fort, die Nieren reinigten das Blut von Giften, von denen sich mein Körper befreie. Auch die Gifte, die sich im Laufe der Jahre in meinen Nieren angesammelt hätten, würden nun abgestoßen. In diesem Fall sei dies in Form eines Steines geschehen.

Ich war beträchtlich ruhiger geworden, und ich war bereit, ihm zu glauben. Gefühlsmäßig klang das, was er sagte, glaubhaft. Bevor ich die Ernährung begann, hatte er mir gesagt, daß es verschiedene Formen der Entschlackung gäbe; die Grippesymptome, die sich im September gezeigt hatten, waren erst der Anfang gewesen, und es würden sich später noch andere einstellen.

„Sind Sie sich dessen sicher?" fragte ich.

„Ja. Machen Sie sich keine Sorgen. Warten Sie ab, wie Sie sich in den kommenden Wochen fühlen."

Ich fühlte mich ein wenig belämmert wegen meines Gefühlsausbruches, deshalb stimmte ich zu, abzuwarten, bevor ich die Diät aufgeben würde. Doch ich war wieder in einen tiefen Anfall von Skepsis gestürzt. Trotz der offenbaren Anzeichen von Fortschritt, den ich gemacht hatte, wurde ich wieder von den Schatten des Zweifels verfolgt, die mich immer dann überwältigten, wenn eine Situation entstand, die mit meinem medizinischen Verständnis nicht übereinstimmte. Soweit ich es verstand, unterlag die Welt der Makrobiotik nicht notwendigerweise den gleichen physikalischen Gesetzen wie jene, die mir zur zweiten Natur geworden waren. Meine Logik und mein Wissen waren auf den Kopf gestellt und der einzige Grund, der mich dazu brachte, dies zuzulassen, war die schwache Hoffnung, daß es mein Leben retten könnte. Wieder einmal war ich entschlossen, mir meine Urteilsfähigkeit zu erhalten.

Natürlich war ein Teil meiner Schwierigkeiten mit der Makrobiotik — abgesehen von den überwiegend intellektuellen Schwierigkeiten — das Gefühl, daß ich allein es war, der sie praktizierte. Da war niemand in meiner sozialen Gruppe — speziell kein Arzt — zu dem ich, zu meiner eigenen Beruhigung, hätte gehen können. Später allerdings erfuhr ich, daß eine Anzahl Ärzte ringsumher ebenso lebte, von denen ich jedoch keinen kannte. Daher fühlte ich mich entsetzlich allein in meiner Bemühung, die Kluft zwischen meiner westlichen medizinischen Ausbildung und diesem östlichen quasi philosophischen System zu überbrücken. Das Gefühl, isoliert zu sein, verstärkte meine Skepsis nur noch mehr. Manchmal dachte ich, daß diese Ernährung und diese Philosophie nur für Schimpansen gut sei. Für Schimpansen und für diesen verzweifelten Doktor, der an Krebs stirbt.

Eines Abends, während einer Unterrichtsstunde in der East West Foundation, lernte ich Bob und Sylvia Roberman kennen. Die Robermans waren in meinem Alter. Bob war ein erfolgreicher Börsenmakler und Sylvia eine staatlich anerkannte Krankenpflegerin. Beide hatten die meiste Zeit ihres Lebens in Philadelphia verbracht. Zwei Wochen nachdem wir uns kennengelernt hatten, nahm ich ihre Einladung zum Abendessen an.

Die Robermans waren ein ansehnliches Paar. Sylvia war ungefähr einsachtundsechzig groß, mit kurzem, dunkelbraunem Haar und einem herzförmigen Gesicht. Ihre Augen waren groß und braun, Nase und Mund jedoch klein. Sie beeindruckte mich sofort, als ich sie kennenlernte, durch ihre Energie. Es war, als sei sie erst zwanzig. Sie war sehr bestimmt und neigte dazu, ihre Meinung zu sagen.

Bob war von ruhigem, wohlerzogenem Selbstvertrauen; ein gut aussehender Mann mit einer schlanken, athletischen Figur. Er war zwei oder drei Zentimeter kleiner als seine Frau.

Sie lebten in einem wunderschönen Apartment am Rande von Philadelphia. Es war ihnen offenbar gut gegangen in ihrem Leben. Ich war immer schon neugierig gewesen, was Leute zur Makrobiotik veranlaßte, zumal solche, die in meinem Alter waren und meinen gesellschaftlichen Hintergrund hatten.

Am Abend meines Besuches servierte Sylvia ein einfaches Abendessen. Sie machte im Drucktopf gekochten Naturreis, Linsensuppe, Salat mit Tofu garniert, gedünsteten Blumenkohl und Möhren. Als wir beim Essen waren, fragte ich sie, wie sie zur Makrobiotik gekommen wären.

Zuerst beantwortete Sylvia meine Frage. Sie hatte schon seit Jahren während ihrer Periode an blutenden Hämorrhoiden gelitten und hatte schwere Depressionen. Sie nahm bis zu neunzehn Tabletten am Tag, darunter Lithium, Triaville, Valium, Ferrosulfat und Vitaminpillen. „Ich war ein Wrack," sagte sie. „Und inzwischen zahlte ich dem besten Psychiater von Philadelphia ein Vermögen, damit er mir einmal die Woche zuhörte. Es besserte sich nichts. Ich fühlte mich scheußlich."

Damals kochte ihre Tochter, still für sich, in der Küche makrobiotische Kost. Bei Gelegenheit schlug die Tochter ihrer Mutter vor, diese Ernährung einmal auszuprobieren; vielleicht würde das helfen. Sylvia entschloß sich, es zu versuchen. „Warum eigentlich nicht?" sagte sie sich. „Alles andere habe ich schon probiert." Das war im Jahre 1976.

Innerhalb von zwei Monaten hatte Sylvia ihren Medizinschrank leergeräumt. Sie fühlte sich prächtig. Inzwischen war die Hämorrhoidenblutung allmählich verschwunden. „Nach ein paar Monaten Makrobiotik hörten die starken Depressionen auf, und ich war überhaupt nicht mehr deprimiert seit wer weiß wie lange," sagte sie. „Ich habe seit zwei Jahren schon keine Tablette mehr genommen."

„Und Sie haben einfach mitgemacht, nicht wahr?" sagte ich zu Bob.

„Nein, nein," sagte er schmunzelnd. „Nein, ich hatte auch meine Probleme. Ich war impotent."

Er wandte sich an einige Ärzte und Psychiater, ohne Erfolg. Dann begann er zusammen mit seiner Frau die Makrobiotik. Nach sechs Monaten spürte er eine positive Veränderung; innerhalb eines Jahres, so sagte er, war der Zustand nahezu beseitigt.

„Wirklich, ich konnte es einfach nicht glauben," sagte er. Die Meridiane im unteren Bereich seines Körpers seien durch Fett blockiert gewesen, so sagten sie ihm. Die Folge war ein Verlust an Vitalität, nicht nur in den Geschlechtsorganen. Er sagte, daß er Schwierigkeiten beim Wasserlassen und bei der Darmentleerung hatte. „Nachdem wir einige Monate makrobiotisch gelebt hatten, hatte sich all' das gebessert," sagte er.

„Das ist kein Allheilmittel," sagte Bob. „Wir behaupten nicht, daß eine vernünftige Ernährung alle gesellschaftlichen Probleme löst, oder irgendwen zu einem vollkommenen Menschen macht — nicht einmal vollkommen gesund, wenn es so etwas überhaupt gibt. Aber wir fühlen, daß es die einzige gesunde Art zu essen ist, zumal in unserem Alter."

„Essen ist die Grundlage," sagte Sylvia. „Die Makrobiotik bessert Ihre Gesundheit. Aber es liegt an Ihnen, was Sie daraus machen. Die Kost nimmt Ihnen nicht die Aufgabe ab, Ihr Leben zu verändern."

Wo immer ich abends aß, hatten die Leute ähnliche Geschichten zu erzählen. Obgleich ich mißtrauisch blieb, wurde ich durch diese Berichte ermutigt. Wissenschaftlich waren sie ohne Bedeutung, es waren sehr persönliche Berichte, die in keiner Weise erhärtet oder bewiesen werden konnten. Sie bedeuteten einfach Hoffnung für mich. Diese Leute behaupteten, schwierige Umstände durch eine positive Haltung und mit Hilfe der Makrobiotik überwunden zu haben. Ich hoffte nur, daß es mir ebenfalls gelingen würde.

Im März war ich bereit, noch eine Reise zu wagen. Diesmal wollte ich die makrobiotische Gemeinde in Miami (Florida), besuchen. Mona Schwartz, die ich während meines ersten Kochkurses bei Judy Waxman kennengelernt hatte, lud mich dorthin ein, und ich nahm die Einladung an. Mitte des Monats flog ich nach Miami, wo ich im Coconut Grove wohnte, nahe dem East West Center. Ich aß bei Mona und im Oak Feed, einem örtlichen Makrobiotik-Restaurant.

Es war wunderbar. Bei Monas Fürsorge einerseits und dem Oak Feed-Restaurant andererseits hatte ich keine Probleme, makrobiotische Kost von guter Qualität zu essen. Ich verließ Florida in der Gewißheit, daß ich bei richtiger Planung quer durch das ganze Land reisen konnte und sogar durch Europa, wo es laut Michios Angaben hunderte von East West Centers gab. Da ich das Reisen liebe, war meine Empfindung für Freiheit wiederhergestellt. Das Gefühl, durch die Makrobiotik eingeengt zu sein, schwand allmählich.

Mitte April wurde wieder eine Serie von Blut- und Leberfunktionstests durchgeführt: Die im Labor ermittelten Erkenntnisse ergaben keine Anzeichen von Krebs in meinem Körper. Jetzt endlich fühlte ich, daß man darüber etwas sagen müsse, und ich hielt mich Sheldon gegenüber nicht zurück.

„Sheldon, ich bin überzeugt, daß mein Fortschritt in dieser Sache etwas mit der Makrobiotik zu tun hat. Ein Großteil dieser Ideen klingt verrückt, aber an einigen könnte etwas dran sein."
Dann erzählte ich Sheldon ein wenig über das makrobiotische Konzept vom Gleichgewicht, von Ansammlung und Ausscheidung und der heilenden Kraft der Ernährung. Ich sagte, die Makrobioten glauben, daß die Gesundheit von dem Gleichgewicht abhinge, in dem sich alle Systeme des Körpers befinden müssen. Ich erklärte, daß dieses Gleichgewicht wiederum davon abhängig sei, welche Art von Nahrung dem Körper zugeführt werde. Die makrobiotische Auffassung sei, daß der Körper eine gewisse Menge von Giften, die er durch die Nahrung aufnehme, verarbeiten könne. Solange diese Gifte unterhalb eines bestimmten Niveaus blieben, könne der Körper sie durch die üblichen Mittel, die ihm zur Verfügung stehen, ausscheiden. Wenn dieses Niveau jedoch überschritten werde, beginne der Körper die Gift-

stoffe an verschiedenen Stellen anzusammeln, hauptsächlich in den Arterien und rund um das Herz ebenso wie in bestimmten Organen. Diese Ansammlung verursache schließlich verschiedene Arten von Krankheiten, einschließlich kardiovaskulärer Leiden und Krebs, welche eine extreme Unausgeglichenheit im Körperhaushalt anzeigen würden, hervorgerufen durch die vorherrschenden Nahrungsmittel in der Ernährung. Die Makrobioten behaupten, daß diesem Prozeß von Fehlentwicklung und Anhäufung durch eine Ernährung, die frei sei von diesen giftigen Elementen, entgegengewirkt werden könne; werden aggressive Bestandteile aus der Nahrung ferngehalten, könne die weitere Anhäufung nicht nur gestoppt, sondern sogar umgekehrt werden. Der Körper scheide die Giftstoffe auf natürliche Weise aus, und befreie sich somit selbst von der Ursache seines Leidens. Somit kehre der Körper zurück in den Zustand des Gleichgewichts und der Gesundheit.

Während ich sprach, schaute Sheldon mich mit aufrichtiger Neugier und Hochachtung an. Er machte nicht den Eindruck, als sei er uninteressiert oder betroffen. Er saß einfach da, mit dem gleichen, wachen Ausdruck, den ich mittlerweile so gut an ihm kannte. Doch ich hatte noch nicht vergessen, wie ich selbst auf diese Ideen reagiert hatte, als ich zum ersten Mal Denny davon reden hörte.

„Ich weiß, das klingt verrückt, Sheldon," sagte ich. „Aber ich bemerke eine Menge Veränderungen in meinem eigenen Körper, und diese Tests scheinen zu bestätigen, daß da etwas Positives in mir passiert. All das klingt noch verrückter, wenn wir von Yin und Yang reden, dem Fließen von Chi und allem übrigen, das die makrobiotische Auffassung ausmacht," fuhr ich fort. „Aber ich beginne zu spüren, daß diese Makrobioten etwas vom Heilen verstehen, und überhaupt vom Leben, in philosophischer und metaphorischer Hinsicht, während wir Ärzte und Wissenschaftler die Dinge in wissenschaftlichem und analytischem Rahmen sehen. Keine Seite dürfte falsch liegen; es ist einfach nur die unterschiedliche Sichtweise von der gleichen Sache. Die makrobiotische Ansicht könnte die wissenschaftliche Auffassung gut ergänzen, und umgekehrt.

„Sicher, Tony, das ist alles sehr interessant," sagte Sheldon. „und ich bin offen dafür, mehr über die Makrobiotik zu erfahren, aber als Dein Arzt muß ich noch einmal wiederholen, daß es weder eine wissenschaftliche noch eine medizinische Grundlage für das gibt, was Du sagst. Daher kann ich nicht bestätigen, daß die Makrobiotik irgendeinen therapeutischen Wert hätte. Andererseits, Du tust offensichtlich das Richtige; ich glaube, daß die Besserung auf die Orchiektomie und die Östrogene zurückgeht; aber die Ernährung scheint Dich ja in keiner Hinsicht zu schädigen. Wenn sie Dir etwas gegeben hat, so sicher einen Grund zur Hoffnung, außerdem trägt sie zu Deiner positiven Haltung bei. Es scheint, daß Du einiges Vertrauen in sie setzt, deshalb möchte ich Dich ermutigen, damit weiterzumachen. Wir werden aber fortfahren, zu beobachten."

Sheldon empfahl, die Labor-Tests alle drei Monate zu wiederholen. Ich war froh, diese offene Aussprache mit ihm über meine unkonventionelle Ernährung geführt zu haben. Ich fühlte mich sehr wohl und außerordentlich hoffnungsfroh, als ich sein Büro verließ. Abgesehen von den Labor-Resultaten, fühlte ich mich in letzter Zeit jünger. Die Farbe meines Gesichtes schien frischer und meine Haut fester. Die schweren Wangen ebenso wie die Säcke unter meinen Augen waren verschwunden. Ich sah nicht aus wie ein Mann, der todkrank war vor Krebs. Darüberhinaus fühlte ich mich rundherum wohl.

Ich war voller Hoffnung und Optimismus. Klar, es gab eine gewisse medizinische Bestätigung für die makrobiotische Behauptung, daß es mit mir aufwärts ging. Möglicherweise, nur möglicherweise, hatten sie recht. Vielleicht war etwas daran, diese Diät als Behandlung gegen den Krebs anzuwenden.

Aus dem April ging es in den Mai, der Frühling schüttelte seine Schlaftrunkenheit ab, und in gewisser Weise tat ich das auch. Etwas sagte mir tief in meinem Inneren, daß ich über den Berg war, daß ich mich auf dem Weg der Heilung befand. Freude erfüllte mich und die Gewißheit, daß meine Lebenskraft nun nicht mehr allein für den Kampf gegen die Krankheit bestimmt war. Ich war durchgekommen. Ich fühlte mich wie ein Vogel im Fluge.

Kapitel 9

AM ZWEITEN SAMSTAG im Juni fuhr ich ins East West Foundation Mid-Atlantic Sommercamp in Phoenixville, Pennsylvania, etwa eine Stunde nordwestlich von Philadelphia. Das Camp, in dem makrobiotische Unterweisungen zu Gesundheit und natürlicher Heilung vermittelt wurden, war von Murray Snyder, Leiter der East West Foundation in Baltimore, sowie Denny Waxman organisiert worden. Ich erreichte das Gelände des Camps in den mit Kiefern bestandenen Hügeln außerhalb von Phoenixville kurz vor Mittag. Murray begegnete mir dort und führte mich herum.

Ebenso wie Denny Waxman war auch Murray schon seit zehn Jahren Michio Kushis Schüler. Er ist ungefähr einszweiundachtzig groß, mit schwarzem Haar, kleinen braunen Augen und einer frischen, gesunden Hautfarbe. Murray hat eine enthusiastische, ja, sogar inspirierende Ausstrahlung; so wie ich empfand, konnten wir nicht besser übereinstimmen.

Das Camp lag in einem Tal umgeben von Wald, der auf den Flanken sanft ansteigender Hügel aufwärtsstrebte. Es war eine friedvolle, ländliche Szene, dargestellt von drei Hauptgebäuden, in denen der Unterricht stattfand, sowie mehreren Hütten, in denen man übernachten konnte. Viele Teilnehmer schlugen ihre Zelte auf den grasbedeckten Feldern in der Nähe auf.

Ungefähr zweihundert Leute waren zu dem einwöchigen Aufenthalt erschienen, sagte Murray. Die meisten von ihnen kamen aus Pennsylvania, New York, Maryland, New Jersey und Florida. Viele waren Neulinge in der Makrobiotik, aber die meisten von ihnen waren Veteranen in Sachen Naturreis und Misosuppe.

Am Nachmittag meiner Ankunft war der Himmel klar, und es lag eine Menge Begeisterung in der Luft. Ich war begierig, Michio zu sehen.

Sehr bald führte mich Murray zu einem der Gebäude, wo Michio eine Unterrichtsstunde gab. Michio und ich vereinbarten, uns später zu treffen, gegen fünfzehn Uhr. Ich fuhr nach Phoenixville, um ihn in seinem Hotel aufzusuchen. Während der Fahrt spürte ich die alten Zweifel in mir. Ich war auf dem Wege, einen Mann zu treffen, der mich untersuchen würde, um mir etwas über den Zustand meines Krebses zu erzählen. Etwas in mir beharrte darauf, daß dies lächerlich sei. Tatsächlich war ich nicht in der Lage, meine makrobiotische Lebensweise mit einigen meiner Wesensarten sowie meinem medizinischen Hintergrund auszusöhnen. Ein Teil meines Wesens behauptete, das ganze System — wenn es denn überhaupt System genannt werden konnte — sei eine pure Verrücktheit. Andererseits konnte ich nicht außer acht lassen, daß, so lange ich diese verrückte Diät betrieb, das Unmögliche — oder zumindest das Unglaubliche — mit mir geschah. Ich wußte wirklich nicht, wie ich mit diesem Konflikt fertig werden sollte, außer — weitermachen. Inzwischen wartete ich weiterhin auf das Wunder, das alles verwandeln würde.

Aus diesem Grunde verlor ich auch nie ganz den Kontakt zu meinen medizinischen Kollegen. Paradoxerweise gaben sie mir mehr Vertrauen in die Makrobiotik, seit die medizinischen Tests offenbar einige Dinge bestätigten, die mir von den Makrobioten vorausgesagt worden waren. Ich hatte bereits beschlossen, mich in einigen Tagen mit Sheldon Lisker zu treffen, um weitere Blutuntersuchungen machen zu lassen und meine Fortschritte zu besprechen.

Aber jetzt waren meine Gedanken ganz auf Michio Kushi

konzentriert. Die Makrobiotik war meine ganze Hoffnung geworden, sie war der Faden, an dem mein Leben hing, und obwohl ich oft glaubte, daß es keinen Grund zur Hoffnung mehr gäbe, blieb doch die ferne Chance auf ein Wunder; jetzt begann ich zu glauben, daß ein Wunder geschehen könnte.

Als ich in Michios Hotelzimmer kam, warteten dort mit ihm Denny Waxman, Michael Rossoff und Shizuko Yamamoto, eine makrobiotische Beraterin aus New York City. Michio begrüßte mich herzlich, und ich schüttelte Denny, Michael und Shizuko die Hand. Ich hatte Michael Rossoff nicht mehr gesehen seit dem Tag im Oktober 1978, als ich ihn und Michio in Kushis Haus in Brookline kennengelernt hatte. Shizuko hatte ich einige Monate zuvor in New York getroffen und hatte seither ein paarmal mit ihr gesprochen. Sie ist etwa vierzig Jahre alt, klein — nur einsdreiundfünfzig oder -fünfundfünfzig — eine kräftig gebaute Frau, die — was nicht überrascht — eine Expertin in Shiatsu (Meridian-Massage) ist. Sie hat auch ein Buch über Massage geschrieben, mit dem Titel *Barefoot Shiatsu*. Michio fragte mich, ob ich etwas dagegen hätte, daß diese drei Gäste zugegen wären, während er mich untersuchte; natürlich hatte ich nichts dagegen.

Die anderen saßen auf Stühlen um einen kleinen, runden Tisch in der Nähe des Fensters, während Michio die Vorhänge zurückzog und die Nachmittagssonne hereinließ. Der Raum war ohne eigenen Charakter: Ein Doppelbett, teppichbedeckter Boden und einige hölzerne Stühle rund um einen kleinen Tisch. Allerdings war das Zimmer größer als in vielen anderen Hotels, und die Wände waren mit einer hübschen gedeckt-weißen Tapete verkleidet.

Michio begann, mich zu untersuchen. Alle waren ein wenig angespannt, so schien mir, doch war ich zweifellos der Ängstlichste von allen. Er schaute in meine Augen und bat mich, nach oben zu schauen, nach unten, links und rechts. Dann untersuchte er gründlich mein Gesicht und klopfte die oberen Partien meines Körpers ab.

Er war gekleidet wie stets, der dunkelblaue, dreiteilige Anzug, das weiße Hemd und der silbrige mit Marinesymbolen bedruckte

Schlips. Ich forschte in seinem Gesicht nach Anzeichen für das, was er wohl dachte, aber es gab nichts, was seine Gedanken verriet. Er hätte bei mir ebensogut Maß für einen Anzug nehmen können, so wenig offenbarte seine Miene. In meinem Bauch begann ein kleines Feuer zu erwachen.

Ich hatte bis jetzt zehn Monate makrobiotisch gelebt. Und ich glaubte, daß ich die Ernährung so genau wie irgend möglich eingehalten hatte. Jede Nacht, bevor ich zu Bett ging, hatte ich meine Überlebenschancen aufs neue durchdacht. Mit jedem Monat, der verging, konnte ich mir bessere Chancen ausrechnen. Abgesehen von den gelegentlichen Rückenschmerzen, die lange nicht mehr so peinigend und so lang anhaltend waren wie zuvor, hatte ich mich niemals in meinem Leben so gut gefühlt. Des Nachts schlief ich gut und erwachte erfrischt und wohlvorbereitet für den kommenden Tag. Am Morgen machte ich ein paar Yogaübungen, die Denny mir gezeigt hatte. Ich fühlte mich den Tag über kräftig, ohne das nachmittägliche Tief, an das ich vorher gewöhnt war. Meine Gedanken waren klar, und ich schien meine Gefühle besser in der Gewalt zu haben als früher. Ich glaubte, daß ich mit dieser Krankheit fertig werden könnte.

Michio bat mich, die Ärmel aufzurollen und Schuhe und Strümpfe auszuziehen. ‚Was genau sieht er?' fragte ich mich. ‚War das Zeug von den Meridianen tatsächlich wahr?' Da und dort klopfte Micho mit seinem Daumen bestimmte Stellen meines Körpers ab, und dabei ließ er einen dumpfen Brummton hören, der tief aus seiner Kehle kam. Während er mich untersuchte, sagte er kein Wort. Alle waren ganz still. Ich spürte die Spannung in meinen Schultern und fühlte, wie mein Atem kürzer ging.

Es war gerade zwölf Monate her, daß mir gesagt worden war, ich hätte eine tödliche Krankheit. Damals glaubte ich, daß ich noch vor meinem fünfzigsten Geburtstag sterben würde. Was dieser Diagnose folgte, war eine Reihe von Tragödien: Drei Operationen, der Verlust meiner Hoden, der Tod meines Vaters, der langsame Abbau meiner Mutter und das lange, bittere Warten auf meinen baldigen Tod. Dann nahm ich zwei Anhalter mit.

Und nun dies, heute.

Michio hatte meine Untersuchung beendet und trat zurück. Er schaute mich auf eine Weise an, wie man es tut, wenn man sich an ein Gesicht erinnern möchte.

„Sie haben keinen Krebs mehr, Tony. Sie haben Ihre Krankheit besiegt," sagte Michio. Damit trat er zurück und lächelte.

Plötzlich brach in mir eine Mauer aus Spannung, Verzweiflung, Schmerzen und Enttäuschung in sich zusammen; Gefühle der Freude überschwemmten mich wie heilende Wasser. Jeder, der sich im Raum befand, klopfte mir auf den Rücken und gratulierte mir. Ich hatte das Unmögliche fertiggebracht. Es war mir gelungen, eine Krankheit zu überwinden, die nach meinen eigenen Maßstäben unbezwingbar war.

„Ich wußte es, ich wußte es", sagte ich. Ich konnte fühlen, wie meine Miene vor Glück zerfloß. „Ich weiß, ich bin heil, bei Gott!" Das Zimmer war noch eine kleine Weile wie von übermütiger Freude angefüllt. Als die Aufregung endlich nachließ, sagte Michio: „Sie sind noch nicht außer Gefahr, Tony. Es braucht noch Zeit und weiterhin gutes Essen."

Zuerst war ich bestürzt. Er schien sich selbst zu widersprechen. Dann erklärte er, daß nach makrobiotischer Auffassung der Körper erst in sieben Jahren gänzlich von Krebs gereinigt sei. Denn in dieser Zeit habe sich jede Zelle des Körpers erneuert, und der Krebs sei somit völlig ausgeschieden. Ich sei jetzt von akuter Gefahr befreit, und vordergründig sei alles in Ordnung; Es könne jedoch leicht zu einem Rückfall kommen, wenn ich meine Lebensgewohnheiten und die Ernährung ändern würde. Ich müsse darauf achten, wie ich aß und lebte, sagte Michio, besonders in den kommenden Jahren.

Dann sprachen wir über die Behandlung, der ich mich unterzog, speziell über die Östrogene. Ich sagte ihm, daß ich mich unter den jetzigen Umständen sehr gut fühlte und es schiene, als ob ich von Woche zu Woche kräftiger würde. Michio sagte, daß ich mich mit oder ohne Östrogene erholen würde, doch in meinem Falle könnten sie die Wiederherstellung im Körper etwas verlangsamen, weil dadurch ein Ungleichgewicht im Körper entstünde, das wiederum einige Zeit für die Korrektur benötige. Entsprechend der makrobiotischen Theorie seien die Östrogene — die weiblichen Hormone — stärker yin als andere Hormone, und dies vereitele den Versuch des Körpers, einen ausgewogenen Zustand zurückzugewinnen. Michio sagte, daß das Gleichgewicht wiedererlangt werden könnte, wenn ich bei den Östrogenen bliebe, aber es würde weitaus länger dauern. Wir diskutierten darüber, ob ich sie absetzen sollte; schließlich überließ man mir die Entscheidung.

Ich fragte ihn, wann er glaube, daß ich mich gefahrlos einer Scannerprüfung unterziehen könne. Ich wollte unter allen Umständen so bald wie möglich Klarheit haben, um ganz sicher zu sein, daß ich den Krebs überwunden hatte.

„Der Test ist gefährlich, Tony", sagte Michio. „Sie wissen, daß diese radioaktive Flüssigkeit nicht zur makrobiotischen Ernährung gehört."

„Ich muß es ganz sicher wissen, und der Test ist die einzige Möglichkeit, es zu erfahren," antwortete ich. „Wann glauben Sie, daß ich diesen Test machen lassen kann, um eine einwandfreie Bestätigung für meine Gesundheit zu bekommen?"

Michio war verständlicherweise ein wenig betroffen, daß mein Vertrauen so gering war. Aber ich hielt es für notwendig, meine Heilung medizinisch bestätigen zu lassen. Die medizinische Welt würde Michios Behauptung, ich sei wieder in Ordnung, nicht akzeptieren, und ich war mir bewußt, was meine Heilung für andere bedeuten würde, wenn ich eine sichere Bestätigung dafür hätte, daß die Ernährung einen wirksamen Einfluß bei der Behandlung von Krebs ausübt. Meine Heilung würde wenig bedeuten, außer für mich selbst, wenn ich keine medizinischen Belege vorweisen konnte.

Michio bat mich, bis November oder Dezember zu warten, bevor ich zu dem Scannertest ging. Enttäuscht und mit einem leisen Gefühl von Unbehagen kam ich auf ein anderes Thema zu sprechen: „Wann kann ich meine Ernährung erweitern?" fragte ich.

„In sechs Monaten," war Michios Antwort. „Nehmen Sie jetzt

zweimal in der Woche ein wenig Obst dazu. Etwas später können Sie einmal die Woche eine kleine Portion Fisch zu sich nehmen; lassen Sie uns aber mit dem Fisch noch etwas warten."

Michio fragte mich dann, ob es in Ordnung wäre, wenn er bei der heutigen Abendversammlung eine Erklärung abgäbe, die meine Heilung betraf. Er fügte hinzu, daß es viele Leute ermuntern würde, gesund zu werden. Ich stimmte zu, vorausgesetzt er sage, daß es noch keine medizinische Bestätigung dafür gäbe, daß ich meine Krankheit überwunden hätte.

Michio lächelte mich herzlich an und sagte: „Ich sage heute voraus, Tony, daß Sie die Rettung von Millionen von Leben bewirken werden."

Diese Aussage — so erschütternd sie für mich war — löste wieder eine Runde von Glückwünschen aus und erfüllte aufs neue das Zimmer mit Freude. Und erneut wurde ich mir meiner ungeheuren Erleichterung und meines Glücks bewußt. Wir blieben noch ein paar Minuten in dem Zimmer und redeten, und ich drückte allen meine tiefste Dankbarkeit aus, besonders Denny und Michio für die Hilfe, die sie mir gewährt hatten. Wie kann jemand seinen Dank an jene angemessen ausdrücken, die ihre Hände ausgestreckt und ihn der Unterwelt des Todes entrissen hatten? Alles was ich sagen konnte, war: „Ich danke Euch!"

In den kommenden Tagen trug ich mich mit der Absicht, die Östrogene abzusetzen. Ich lebte nun schon so lange Zeit makrobiotisch und hatte sichtlich große Fortschritte gemacht. Doch ich wollte die Gewißheit haben, ob dieser Fortschritt der Ernährung oder den Östrogenen und der Orchiektomie zuzuschreiben war. Ertrug ich diese Lebensweise nun umsonst, oder war wirklich an der Makrobiotik etwas dran? Während der letzten paar Monate war mir allmählich der Verdacht gekommen, daß meine Besserung mehr mit der makrobiotischen Behandlung zu tun hatte als mit den Östrogenen. Mittlerweile hatte ich genug über die östliche Diagnose gelernt, um spezifische Veränderungen in meinem Gesicht, an den Händen und dem gesamten Gesundheitszustand zu bemerken. Ich veränderte mich, daran war nicht zu zweifeln. Meine Erscheinung wurde jugendlicher, vitaler, begleitet von einem allgemeinen Gefühl des Wohlbefindens. Ich sah besser aus, und ich fühlte mich besser, und es geschah nach einem Muster, das die Makrobioten nahezu für erwiesen ansahen. Doch das ist schwerlich ein Beweis für eine brauchbare Krebstherapie.

Wäre ich nicht Arzt gewesen, meine widersprüchlichen Gefühle der Makrobiotik gegenüber wären nie ins Gewicht gefallen; schließlich ging es mir ja besser. Aber für mich fiel es ins Gewicht, es fiel sogar sehr ins Gewicht. Trotz der Tatsache, daß ich jetzt Patient war, hörte ein Teil von mir nie auf, wie ein Arzt zu denken. Oft fragte ich mich, ob die Ernährung auch meinem Vater geholfen hätte. Außerdem wollte ich die Ernährung und die damit verbundene Philosophie — soweit wie möglich — prüfen, wegen der tieferen Bedeutung für meine eigene Einschätzung als menschliches Wesen. Waren meine früheren Ernährungs- und Lebensgewohnheiten der Grund für meinen Krebs? Mehr noch als der Krebs selbst, nichts hatte in meinem Leben jemals soviele meiner Werte völlig auf den Kopf gestellt, wie die Makrobiotik es getan hatte. Ich mußte wissen, ob an diesem verrückten System etwas Wesentliches dran war.

Natürlich gab es immer noch die Möglichkeit, daß die Orchiektomie meine gesundheitliche Besserung bewirkt haben könnte, aber ich zweifelte sehr, daß dies der Fall war. Die Krankheit war ganz klar im Rückgang, ich wurde schnell kräftiger, ich hatte mehr Energie wie seit zwanzig Jahren nicht, und der Verlauf meiner Gesundung stand im Widerspruch zu der großen Mehrheit der Fälle von Hodenkrebs im Stadium IV (D), welche mit Orchiektomie und Östrogenen behandelt worden waren.

Es war mir klar, daß die beste Prüfung, die ich an mir selber vornehmen konnte, darin bestand, die Östrogene wegzulassen. Also ging ich zu Sheldon Liskers Büro, um es mit ihm zu besprechen. Er war absolut dagegen.

„Tony, es ist medizinisch nicht ratsam für Dich, die Östrogene jetzt abzusetzen. Du machst alles richtig, und ich bin sehr glücklich, daß es Dir besser geht. Wenn Du aber die Östrogene wegläßt, dann ist es sehr wahrscheinlich, daß der Krebs wieder auftaucht. Dies ist eine sichere und effektive Behandlung und eine, die Dein Leben verlängern kann. Ich habe das unumstößliche Gefühl, daß Du die Therapie jetzt nicht ändern solltest."

„Sheldon, ich glaube, daß die Ernährung meinen Zustand verbessert hat. Ich muß einfach wissen, ob es an der Diät oder den Östrogenen liegt."

Dann erzählte ich Sheldon, daß ich Michio Kushi vor ein paar Tagen getroffen hatte, und daß er mir gesagt hatte, ich würde richtig handeln.

„Kushi glaubt, daß mein Krebs fast verschwunden ist," sagte ich vorsichtig.

„Gewiß, Tony, ich bin froh zu hören, daß Deine makrobiotischen Freunde den Eindruck haben, daß es Dir besser geht, aber ich kann da nicht mitmachen, wenn Du die Östrogen-Therapie aufgibst," sagte Sheldon. Die Vorstellung, meine Besserung könnte auf die makrobiotische Ernährung zurückzuführen sein, war für Sheldon absurd. Er wiederholte noch einmal, daß es keine medizinische Erkenntnis gäbe, die vermuten ließe, eine solche Diät könne eine wirksame Therapie gegen Krebs sein. „Ich glaube, Du spielst mit Deinem Leben, Tony. Ich bin sehr dagegen, daß Du Deine Behandlung zu diesem Zeitpunkt änderst."

Ich erklärte Sheldon, daß ich es als einen Versuch ansähe. „Laß uns sehen, was passiert. Ich werde sehr aufpassen und wenn irgendwas geschieht, werde ich die Östrogene wieder einnehmen."

Er war eindeutig verstimmt über mich. Sheldon gehört zu den Leuten, die scheinbar durch nichts aus der Fassung zu bringen sind, so daß jede auch nur geringe Veränderung dieses Verhaltens sehr eindrucksvoll ist. Seine Haltung war jetzt entschlossen und gebieterisch.

„Ich befürchte, wenn der Krebs wieder aufflackert, sind wir nicht mehr in der Lage, seine Weiterentwicklung zu bremsen, auch nicht, wenn Du die Östrogene wieder einnimmst", sagte Sheldon. „Wir wissen beide: Es gibt keine Garantie bei dieser Art Sachen. Wenn ein solches Leiden wieder in Gang gekommen ist, könnten wir vielleicht nicht mehr fähig sein, es zu stoppen."

„Sheldon, ich möchte die Östrogene nur einen oder zwei Monate absetzen, um zu sehen, was passiert. Ich möchte erfahren, wie ich mich fühle, und ob es irgendwelche bemerkenswerten Veränderungen an meinem Zustand gibt." Ich erklärte ihm, ich hätte meine Eßgewohnheiten und meinen Lebensstil wegen der Makrobiotik radikal geändert, und ich müßte wissen, ob das einen Sinn hätte. Ich hätte immer noch schwere Bedenken. Als ein Arzt, der in der Situation sei, möglicherweise einmal Anwalt für eine ernährungsbedingte Auffassung von Krankheiten und deren Vorbeugung zu sein, glaubte ich die Wirksamkeit der Ernährung, soweit mir das eben möglich sei, beweisen zu müssen.

Sheldon schwieg eine Weile und studierte mein Gesicht.

„Schön, Tony, Du bist Arzt und weißt, was Du tust. Ich bin einverstanden. Wir müssen nur Deinen Zustand sehr genau im Auge behalten."

„Danke, Sheldon," sagte ich.

Während der dritten Juniwoche stellte ich die tägliche Einnahme der Östrogenpillen ein. Ich hatte beschlossen, bis zu meiner nächsten Serie von Bluttests zu warten, um zu sehen, ob es irgendwelche signifikanten Änderungen meines Zustandes gäbe. Wäre dieser dann schlechter, würde ich also wissen, daß die Östrogene zumindest teilweise für die Besserung meiner Gesundheit zuständig waren, und daß die Ernährung nicht der einzige Grund für meine offensichtliche Besserung war. In diesem Falle würde ich die Östrogene wieder einnehmen.

Während des ganzen Sommers fühlte ich mich weiterhin kräftig und meiner Gesundheit sicher. Gegen Mitte August zeigten die Laborwerte keine nennenswerten Veränderungen. Mein SGOT, SGPT und LDH — alles Leberfunktionstests — stiegen ein wenig an, auf 28, 43 und 0,7. Dies waren keine Hinweise auf Krebs. Ich war überzeugt, daß damit meine Körpersysteme auf die Abwesenheit der Östrogene reagierten, und auch die Leberfunktionstests würden sich schließlich von selber einpendeln, immerhin waren sie zuvor stark anormal gewesen.

Doch es gab einen Nebeneffekt: Ich bekam zeitweilig Hitzewellen als Folge von Mangel an Testosteron oder Östrogen in meinem Körper, ein Zustand, von dem man sagen könnte, er sei der weiblichen Menopause ähnlich. Die Hitzewellen und das Schwitzen traten jedoch schwach auf und waren selten.

In der Zwischenzeit veranstaltete die East West Foundation ihr jährliches Amherst Programm am Amherst-College, mitten in Massachusetts, während der letzten Augustwoche. Das Amherst-Programm war die Hauptkonferenz der Foundation. Über die Jahre hin, in denen sie stattfand, hatten viele bekannte Ärzte und Wissenschaftler — wenn auch offensichtlich skeptisch — daran teilgenommen, um die makrobiotische Auffassung von Krebs und anderen degenerativen Krankheiten zu hören. Im Jahre 1979 war ich Gast von Michio Kushi, und während der Veranstaltung dieses Jahres lernte ich Jean Kohler kennen.

Kohler, Dr. phil., war fast dreißig Jahre lang Professor für Musik an der Ball-State-Universität in Muncie, Indiana, gewesen. Er war ein fröhlicher, schalkhafter Mensch, mit dem trockenen Witz und der ungeschminkten Ausdrucksweise des Mittelwestens. Er war einundsechzig, als ich ihn traf. Sechs Jahre zuvor war bei Kohler ein Pankreaskrebs diagnostiziert worden. 1973 führten Ärzte des medizinischen Zentrums der Indiana-Universität eine Testoperation an ihm durch und entdeckten einen großen Tumor an seiner Bauchspeicheldrüse. Der Tumor, von der Größe einer Faust, hatte Metastasen gebildet und war bis zum Zwölffingerdarm vorgedrungen. Krebs an der Bauchspeicheldrüse ist ein Todesurteil. Er ist eine der widerspenstigsten Krebsarten, die man derzeit kennt; Kohler und seiner Frau Mary Alice wurde von seinen Ärzten gesagt, daß es für ihn keine Überlebenschancen gäbe. Trotzdem ermunterten ihn die Ärzte zur Chemotherapie, und er unterzog sich einer solchen Behandlung. Dann erzählte ihm ein Freund von der Makrobiotik. Kurz danach konsultierte Kohler Michio Kushi und begann mit der makrobiotischen Ernährung. Innerhalb eines Jahres zeigten die Labortests keine Spuren von Krebs mehr, und er behauptete, sich prächtig zu fühlen. Die nächsten sieben Jahre führte er einen Kreuzzug, um den Menschen zu erzählen, daß er seinen Krebs geheilt hätte durch positive Einstellung und makrobiotische Kost. Er schrieb ein Buch mit dem Titel *Healing Miracles Through Macrobio-*

tics (Wunderheilung durch die Makrobiotik) und lehrte im ganzen Lande vor Zuhörern.

Als ich Kohler kennenlernte, war er die Personifizierung positiven Denkens. Ich war tief beeindruckt und ermutigt durch ihn, besonders durch die Tatsache, daß er noch lebte und in der Lage war, über eine solch verheerende Krankheit zu sprechen. Kohler war für mich ein weiteres Zeichen der Hoffnung.

Michio und ich hatten Gelegenheit, noch eine Weile in Amherst zusammen zu sein, und ich sagte ihm, daß ich mich möglichst noch im September dem Scannertest unterziehen wollte. „Nein, lassen Sie es nicht im September machen, Tony", sagte Michio. „Es könnten noch einige kleine Anzeichen der Krankheit übrig sein. Warten Sie doch bis zum Dezember. Dann wird alles in Ordnung sein."

Doch ich war besessen von der Idee, eine Bestätigung meiner offensichtlichen Besserung von der Schulmedizin zu bekommen. Bis zum Dezember konnte ich nicht warten. Als ich zurück war in Philadelphia, buchte ich sofort eine Scanner-Untersuchung für den 27. September im Methodist Hospital.

Der Monat September ging schnell vorüber. Im Krankenhaus agierte ich wie unter Volldampf, voller Energie und angefüllt mit Optimismus. Wenn es dies war, was die Makrobioten unter „Chi" verstanden, dann war ich durchtränkt damit. Diese Veränderung blieb nicht unbemerkt. Leute aus dem Krankenhaus kamen privat zu mir und fragten, was ich täte, um so voller Energie zu sein. Sie hatten gehört, daß ich eine etwas sonderbare Diät befolgte; was hatte es mit dieser makrobiotischen Ernährung auf sich? Ich erzählte ihnen, daß ich mit der Makrobiotik als Ergänzung zu der medizinischen Behandlung, die ich gegen den Krebs bekam, experimentieren würde. Zwar sei ich nicht sicher, aber ich nähme an, daß die Ernährung die gesteigerte Vitalität hervorriefe. Außerdem erzählte ich noch etwas über Makrobiotik. Meine Ernährung provozierte unterschiedliche Reaktionen, von schwachem Interesse bis zu völliger Ablehnung und Entsetzen. Mittlerweile schielte ich auf den Kalender.

Einige Tage vor meinem Termin für den Scannertest flog ich

nach Boston, um Michio Kushi noch einmal zu konsultieren. Ich wollte wissen, wie Michio dachte, daß der Scannertest ausgehen würde. Wir trafen uns in seinem Haus, und er unterzog mich dort einer schnellen Prüfung. Dann sagte er, daß alles mit mir in Ordnung sei.

„Wie, glauben Sie, wird der Scanner reagieren, Michio?" fragte ich. Es wären noch ein paar kleine Reste von Krebs in mir, sagte er, aber ich sei dabei, sie abzustoßen. Es brauchte zwar Zeit, aber der Krebs sei sehr gering. Er sagte, der Scanner würde entweder winzige Spuren von Krebs anzeigen — in diesem Falle sollte ich mich nicht sorgen — oder er würde nicht mehr die Spur von einer bösartigen Krankheit finden. Es wäre mehr als wahrscheinlich, daß der Scanner mich für völlig geheilt halten würde.

Am 27. September stand ich wie gewöhnlich um 6.30 Uhr auf, duschte, zog mich an und fuhr ins Büro. Ich betete wie ein Mann auf dem Weg zum Galgen. Im Krankenhaus angekommen ging ich hinunter zur Röntgenabteilung, wo Dr. Anthony Renzi mir die radioaktive Lösung injizierte. Dann warteten wir drei Stunden, damit sich die Lösung in meinem Körper verteilen konnte.

Inzwischen kam Dr. Renzi in mein Büro und sagte mir, was er bei dem Scannertest zu finden erwartete. Er hatte die Ergebnisse meines vorangegangen Tests und die Laborbefunde mitgebracht.

Er begann damit, daß er mir sagte, ich hätte außerordentliche Fortschritte gemacht. „Du hast die Krankheit zum Stillstand gebracht, Tony", sagte er und fügte hinzu, meine Röntgenbilder würden zweifellos kein Fortschreiten der Erscheinungen zeigen, und das wäre „ein sehr gutes Zeichen". Renzi warnte mich jedoch, nicht enttäuscht zu sein, wenn wir die Krankheitsherde an den gleichen Stellen wieder aufspüren würden, wo sie auch am 31. Mai 1978 waren. „Knochen brauchen lange Zeit zum Heilen, Tony," sagte Renzi. „Sie liegen sehr tief, und wir können nach fünfzehn Monaten noch keine großen Änderungen erwarten. Wenn es jedoch eine Menge weiterer Krankheitsherde gibt, müssen wir uns Sorgen machen." Er wiederholte jedoch, er erwartete nicht, daß der Krebs fortgeschritten sei. Renzi stand von seinem Stuhl auf und lächelte. „Wir sehen uns in zwei

Stunden. Ich werde für Dich beten, Tony," sagte er.

„Danke", antwortete ich.

Als die drei Stunden um waren, ging ich durch die Halle zur Radiologie. Ich zog ein Hospitalhemd an und legte mich auf den Tisch. Und wieder einmal wurde ich schrecklich nervös.

Ich schaute auf den Knochen-Scanner. Zwischen den schweren Metallarmen des Scanners hing der trommelförmige Geigerzähler, der anzeigen würde, wie die Lösung in meinem Körper reagierte. Wenn die Lösung in einen dort befindlichen Tumor käme, würde sich eine größere radioaktive Ansammlung bilden. Wenn der Scanner an diesen Stellen die geballte Radioaktivität registrierte, würde er ein lebhaftes Klick-Geräusch erzeugen, ähnlich dem, das ein Geigerzähler aussendet, wenn er ein radioaktives Element entdeckt.

Ebenso konnte ich die Reaktion der Lösung beobachten, wenn ich hinüber auf das Oszilloskop des Computers schaute, das die Stelle meines Körpers zeigte, welche vom Scanner gerade geprüft wurde. Krebs würde vom Oszilloskop als schwarze Flecken angezeigt werden, wo immer ein Tumor sich befand. Wenn andererseits sich kein Krebs in meinem Körper befand, würde der Scanner ein langsames, monotones Pochen hören lassen, und das Oszilloskop würde zeigen, daß die Lösung sich gleichmäßig in meinem Körper verteilt hatte. Es gäbe keine schwarzen Flecken, kein wildes Klicken, so wie fünfzehn Monate zuvor. Das waren die Zeichen, auf die ich hoffte.

Während Renzi und sein Assistent damit beschäftigt waren, den Scanner einsatzbereit zu machen, dachte ich an das letzte Mal, als ich auf diesem Tisch lag und mich dem Test unterzog, auf den Tag fünfzehn Monate zuvor, als der Scanner entdeckte, daß mein Körper mit Krebs durchsetzt war: Tumor in meinem Schädel, an der linken, sechsten Rippe, der rechten Schulter, dem Brustbein und der Wirbelsäule. Die Erinnerung an diesen Tag war in meinem Bewußtsein eingebrannt für den Rest meines Lebens.

Ich schaute wieder zu dem Scanner hin. Eine leichte, irrationale Furcht vor der Maschine kam über mich. Sie war kaltobjektiv. Es war kein Mitleid in dieser Maschine. Ihre Welt war schwarz und weiß: ‚Entweder Du hast Krebs oder Du hast keinen.' Und ich wußte, sie würde wie ein wilder Bluthund suchen, bis sie einen Tumor in mir erschnüffelt hatte.

Doch ich war voller Hoffnung. Ich dachte an Michios Diagnose.

Renzi schaltete die Maschine ein, und sie ließ sofort ein langsames monotones Pochen hören, da sie Spuren von radioaktiven Partikeln aus der Luft einfing. Als er die Trommel herunterlenkte bis über meinen Kopf, ertönte das Pochen erneut, jetzt war es die Antwort auf die radioaktive Lösung in meinem Körper. Doch es blieb regelmäßig und normal. Ich schaute sofort hinüber zum Oszilloskop und sah die röntgenfotoähnliche Kontur meines Kopfes; es gab keinen schwarzen Fleck, so wie damals. Es gab keinen Tumor in meinem Schädel! Mein Herz schwoll vor Hoffnung. Renzi führte den Sensor der Maschine von meinem Kopf zur Schulter hin; wieder gab es keine Änderung im Rhythmus der Klicks und wieder kein schwarzer Fleck auf dem Oszilloskop. Meine Schulter war geheilt! Renzi lenkte die Trommel über meinen ganzen Körper vom Kopf bis zu den Füßen. Er fuhr sorgfältig und penibel über die Stellen, wo sich der Krebs zuvor gezeigt hatte: Schädel, rechte Schulter, Brustbein, Brustkorb, Wirbelsäule und Genitalien. Als Renzi den Scanner darauf richtete, hing mein Herz, mein Geist, mein ganzes Sein am Rhythmus der Klicks. Jedesmal wenn er die Position der Trommel veränderte, drehte ich den Kopf, um auf das Oszilloskop zu sehen.

Alles war normal. Das wilde, verrückte Pochen, das ich damals gehört hatte, tauchte nicht mehr auf. Nirgendwo in meinem Körper fand die Maschine eine Krebszelle. Meine Knochen waren geheilt. Der Krebs war verschwunden.

Renzi war geschockt. Ich stieg von dem Tisch; es wurden noch weitere Röntgenbilder von meinem Körper angefertigt. Auch jetzt keine Anzeichen von Krebs. Renzi sagte überrascht, daß er nie zuvor so etwas gesehen hätte. Er wußte nicht, was er sonst noch hätte tun oder sagen können, außer mir zu gratulieren.

Diesen ganzen Untersuchungen zufolge war ich absolut gesund. Ich war überwältigt vor Freude und umarmte Tony Renzi überschwenglich. Wir klopften uns gegenseitig auf den Rücken und ich rief aus: „Diese Makrobioten hören sich vielleicht verrückt an, Tony, aber sie haben's begriffen!"

„Ich weiß nicht, was Du machst, Tony," sagte Renzi zu mir. „Aber bei Gott, mach weiter so."

Später am Nachmittag nahm ich meine Röntgen-Resultate mit hinüber zu Sheldon Liskers Büro, dann gingen wir beide sie durch. Er war ebenfalls aufs äußerste überrascht. Wie Renzi hatte auch er wenig Änderung im Erscheinungsbild der Krankheit erwartet. Er war freudig überrascht.

„Tony, ich bin sehr froh darüber, doch ich möchte Dir dringend raten, daß wir auch weiterhin Deine Fortschritte beobachten," sagte Sheldon. „Doch die Untersuchungen zeigen, daß Du in Ordnung bist. Ich möchte Dir gratulieren."

Sheldon lächelte und schüttelte mir die Hand. Dann sprachen wir noch ein Weilchen über die vergangenen fünfzehn Monate und darüber, was für eine schwere Zeit dies in meinem Leben gewesen war.

„Sheldon, was, glaubst Du, hat diese Änderung meines Zustandes verursacht?" fragte ich.

„Frei heraus, Tony, ich weiß es nicht. Ich kann nur vermuten, daß es die Therapie war — die Orchiektomie und die Östrogene. Dies hat Dein Immunsystem dazu gebracht, gegen den Krebs anzugehen."

„Hast Du jemals einen solchen Fall wie den meinen erlebt?" fragte ich.

„Nein," sagte er. „Ich würde sagen, Dein Fall ist sehr selten. Ich könnte mir denken, daß einige wenige Fälle wie dieser in der englischsprachigen Literatur beschrieben werden. Wir müßten diese Fälle vielleicht einmal heraussuchen, um Ähnlichkeiten festzustellen."

„Wie weit betrifft das die Fünf-Jahre-Überlebens-Chance?" fragte ich.

„Tony, ebenso gut könnten wir diese Bücher aus dem Fenster

werfen," sagte Sheldon. „Wenn die Knochen sauber sind, wo ist dann die Krankheit? Wir wissen nicht, was von jetzt an in Dir geschieht. Deshalb müssen wir Deinen Zustand auch weiterhin überwachen."

Dann sagte Sheldon, daß er mir weder raten könne, die Makrobiotik aufzugeben, noch die Östrogene wieder einzunehmen. „Du scheinst unter der makrobiotischen Ernährung aufzublühen," sagte Sheldon. „Ich wünsche Dir alles Gute."

Ich fragte Sheldon, ob er glaube, daß die Ernährung irgendetwas mit meiner Wiederherstellung zu tun hätte, und er antwortete, daß er dies nicht glaube. „Vielleicht hast Du recht mit all diesen Dingen, die Du im Hinblick auf die Makrobiotik gesagt hast," sagte Sheldon. „Wir wissen sicher noch nicht genug über Krebs. Doch bevor ich nicht einige Daten sehe, die Deine Argumente stützen, kann ich auf keinen Fall eine diätetische Behandlung bei Krebs vertreten, oder irgendetwas in dieser Art. Vielleicht erkennen wir in Zukunft, daß die Ernährung eine Rolle bei der Entstehung und Behandlung von Krebs spielt, aber ich sehe zu diesem Zeitpunkt keinen Grund, eine Diät als Behandlung anzuwenden."

Ungeachtet dessen riet mir Sheldon, das zu tun, was ich auch bisher getan hatte, und mit ihm in Verbindung zu bleiben. Er gratulierte mir noch einmal, und dann trennten wir uns.

Als ich Sheldons Büro verließ, spazierte ich zum Rittenhouse Square. In den Bäumen waren die ersten Anzeichen des Herbstes. Eine neue Jahreszeit begann.

Die Neuigkeiten von meinen Röntgenaufnahmen trafen die makrobiotische Gemeinde so, als sei ich vom Tode auferstanden. Man gab eine kleine Party für mich. Ich feierte mit, indem ich mir etwas Amasake nahm, ein süßes Dessert aus Naturreis, einem Süßmittel aus Reis, Koji genannt, und Meersalz. In den folgenden Tagen erhielt ich zahllose Anrufe und Gratulationskarten. Michio rief mich an, um mir zu gratulieren, und bat mich, bald zu kommen.

Im Methodist Hospital war die Reaktion auf meine Wiederherstellung so etwas wie Unglaube. Die Leute hatten sich an den

Gedanken gewöhnt, daß ich bald tot wäre. Es bestand Übereinstimmung im Hospital, daß mir ein Wunder zugestoßen sei. Ich sprach nicht dagegen.

In den Wochen nach den Röntgenbildern ging ich umher wie in einem euphorischen Rausch; ich war in gehobener Stimmung und doch erschüttert. Am 27. September war ich wiedergeboren worden. Und wie die meisten Säuglinge wußte ich nicht so recht mit diesem ersten Lebenserwachen etwas anzufangen. Ich mußte mich beherrschen, um nicht gelegentlich vor Freude überzulaufen, wo es offensichtlich keinen Grund zur Freude gab. Ein administratives Problem konnte mich begeistern oder auch ein Berg von Arbeit auf meinem Schreibtisch. Ich fing an, flüchtige Kleinigkeiten zu schätzen, für die ich vorher weder die Zeit noch die Sensibilität besessen hatte, sie zu bemerken. Ich konnte mich kaum einer Schale Reis oder Gemüse nähern ohne das Gefühl tiefster Dankbarkeit zu Gott. Insekten in der Luft, das Gras auf dem Rittenhouse Square, die Bäume, wolkenverhangene Tage, sonnige Tage, der große Strom voller Leben, der die South Broad Street entlangrauschte — all dies und vieles andere erfüllte mich mit Erregung.

Damals erkannte ich es nicht, aber am siebenundzwanzigsten September begann in mir eine Periode intensiver Veränderung, die in mir gewachsen war seit dem Tag, an dem ich meinen Vater beerdigt hatte, dem Tag, an dem ich mich entschloß, auf dem Weg nach Hause zwei Anhalter am Highway mitzunehmen.

Kapitel 10

Bevor ich Sean McLean und Bill Bochbracher traf, hatte ich in der wissenschaftlichen Literatur nichts über einen Zusammenhang zwischen Ernährung und Krankheit gelesen. Zwar hatte ich einige Bücher über Makrobiotik gelesen, aber als Mediziner konnte ich viele dieser makrobiotischen Informationen nicht akzeptieren. Die makrobiotischen Ansichten waren nicht in der Fachsprache abgefaßt, zu der ich eine Beziehung hatte. Doch nach dem letzten Scannertest fühlte ich mich gedrängt, eine plausible Erklärung meiner Erfahrungen aus medizinischer Sicht zu bekommen. Ich fragte mich, ob es einen wissenschaftlichen Hinweis gäbe, der den kausalen oder therapeutischen Zusammenhang zwischen Ernährung und Krebs unterstützen würde. Wie bei den meisten Ärzten, so enthielt auch meine Ausbildung keinen Studienzweig für Ernährung. Ich begriff die Notwendigkeit gewisser Ernährungsweisen und die Probleme in Verbindung mit Ernährungsmängeln, aber ich verstand nur wenig davon, wie weit die übliche Ernährung Gesundheit oder Krankheit beeinflußt.

Im Oktober begann ich, meine freie Zeit in der medizinischen Bibliothek zu verbringen, um jene Literatur zu studieren, die den Zusammenhang zwischen Ernährung und Krankheit untersucht. Natürlich machte ich mir nichts vor über meine eigene vorgefaßte Meinung, ich fragte mich nur, ob es irgendwelche medizinischen Hinweise gäbe, die meine Gefühle bestätigten. Und wie es sich so traf, waren die Untersuchungen über den Zusammenhang zwischen Krebs und Ernährung sehr umfangreich. Als ich diesen Schauplatz betrat, gab es eine Reihe von angesehenen Wissenschaftlern, die behaupteten, daß die meisten Opfer von Krebs an ihren eigenen Gaumenfreuden zugrunde gehen würden.

Ich begann meine Studien mit *Dietary Goals for the United States* (Ernährungsrichtlinien für die Vereinigten Staaten), veröffentlicht im Jahre 1977, in zweiter Auflage 1978. *Dietary Goals* war die Essenz einer neunjährigen Arbeit des Senate Select Committee on Nutrition and Human Needs (Senats-Ausschuß für Ernährung und menschliche Bedürfnisse), unter dem Vorsitz von Senator George S. McGovern (D-South Dakota). Ganz zu Beginn dieses Ausschusses waren die Senatoren hauptsächlich mit dem Problem des Hungers beschäftigt. Als sie jedoch tiefer in die Veröffentlichungen über Lebensmittel und Ernährung eindrangen, stolperten sie über einige alarmierende Informationen: Eine wachsende Anzahl von Untersuchungsberichten zeigte, daß die heute führenden tödlichen Krankheiten einen direkten Bezug zu der typischen amerikanischen Ernährungsweise haben. Krebs war eine von ihnen.

Auf einer Pressekonferenz am 14. Januar 1977 präsentierte Senator McGovern *Dietary Goals for the United States* mit folgender Feststellung:

„Es ist eine einfache Tatsache, daß sich unsere Ernährung in den letzten fünfzig Jahren radikal geändert hat mit großen, oftmals sehr schädlichen Auswirkungen auf unsere Gesundheit ... Zuviel Fett, Zucker oder Salz stehen in direktem Zusammenhang mit und können führen zu: Herzleiden, Krebs, Fettleibigkeit und Schlaganfällen sowie weiteren zum Tode führenden Krankheiten. Alles in allem, sechs von den zehn Haupt-Todesursachen in den Vereinigten Staaten hängen mit unserer Ernährung zusammen".

McGovern machte diese unmißverständliche Aussage, nachdem er die Gutachten einiger der führenden Wissenschaftler des

Landes gehört hatte; viele von ihnen drückten sich ebenso eindeutig aus. Dr. Ted Cooper, ein ehemaliger Abteilungsleiter des Department of Health, Education und Welfare (Ministerium für Gesundheit, Bildung und Soziales), berichtete dem Ausschuß:

„Während die Wissenschaftler die spezifischen Kausalzusammenhänge immer noch nicht anerkennen, mehren sich die Anzeichen, und es scheint eine allgemeine Übereinstimmung darüber zu geben, daß Art und Menge von Lebensmitteln und Getränken, die wir konsumieren, sowie der allgemeine Lebensstil in unserer überwiegend wohlhabenden und sitzend lebenden Gesellschaft die Hauptfaktoren im Zusammenhang mit der Entstehung von Krebs, kardiovaskulären Leiden und anderen chronischen Krankheiten sein könnten."

Dr. Gio Gori, ehemaliger stellvertretender Direktor des National Cancer Institute (Nationales Krebs-Institut) urteilte:

„Die Krebsarten, die offensichtlich von der Art der Ernährung abhängen, wie epidemiologische Studien (Vergleiche innerhalb von Bevölkerungsgruppen) zeigen, umfassen Magen, Leber, die weibliche Brust, Prostata, Dickdarm, Dünndarm und Mastdarm."

Dr. Ernst L. Wynder, Präsident und medizinischer Direktor der American Health Foundation (amerikanische Stiftung für Gesundheit) in New York, stellte fest:

„Brustkrebs, der größte Killer unter den Krebsarten bei Frauen, hat eine geographische Verbreitung ähnlich dem Krebs des Dickdarms und hängt ebenfalls weltweit zusammen mit dem Konsum von hohen Fettanteilen in der Nahrung. Dagegen ist diese Krankheit in Japan relativ selten, verbreitet sich jedoch in steigendem Maße bei den nach USA immigrierten Japanern. Nehmen Sie den Dickdarmkrebs, er kommt unter den Puertoricanern relativ wenig vor, da sie einen relativ geringen Anteil an Cholesterin und Fett in ihrer Nahrung haben."

Dr. Mark Hegsted von der Havard School of Public Health, späterer Direktor des U.S. Department of Agriculture's Human Nutrition Center (Zentrum für Ernährung im U.S.-Landwirtschaftsministerium) schrieb im Bericht des Ausschusses:

„Ich möchte betonen, daß eine hohe Wahrscheinlichkeit besteht, bei steigender Tendenz, welche den Schluß aufzwingt und auch an einigen Beispielen beweist, daß die Hauptgründe für Tod und Invalidität in den Vereinigiten Staaten mit der Kost zusammenhängen, die wir essen."

Die Wissenschaftler, die vor dem McGovern-Ausschuß aussagten, betonten die Vorbeugung vor Krebs und anderen Krankheiten durch richtige Ernährung. Wenn die Amerikaner ihre Ernährungsgewohnheiten und ihren Lebensstil änderten, könnten sie viele der häufigsten Krebsarten und Herzleiden und ebenso andere degenerative Krankheiten vermindern oder nahezu ausschließen. Die Kost, welche die größte Gefahr darstellt, ist jene mit hohem Anteil an Fett, Cholesterin, Salz und raffiniertem Zucker sowie solche Nahrungsmittel, die aus Produkten der Auszugsmehle bestehen. Rotes Fleisch und viele Milchprodukte enthalten große Mengen Fett, während Eier und bestimmte Schalentiere — zum Beispiel Krabben — einen hohen Anteil an Cholesterin enthalten. Verfeinertes Getreide, von dem man die äußere Hülle oder Kleie entfernt hat, wird zur Herstellung von weißem Brot, Brötchen und vielen anderen Mehlprodukten verwendet. Diese Mehlprodukte sind ganz allgemein auch im Hinblick auf alle anderen Nährstoffe — da diese durch den Verfeinerungsprozeß entfernt werden — minderwertig.

Dietary Goals entwarf spezifische Empfehlungen, um diese Kost zu verringern oder ganz zu vermeiden und so das Risiko einer Erkrankung zu mindern. Der Bericht empfahl den Amerikanern dringend, mehr komplexe Kohlehydrate zu essen, die in Vollgetreide, Gemüse und Obst zu finden sind; den Konsum von sehr fetten Speisen zu mindern, speziell von gesättigten Fetten; weniger raffinierten Zucker und stark gesüßte Speisen zu essen; weniger tierische Fette zu essen, stattdessen mageres Fleisch, Huhn und Fisch; weniger Butterfett, Eier und andere stark cholesterinhaltige Lebensmittel; statt der Vollmilch (stark gesättigte Fette) Magermilch und entfettete Milch; anstatt der fettreichen Milchprodukte solche von geringerem Fettanteil; weniger Salz zu essen; Übergewicht zu vermeiden und nicht mehr Kalorien zu konsumieren, als verbraucht werden; gegen das Übergewicht also Kalorien zu vermindern und körperliche Bewegung zu erhöhen. Außerdem gab der Bericht weitere Empfehlungen, wie diese Lebensmittel bei der Ernährung zu verringern oder zu vermeiden sind.

Solche Empfehlungen waren schwerlich populär bei vielen Herstellern, besonders nicht bei der Fleisch-, Eier- und Milch-Industrie. Auch in wissenschaftlichen Kreisen gingen die Meinungen bei der wissenschaftlichen Beurteilung der *Dietary Goals* auseinander. Doch *Dietary Goals* verursachte einen Erdrutsch, der nicht zu stoppen war. Ein Jahr nach der Herausgabe der ersten Auflage veröffentlichte der Surgeon General (Generalstabsarzt der US-Armee) den *U.S. Surgeon General's Report on Health Promotion and Disease Prevention* (Bericht des US-Generalstabsarztes zur Gesundheitsförderung und Krankheitsvorsorge), welcher den Amerikanern dringend anriet, nahezu alle Empfehlungen des McGovern-Reports zu übernehmen. Der Surgeon General ging so weit, das frische Fleisch als wichtiges Lebensmittel in Frage zu stellen, und riet stattdessen, seinen Anteil in unserer Ernährung zu verringern, als einfach nur zu sagen, wir sollten das Fett meiden, und es dem Verbraucher zu überlassen, herauszufinden, worin Fett sich befindet. (Im Jahre 1980 gaben das USDA [Landwirtschaftsministerium] sowie das HEW [Ministerium für Gesundheit, Bildung und Sozialfürsorge] gemeinsam die *Dietary Guidelines for Americans* [Ernährungsrichtlinien für Amerikaner] heraus; dies waren im Prinzip die gleichen Richtlinien wie die *Dietary Goals* und der General's Report, jedoch leicht verwässert). Diese Berichte repräsentierten die Ansicht der US-Regierung über Ernährung und Gesundheit, basierend auf den vorliegenden Erkenntnissen. Im Lichte des enormen Druckes, den die Lebensmittel-Industrie auf die Beamtenschaft ausübte, erscheinen diese Empfehlungen als der mutigste Schritt der Bundesregierung seit der Kubakrise.

Da ich dieses Material nie zuvor gesehen hatte, war ich aufgeregt und bestürzt zugleich. Nun war der Grundstein gelegt zu einer vorbeugenden Medizin, einer ganz neuen Auffassung der Gesundheitsvorsorge; sie nahm Gestalt an, ohne daß ein großer

Teil der medizinischen Welt ihr größeres Interesse entgegenbrachte. Da die Ärzte kaum in vorbeugender Medizin oder Ernährungslehre ausgebildet werden, bringen sie nur wenig Begeisterung dafür auf. Sie sind gewohnt, ihre Rolle eher als Helfer in der Not zu sehen, statt die Patienten zu ermuntern, erst einmal vernünftige Schritte zur Vorbeugung gegen Krankheit zu tun. Daher widerspricht Vorbeugung einer Tradition, die es schon so lange gibt, wie die Medizin selbst: Ärzte hätten es mit den Kranken zu tun, nicht mit den Gesunden.

Es gibt viele andere Gründe, deretwegen die Ärzteschaft keinen Nachdruck auf Vorbeugung gelegt hat. Die Wissenschaft hatte bemerkenswerte Erfolge bei der Entwicklung von Heilverfahren gegen Krankheiten, und aus diesem Grunde gab es nie viel Begeisterung oder Forschungsgelder, die man in die Präventivmedizin zu investieren bereit war. Nur weil die Wissenschaft keine Mittel gegen Krebs und Herzleiden finden konnte, wurde der Vorbeugung überhaupt Beachtung geschenkt.

Mein persönliches Interesse an der Sache trieb mich an. Ich las die Berichte, die die Idee der Vorbeugung vertraten, mit wachsender Erregung. Geht man von der hohen Augenscheinlichkeit aus, dann ist die Idee der Vorbeugung längst überfällig.

Die Wissenschaftler haben generell vier Haupteigenheiten unserer Ernährung herausgefunden, die offenbar in Beziehung zur Krankheitsverursachung stehen, besonders bei Krebs: ein Übermaß an Fett, Eiweiß und Kalorien, sowie ein Mangel an Ballaststoffen. Worauf schon *Dietary Goals* und der General's Report hinwiesen, ist: Die amerikanische Ernährung ist zwar reich an Fett, Proteinen und Kalorien, jedoch arm an Ballaststoffen. Sie ist ebenso arm an komplexen Kohlehydraten; die meisten unserer Kohlehydrate — die der Körper in Energie umwandelt — werden denaturierten (sog. „verfeinerten") Produkten entnommen, so z.B. Zucker und weißem Mehl.

Doch dies ist nicht die Ernährung, die in der ganzen übrigen Welt üblich ist. Die typische amerikanische Lebensweise entspringt dem Reichtum und dem landwirtschaftlichen Überfluß vornehmlich in den Vereinigten Staaten, Kanada und Teilen

Westeuropas.

Die Ernährung in anderen Teilen der Welt, wie in Japan und China, ebenso der Dritten Welt wie Afrika und dem Nahen Osten, besteht überwiegend aus Getreide, Gemüse und Obst. Sie ist arm an tierischen Produkten und daher also auch arm an Fetten. Da diese Kost zur gleichen Zeit auch reich an Gemüse ist, ist sie ebenso reich an Ballaststoffen. Fleisch, Molkereiprodukte, Geflügel und Eier sind teure Lebensmittel, daher ist ihr Verbrauch in den armen Ländern begrenzt. (Die einzige Ausnahme hierin ist Japan, eine reiche Nation, die allerdings viele ihrer Eß-Traditionen beibehalten hat).

In Ost und West sind nicht nur die Ernährungsweisen unterschiedlich, die Verteilung der Krankheiten ist es ebenfalls. Herzleiden, Krebs, Diabetes (Zucker) und Fettleibigkeit grassieren geradezu epidemisch in den Vereinigten Staaten, Kanada und Westeuropa; doch in vielen Ländern des Ostens und der Dritten Welt sind diese Krankheiten selten. Erst in diesem Jahrhundert haben diese Krankheiten solche Bedeutung im Westen bekommen. In derselben Zeit hat sich auch die Qualität des Essens in Amerika verschlechtert.

Wissenschaftler begannen bereits vor mehr als einem halben Jahrhundert, die mögliche Verbindung von Ernährung und Krebs zu erforschen, als Dr. A.F. Watson und Dr. Edward Mellerby herausfanden, daß, wenn sie Ratten mit fettreicher Nahrung fütterten und sie einer Behandlung mit Teer unterzogen, sich bei den Ratten ein erhöhtes Vorkommen von Tumoren einstellte. In den vierziger Jahren entdeckten Wissenschaftler, daß Mäuse, die eine fettreiche Kost bekamen, häufiger an Brusttumoren litten als Mäuse mit fettarmer Kost.

Die Forscher untersuchten die Krankheitssymptome näher anhand bestimmter Bevölkerungsgruppen. Bei diesen Untersuchungen, bekannt als epidemiologische Berichte, wurden Gruppen von Leuten, deren hoher Fettkonsum bekannt war, mit solchen Gruppen verglichen, deren Fettanteil in der Kost gering war. Die Auswertung sollte zeigen, ob es größere Unterschiede im Vorkommen bestimmter Krankheiten gab. Im Jahre 1966 veröffentlichte Dr. A.J. Lea einen Bericht, der aufzeigte, daß Leukämie, Brustkrebs, Gebärmutterkrebs und Mastdarmkrebs bei Menschen über Fünfundfünfzig sehr stark korrelierte mit der Aufnahme von fettreicher Nahrung. Aufgrund dieser Arbeit von Lea wurden drei internationale epidemiologische Studien erstellt, in denen Ernährung und Krankheitsvorkommen in mehr als dreißig Ländern miteinander verglichen wurden. Die Forscher fanden heraus, daß es in allen Ländern, wo die Menschen fettreiche Nahrung essen, einen durchweg höheren Anteil an Krebs, speziell des Mastdarms, der Prostata und der Därme, gibt. Andererseits war der Anteil an Krebs und Herzleiden gering, wo die Nahrung fettarm ist.

Vergleiche über Gesundheit und Lebensdauer zwischen Japan und den westlichen Ländern sind ebenfalls angestellt worden. Japan ist schon lange hochindustrialisiert und wohlhabend. Infolgedessen hat es mit ähnlichen Problemen zu kämpfen wie die Vereinigten Staaten: Mit Verschmutzung und den Gesundheitsrisiken, die eine sitzende Lebensweise mit sich bringt. Dazu kommt, daß mehr Japaner Zigaretten rauchen (60 bis 80 Prozent) als Amerikaner (43 Prozent). Doch bei den Japanern zeigen sich ganz andere Krankheitsmuster als bei den westlichen Nationen, besonders den Vereinigten Staaten. Die Japaner haben kaum Brust-, Mastdarm- oder Prostatakrebs. Ebenso selten sind Herz- und Arterienleiden unter den Japanern.

Einer der Hauptunterschiede zwischen Amerikanern und Japanern ist die Ernährung. Die Japaner essen wenig tierische Produkte und nehmen daher nur geringe Mengen gesättigter Fette zu sich. Sie leben hauptsächlich von Getreide — vornehmlich weißer Reis — und Gemüse. In ihren Lebensmitteln befindet sich ein hoher Anteil an Salz, Zucker und Chemikalien. So ist auch der weiße Reis raffiniert und enthält wenig Ballaststoffe und andere wichtige Nährstoffe.

Wissenschaftler glauben heute, daß die japanische Nahrung —die außerordentlich wenig Fett enthält — der ausschlaggebende Faktor ist, der bestimmten Krankheiten im eigenen Lande vorbeugt. Wenn sie jedoch in die Vereinigten Staaten einwandern, konsumieren sie sehr viel mehr Fett als im eigenen Lande und leiden daher an den gleichen Krankheiten wie die Amerikaner. Im eigenen Lande dagegen leiden die Japaner sehr häufig an Magenkrebs, was die Wissenschaftler vermuten läßt, daß dies von dem hohen Konsum an Salz und Chemikalien in ihren Lebensmitteln herrührt.

Die Japaner sind nicht die einzigen Einwanderer, deren Krankheitsmuster sich verändern, wenn sie in den Vereinigten Staaten leben. Wissenschaftler haben entdeckt, daß Amerikaner polnischer Herkunft sehr viel häufiger an Brust-, Dickdarm- und Mastdarmkrebs leiden als ihre Landsleute, die in Polen geblieben sind. Die gleichen Forscher berichten, daß bei Frauen, die aus Irland, Norwegen, Deutschland und Italien in die Vereinigten Staaten kommen, der Anteil an Brustkrebs höher liegt als bei dem Durchschnitt der Frauen in den betreffenden Ländern. Hinzu kommt, daß Gebärmutter- und Prostatakrebs bei den italienischen und irischen Einwanderern dramatisch zugenommen hat. Innerhalb der Vereinigten Staaten sind die Eßgewohnheiten ziemlich gleich, außer bei gewissen Gruppen. Eine solche Ausnahme bilden die Adventisten des Siebten Tages, bei denen viele aus religiösen Gründen eine vegetarische Ernährung befolgen. Diese Kost ist sehr viel fettärmer als die übliche amerikanische Kost. Es überrascht nicht, daß die Studien ein sehr viel geringeres Vorkommen von Krebs, Herz- und Arterienleiden bei den Adventisten des Siebten Tages feststellten als bei der übrigen Bevölkerung.

Ein anderes interessantes Resultat ist das unterschiedliche Vorkommen von Krebs innerhalb der Einkommensgruppen im selben Land. So ist zum Beispiel Dickdarmkrebs in der wohlhabenden Bevölkerung Kolumbiens häufiger als bei den Armen. Zugleich aber konsumieren die wohlhabenden Kolumbianer eine fettreichere Kost, da sie leichten Zugang zu teurem Fleisch und Molkereiprodukten haben. Der gleiche Trend findet sich bei der Bevölkerung von Hongkong, wo Dickdarm- und Brustkrebs bei den Wohlhabenden häufiger sind als bei den Armen. Auch hier liegt wieder der wesentliche Unterschied im höheren Fettgehalt der Ernährung bei den beiden Gruppen.

Wodurch erweckt fettreiche Kost Krebs? Wissenschaftler bevorzugen verschiedene Theorien, und die meisten könnten sich als richtig erweisen, was den Typus des Krebses betrifft. Die am weitesten verbreitete Theorie nimmt an, Fett fördere Krebs offenbar dadurch, daß es Einfluß auf den Stoffwechsel der normalen Zellen ausübe und sie so empfänglicher für die Entwicklung der Krankheit mache, die wiederum durch andere Verursacher ausgelöst werde. Mit anderen Worten, eine fettreiche Ernährung ruft interne Bedingungen hervor, welche die Zellen gegenüber karzinogenen Stoffen empfänglich machen, die normalerweise keine Wirkung haben; und ferner wird angenommen, daß Fett wie ein Zersetzungsmittel wirkt, welches die Effektivität von Karzinogenen steigert.

Es ist nachgewiesen worden, daß Fett auch den Stoffwechsel des Körpergewebes beeinflußt und die Balance unserer Hormone durcheinanderbringt. Ein Ungleichgewicht von Hormonen führt zu bestimmten Krebsarten. Das beste Beispiel für diese Theorie könnte der Brustkrebs sein. Wie nachgewiesen wurde, üben Fettsäuren einen Umkehreffekt auf die Produktion des Hormons Prolactin aus, welches Wachstum und Milchproduktion der weiblichen Brust bestimmt. Prolactin beeinflußt auch die Zirkulation der Östrogene im Körper der Frau. Bei Frauen mit Brustkrebs sind anormal hohe Mengen von Prolactin gefunden worden. So haben Wissenschaftler nachgewiesen, daß bei Nagetieren, die auf fettreiche Kost gesetzt wurden, sich häufiger Brusttumore bildeten als bei solchen mit fettarmer Kost.

Es überrascht nicht, wenn Krebs nicht das einzige Leiden ist, welches mit einer fettreichen Nahrung zusammenhängt. Fett in Lebensmitteln ist, wie nachgewiesen, einer der Hauptfaktoren bei der Entwicklung von Herzleiden, einschließlich Herzattacken, Bluthochdruck und Schlaganfall. Eine Ernährung mit einem hohen Anteil von gesättigten Fetten und Cholesterin neigt dazu, den Cholesterin-Spiegel im Blut bei Mensch und Tier zu erhöhen. Fett sammelt sich an den Innenwänden der Arterien und hält somit die Blutmengen, die zu Herz und Gehirn fließen, teilweise zurück. Schließlich führt dieser Zustand, bekannt als Arteriosklerose, häufig zu Herzattacken und Schlaganfällen.

Wissenschaftler haben nachgewiesen, daß eine fettarme Ernährung die Arteriosklerose in den Herzkranzgefäßen von Affen und den Oberschenkelarterien von Menschen zurückbilden kann. Welche Auswirkung eine fettarme Kost auf die menschlichen Herzkranzgefäße hat, ist bisher noch nicht demonstriert worden. Ausgehend von den vorliegenden Informationen scheint es jedoch große Möglichkeiten für die Behandlung von allgemeinen Herz- und Arterienleiden durch die Ernährung zu geben. Gegenwärtig sterben jedes Jahr mehr als 800 000 Amerikaner an den Folgen der Arteriosklerose.

Während des Zweiten Weltkrieges wurde in Europa fettreiche Nahrung, wie z.B. frisches Fleisch, Milchprodukte und Eier, für die Bevölkerung rationiert, um sie an die Truppe geben zu können. Während des Krieges und noch einige Jahre danach ging die Anzahl der Europäer, die an Herzkranzgefäßleiden und Herzattacken starben, dramatisch zurück. Autopsien an toten Europäern zeigten, daß deren Arterien bemerkenswerterweise von Fettablagerungen frei waren. Viele Wissenschaftler glauben heute, daß dieses eine Folge der geringeren Fettaufnahme während des Krieges war.

Es ist nachgewiesen worden, daß Ballaststoffe ein weiterer wichtiger Faktor bei der Vorbeugung gegen Krebs sind. Ballaststoffe, die sich in Vollgetreide, Gemüse und Obst finden, sind der unverdauliche Teil der Nahrung. Bei Populationen mit hohem Ballaststoff-Anteil in der Ernährung zeigt sich ein geringeres Vorkommen an Dickdarmkrebs, Divertikulose und anderen Krankheiten des Verdauungstraktes.

Ballaststoffreiche Ernährung geht auch einher mit häufigerem Stuhlgang und einem schnelleren Darmdurchgang. Es wird vermutet, daß beide Faktoren bei der Verringerung von Darmleiden, insbesondere Krebs, eine wichtige Rolle spielen, da krebsverursachende Substanzen wenig Zeit in den Gedärmen verbringen und daher keine Chance haben, sich anzuhäufen. Untersuchungen zeigen bei Ratten, die mit ballaststoffreicher Nahrung gefüttert wurden, daß weniger häufig Darmtumore auftraten als bei solchen, die ballaststoffarme Kost erhielten. Interessanterweise verringerte sich die beobachtete Zahl der Tumore, wenn der Nahrung Ballaststoffe zugefügt wurden. Die Struktur des Magen-Darm-Traktes beim Menschen ist der bei Pfanzenfressern unter den Tieren ähnlicher als der bei Fleischfressern. Fleischfresser haben viel kürzere Darmtrakte. Dies ermöglicht ihnen, das Fleisch schneller zu verdauen. Auf diese Weise werden die negativen Nebenwirkungen, die durch Fäulnis in den Därmen entstehen könnten, vermieden. Der längere Verdauungstrakt des Menschen jedoch würde gerade das bei diesem Vorgang verstärken.

Eine hohe Aufnahme von Proteinen wird ebenfalls mit einem größeren Vorkommen von Krebs in Zusammenhang gebracht, vornehmlich von Harnblasenkrebs. Proteinarme Nahrung andererseits wird mit geringerem Vorkommen von Krebs sowie einer Verlangsamung des Tumorwachstums in Verbindung gebracht.

Fettleibigkeit, eine Krankheit, an der 35 Millionen Amerikaner leiden, steht im Zusammenhang mit einem größeren Vorkommen von vielen Krankheiten, speziell Krebs. Tierversuche haben ergeben, daß schlanke oder unterfütterte Tiere ein geringeres Vorkommen an Tumoren zeigen, verglichen mit normal ernährten Tieren.

Die Diskussion über die Untersuchungen geht hauptsächlich darum, daß es bisher noch keinen absoluten Beweis dafür gibt, daß die Ernährung Krebs und Herzleiden verursacht. Keine der Untersuchungen bei Menschen hat überzeugend die Mechanismen, durch welche die Ernährung Krebs auslösen könnte, bestimmt, und es ist noch kein Doppelblindversuch bei Menschen unternommen worden, der endgültig bewiesen hätte, daß Ernährung diese Krankheiten verursachen könne. Ohne diesen Beweis, so argumentieren viele Wissenschaftler, sollten öffentliche Behauptungen über einen Zusammenhang zwischen Ernährung und Krebs nicht aufgestellt werden. Sie bestehen darauf, daß man aus Tierversuchen keinen Schluß ziehen könne, da Tiere auf Nahrung und Umwelt anders reagieren als Menschen. Was für den einen Wissenschaftler ein ausreichender Beweis ist, ist für den anderen nichts weiter als ein Zufall.

Nichtsdestoweniger sind die vorhandenen Hinweise auf einen Zusammenhang zwischen Ernährung und Krankheit gewaltig, und dies hat eine wachsende Anzahl von Forschern und Ärzten bewegt, sich für eine bessere Ernährung zugunsten der Vorbeugung auszusprechen. Doch ihre Aussagen sind in sich kontrovers.

In Reaktion auf diesen Sturm der Worte schrieb Dr. Donald Fredrickson, Direktor des National Institut of Health — des führenden Forschungsinstituts dieses Landes — in dem Magazin *Sience:*

„Wir sind mehr oder weniger zu der Tatsache gezwungen worden, daß wir vielleicht nie fähig sein werden, den vollkommenen Beweis zu bekommen, den wir möchten ...... Die Wucht der Beweismittel scheint groß genug, daß wir den Menschen eine Reihe von Richtlinien an die Hand geben können".

Und Harvards Dr. Mark Hegsted schrieb in seiner Aussage in *Dietary Goals:* „Die Risiken, die mit dem Essen (dem typischen amerikanischen) verbunden sind, sind nachweislich groß. Darum heißt die Frage, die hier gestellt werden muß, nicht, warum wir unsere Ernährung ändern sollten, sondern, warum nicht! Wo sind die Risiken, die verbunden sind mit weniger Fleisch essen, weniger Fett, weniger gesättigtes Fett, weniger Cholesterin, weniger Zucker, weniger Salz, mehr Obst, Gemüse, ungesättigte Fette und Getreideprodukte — speziell Vollkorngetreide? Es sind keine bekannt, aber es darf großer Nutzen erwartet werden."

Vorbeugung schien mir um so mehr zwingender geboten, angesichts des anhaltenden medizinischen Mißerfolges, den Krebs zu heilen.

Es war 1971, als Richard Nixon den „Conquest of Cancer Act" (Beschluß zur Überwindung des Krebses) billigte. Der „Krieg gegen den Krebs" war eröffnet; der Beschluß setzte das Jahr 1976 als Ziel für die Ausrottung des Krebses. Es sollte mit der 200-Jahrfeier der Nation zusammenfallen, ein Programmpunkt, an den sich niemand während der Festlichkeiten zum 200sten Geburtstag der Nation mehr zu erinnern schien. Seit 1971 waren

Milliarden von Dollars für die Krebsheilung ausgegeben worden, ohne sichtbare Resultate.

Die Wissenschaft hat es geschafft, die Lebenserwartung einiger Krebspatienten mit Operationen, Chemotherapie, Bestrahlungen und Kobaltbehandlungen zu vergrößern. Als ehemaliger Krebspatient kann ich sagen, daß die so verlängerten Jahre keinen Anlaß geben, darauf stolz zu sein. Die Chancen, daß ein Patient die Krankheit überlebt, sind die gleichen wie 1950: Eins zu drei.

Mehr als eine Million Amerikaner befinden sich jedes Jahr in Krebsbehandlung, während in jedem Jahr 700000 hinzukommen, bei denen Krebs diagnostiziert worden ist. Die Todesrate bei diesem Leiden ist 400000 pro Jahr — ansteigend. Inzwischen überschreiten die jährlichen Kosten für die Behandlung 20 Milliarden Dollar. Krebs ist zum frustrierendsten, kostenintensivsten und widerspenstigsten Leiden in der Menschheitsgeschichte geworden.

Was die Behandlung von Krebs betrifft, so stieß ich auf einige Hinweise, die nahelegten, daß die Ernährung eine Rolle spielen könnte. Gute Ernährung dient der Stärkung des Patienten und hilft, die Appetitlosigkeit zu bekämpfen und auch den Muskelschwund, der mit der Krankheit einhergeht; sie kann dem Patienten auch helfen, den Nebenwirkungen der Chemotherapie zu widerstehen, die oft Durchfall, Übelkeit und Erbrechen hervorruft. Studien haben gezeigt, daß bei einer kalorienarmen Ernährung die Lebenserwartung des Patienten verbessert wird und die Häufigkeit von Tumoren zurückgeht. Die makrobiotische Ernährung stimmt sicherlich mit dieser Definition überein.

Mitte Oktober verfaßte ich einen Artikel, in dem ich die Geschichte meines eigenen Falles beschrieb und einen Überblick über die Literatur gab, welche die Ansicht unterstützt, daß Ernährung mit der Krebsursache zu tun hat, und schickte ihn an verschiedene medizinische Fachzeitschriften.

Die Überprüfung der wissenschaftlichen Literatur und das Schreiben des Artikels bedeuteten eine Art Läuterung für mich. Ich befreite mich selbst von vielen meiner Bedenken und einem großen Teil meiner verbliebenen Skepsis gegenüber der Makrobiotik. Verstandesmäßig hatte die makrobiotische Anschauung einen Sinn, speziell vom Standpunkt der Vorbeugung aus. Ich hielt es jedoch für nötig, die mehr mystischen Elemente der Makrobiotik erst einmal beiseite zu lassen. Bis wissenschaftliche Aussagen vorlagen, wie die Ernährung nach westlicher, wissenschaftlicher Anschauung funktioniert, wollte ich mir bei der Beurteilung solcher Sachen Zurückhaltung auferlegen. In einem gewissen Grade mußte ich die Yin-Yang Dualität sowie die Chi-Kräfte als metaphorische Begriffe akzeptieren, in der Hoffnung, daß künftige Forschung sie in einen rationalen Kontext einfügen könne, der dem westlichen Verständnis vom Universum entspricht. Wie diese Dinge funktionieren, könnte ich jetzt ebensowenig erklären, als wie die Tatsache, daß ein Musikstück die Seele berühren kann. Ich habe die Erfahrung gemacht, daß die Ernährung und ihre Philosophie offenbar funktionieren, aber warum genau sie das tun, bleibt künftigen wissenschaftlichen Studien vorbehalten, die ich selbst, so hoffe ich, durchführen werde.

Daher wird die Frage, ob die Makrobiotik Krebs oder andere gesundheitliche Probleme heilen kann, solange ein wissenschaftliches Rätsel bleiben, bis die Forschungsarbeiten eine solche Frage endgültig geklärt haben. Für mich besteht kein Zweifel, daß die Ernährung meiner Wiederherstellung förderlich war. Jedoch nur wiederholte klinische Versuche können beweisen, ob die Diät bei anderen mit unterschiedlichen Arten von Krebs funktioniert und unter Umständen, die sich von den meinigen unterscheiden. Ich glaube, daß in meinem Fall die Ernährung in gewisser Weise mein Immunsystem angeregt hat, und es meinem Körper so ermöglichte, die Krankheit zu bekämpfen. Dies könnte sehr wohl in Verbindung mit der Behandlung geschehen sein, die ich erhalten habe. Vielleicht hat sich die Orchiektomie in Verbindung mit der Ernährung als der entscheidende Faktor in meinem Fall erwiesen. Es ist sogar vorstellbar, daß die Östrogene in dem frühen Stadium eine Rolle gespielt haben, indem sie mir Zeit verschafften, bevor die Ernährung Wirkung zeigen konnte.

Aber diese Fragen sind jetzt kaum zu beantworten. Nichtsdestotrotz gibt es keinen Zweifel für mich, daß, wenn ich allein der Orchiektomie und den Östrogenen vertraut hätte, ich schon vor langer Zeit gestorben wäre.

Doch ein Fall allein — oder auch nur die paar, welche von den Makrobioten angeführt werden — beweist wissenschaftlich nichts. Ich hoffe, daß mein Fall die Forschung anregt, einmal aufzuzeigen, was die Ernährung bei der Behandlung von Krebs für eine Rolle spielen kann. Das einzig Vernünftige wäre inzwischen, die Vorbeugung durch die Makrobiotik oder eine ihr sehr ähnliche Ernährung hervorzuheben.

In den folgenden Tagen überdachte ich die Möglichkeiten, diese Forschungen im Methodist Hospital durchzuführen. Ich begann auch die enormen Möglichkeiten zu überlegen, die eine Verbindung der vorbeugenden und therapeutischen Auffassungen des Ostens und des Westens bot, um ein echtes holistisches (ganzheitliches) Gesundheitsvorsorge-System zu schaffen. Dies würde einen ganz neuen Typus von Ärzten erfordern, und zwar solche, die ebenso in herkömmlicher Medizin als auch in Vorbeugemaßnahmen ausgebildet wären, z.B. in Ernährung und Körperübungen. Der Arzt würde seine Patienten bei der Krankheitsvorbeugung beraten, während Assistenzärzte Kurse in Körperübungen sowie für fettarmes Kochen und zuckerarme sowie hochkomplex kohlehydrathaltige Kost gäben. Diese Praxis würde eine Partnerschaft zwischen dem Arzt und der Person, die eine Beratung erhält, notwendig machen, da beide tief in die Krankheitsvorbeugung miteinbezogen sind. Der Laie hätte mehr Verantwortung für seine, oder ihre, eigene Gesundheit und würde erkennen, daß auf lange Sicht die eigene Gesundheit in den eigenen Händen liegt. Nichts ersetzt natürlich die Bedeutung einer akuten Behandlung, da die Vorsorge kaum in allen Fällen funktionieren wird, vielleicht nicht einmal in den meisten, weil manche Menschen nicht gewillt sind, die notwendigen Veränderungen in ihrem Leben auf sich zu nehmen. Natürlich würde es auch weiterhin Unfälle geben und ebenso Krankheiten, für die es keine Vorbeugung gibt. Dies würde Soforthilfeeinrichtungen erfordern, solche, wie wir sie heutzutage haben. Doch für Menschen, die zu einer Änderung bereit wären — ein großer Teil der Bevölkerung, wie ich glaube —, gäbe es Ärzte und Vorsorgeeinrichtungen zur Unterstützung. Dies müßte natürlich von einer eindringlichen Kampagne zur Ernährungsausbildung begleitet werden, um die Menschen auf die Gefahr, die von einer ungesunden Ernährung ausgeht, aufmerksam zu machen.

Schon 1979 gab es deutliche Anzeichen, daß dies der unvermeidliche Kurs war, den die Medizin nehmen würde. Vorbeugung bedeutet mehr, als einfach nur die Krankheit zu vermeiden; es bedeutet die Verbesserung der Lebensqualität des Einzelnen. Lange bevor Menschen Herzanfälle bekommen, leiden sie oft an einer Reihe anderer Beschwerden: Manchmal ermüden sie schnell, haben Bluthochdruck, Mandelentzündung und Herzklopfen. Diese Komplikationen schwächen und verringern die allgemeine Produktivität. Dadurch, daß wir die großen Krankheiten verhindern, verringern wir den Streß der kleinen Krankheiten und somit drastisch die Kosten der Gesundheitsvorsorge.

Dieses Bewußtsein hat sich im ganzen Lande ausgebreitet, und alle Anzeichen deuten darauf hin, daß sich dies fortsetzen wird. Die Menschen sorgen sich um ihre Ernährung, um die Art ihrer körperlichen Übungen und um all die anderen Dinge, die für die Erhaltung der Gesundheit wichtig sind. Die Dinge ändern sich heute so rasend schnell, daß alles, was vor ein paar Jahren noch als schrullig oder komisch galt, jetzt eine gute Chance hat, morgen schon Allgemeingut zu sein. All dies riß mich fort in einen gewaltigen Wirbel voller Begeisterung, aber schließlich verebbte der Strom meiner Euphorie allmählich, und damit wurden mir zwei Gedanken absolut klar: Ich hatte meinen Krebs selbst verursacht, und es war mir eine zweite Chance gegeben worden.

Ich hatte nach der perfekten Formel für Krebs gelebt: Eine fettreiche Ernährung, viel denaturierte Mehlprodukte, ein unersättliches Süßmaul und eine überwiegend sitzende Lebensweise. (Ich hatte erst kurz vor meinem Sturz, im Mai 1978, begonnen, Fahrrad zu fahren). Es verwundert mich kaum, daß ich zwanzig Jahre lang an Darmstörungen gelitten hatte. Ich hätte dies als

Zeichen meiner nachlassenden Gesundheit deuten sollen. Meine Därme hatten offensichtlich Schwierigkeiten, die Kost, die ich zu mir nahm, zu verdauen. Anstatt die Kost zu verändern, nahm ich Medikamente, um die Symptome der Krankheit zu unterdrücken. Um die eigentlichen Gründe hierfür habe ich mich nie gekümmert. Am Ende waren es diese Gründe, die meinen Krebs hervorbrachten. Da ich dies nicht begriff, betrachtete ich mein Los als zufällig und meinen Krebs als etwas, das nicht zu mir gehörte. Ich hatte nichts damit zu tun, außer der Tatsache, daß es mich umwarf. Es war alles nur Pech. Mein neues Bewußtsein zertrümmerte meine Ignoranz wie ein Schmiedehammer, der durch ein Fenster geworfen wird. Es war vorbei mit meiner Selbstgerechtigkeit und mit meinem Selbstmitleid.

Ich gab mich nicht der Täuschung hin, daß ich eine zweite Chance auch verdient hätte, aber dennoch bekam ich sie. Dafür empfand ich unendliche Dankbarkeit, mehr als je zuvor in meinem Leben, und dies verlangte eine entschiedenere Einstellung. Gegen Ende Oktober ging ich wieder in die katholische Kirche — unregelmäßig. Ich begann wieder, täglich zu beten. Das geschah nicht auf formale Weise, und es war auch nicht belastet mit dem Bewußtsein der Dringlichkeit und nicht so flehentlich, wie ich zuvor gebetet hatte. Damals betete ich in der Not. Jetzt, wenn ich am Morgen erwachte, fühlte ich die Notwendigkeit, mein Eins-Sein mit allem Leben und dem Schöpfer, der mich auf diesen Weg zu größerem Verstehen und zur Heilung gebracht hatte, zu bekennen. Es war der Beginn zu einem Dialog. Und es war auch der aufrichtigste Ausdruck meines Glaubens, den ich darbrachte, so lange ich mich zurückerinnern konnte.

Kapitel 11

EINIGE WOCHEN, nachdem ich meinen Artikel den Fachzeitschriften zugeschickt hatte, kam er zurück — abgelehnt. Es war mir klar, daß meine Erfahrungen von der medizinischen Presse nicht gerade willkommen geheißen wurden. Wenig später hörte ich von einem Zeitungsschreiber, der gesagt hatte, er wollte eine Geschichte über meine Wiederherstellung im *East West Journal*, dem makrobiotischen Magazin, bringen. Die Auflage des *East West Journal* war relativ klein — 50.000 bis 60.000 — und die meisten seiner Leser waren praktizierende Makrobioten oder sehr gut vertraut mit der Ernährung und ihrer Philosophie. Ich betrachtete das Interview als eine Familienangelegenheit und stimmte zu. Im November informierten mich die Herausgeber des *Journal*, daß die Geschichte in der März-Ausgabe erscheinen würde.

Nachdem dies geschehen war, sprach ich — ohne ein Blatt vor den Mund zu nehmen — auf verschiedenen Seminaren und öffentlichen Versammlungen, die von der East West Foundation organisiert worden waren, über den Zusammenhang zwischen Ernährung und Krebs. Das Schwergewicht bei meinen Diskussionen legte ich auf die Feststellung, daß Krebs verhindert werden könnte — und möglicherweise geheilt — durch die richtige Ernährung. Außerdem wies ich einige der wissenschaftlichen

Ergebnisse vor, um den Gedanken der Vorbeugung zu unterstützen.

Mitte November lud mich die East West Foundation der Stadt New York ein, einen Vortrag zusammen mit Michio Kushi in der Innenstadt zu halten. Die Foundation mietete einen großen Raum bei den Vereinten Nationen (UNO), wo ein paar hundert UN-Angestellte sowie New Yorker Bürger uns zuhören würden. Ich stimmte der Sache zu. Vertreter der New Yorker Foundation wollten mich treffen, wenn ich in der Stadt ankam. Ich erfuhr, daß wir an diesem Freitag gemeinsam zu Abend essen und sie mich am folgenden Tag dann zur UNO begleiten würden.

Aber ich fühlte jetzt das wachsende Verlangen, mich aus der Abhängigkeit der makrobiotischen Gemeinde zu lösen. Schließlich war ich wohlauf, und ich dachte, es sei nun an der Zeit, nicht mehr auf andere zu vertrauen, um mich von ihnen mit Mahlzeiten versorgen zu lassen. Ich war es gewohnt, ein unabhängiges Leben zu führen und war nicht bereit, es aufzugeben.

Was meine Zugehörigkeit so sehr erschwerte, war die Tatsache, daß die meisten dieser Leute so ganz und gar anders waren als ich. Im allgemeinen waren die Makrobioten, die ich kannte, jung. Sie waren im Alter zwischen zwanzig und fünfunddreißig Jahren. Nur wenige waren älter, und einige, sehr wenige, waren in meiner Altersgruppe. Ich war fast fünfzig. Wir waren demnach Produkte unterschiedlicher geschichtlicher Perioden.

Arzt zu sein bedeutete für meine Generation etwas ganz anderes als für einen Zwanzigjährigen, der einer alternativen Gesundheitsbewegung angehört. Für einige Makrobioten repräsentierte ich eine Institution, die sich gründlich würde ändern müssen. Ein junger Mann sagte mir: „Ärzte wissen nichts übers Heilen, aber sie wissen eine Menge darüber, wie man Geld macht. Im Geldverdienen sind sie wirklich gut." Eines Tages bekam ich einen Anruf von einem jungen Menschen aus Connecticut, der mich bat, einen Vortrag darüber zu halten, wie die Medizin die Leute ausnimmt. Ein anderer vermutete, ich hätte die ersten fünfzig Jahre meines Lebens mit der Ausübung der Medizin verschwendet, ob das nicht bedauerlich wäre. Es gab noch andere Vorkommnisse solcher Art.

Um aber den Makrobioten gerecht zu werden, sollte man doch darauf hinweisen, daß dies nicht die überwiegende Ansicht war, die vielmehr darauf abzielt, eine Ehe zwischen westlicher und östlicher Auffassung von Gesundheit und Heilen zu schaffen.

Überdies bleibt die Kritik an der Medizin heutzutage nicht nur auf eine Gruppe beschränkt. Ich bezweifle, ob jemals zuvor die öffentliche Meinung derart ambivalent gewesen ist. Das eine Extrem bilden jene Patienten, die den Doktor immer noch als die höchste Form des Dienstes an der Allgemeinheit ansehen; am anderen Ende stehen jene, die uns für eine kriminelle Elite halten, geldgierig, die ein sadistisches Vergnügen daran hat, Menschen irgendwelchen Martertests und Therapien zu unterziehen. Dazwischen befindet sich die Mehrheit der Patienten, die unseren Motiven mit wachsender Skepsis gegenübersteht, unseren Methoden nicht mehr länger traut und frustriert darüber ist, daß sie selbst keine bessere Lösung findet.

Aber die negative Haltung gegenüber der Medizin, so wie sie unter den Makrobioten existierte, war nicht unsere einzige Differenz. Da gab es auch noch das Problem unserer unterschiedlichen Lebensstile und -haltungen. Viele der mystischen Aspekte der Makrobiotik wischte ich einfach beiseite, aber das war nicht immer leicht. Eines Abends, während ich mit den Waxmans und den anderen stetigen Tischgenossen zu Abend aß, kam das Thema Östliche Astrologie auf. Jedermann analysierte plötzlich Personen, Ereignisse mit den Begriffen der chinesischen Neun-Sterne-Schlüssel-Astrologie. Ich saß auf dem Kissen am Boden, aß mein Gericht und gab mir den Anschein, der Unterhaltung nicht zu folgen.

Plötzlich fragte mich jemand aus der Tischrunde, in welchem Jahr ich geboren sei.

„Sie wollen mich wohl auf den Arm nehmen?" sagte ich.

„Machen Sie schon, Tony, in welchem Jahr sind Sie geboren?"

„Neunzehneinunddreißig," sagte ich widerwillig, mit vollem Mund.

„Lassen Sie mal sehn, neunzehneinunddreißig. Dann sind Sie

ein Sechs-Weiß-Stern Metall," sagte Denny.

„Wirklich?" sagte ich, indem ich weiter auf mein Essen schaute.

Jetzt begann Denny zu erklären, was das Zeichen Sechs-Weiß-Stern Metall bedeutet. Nach der Östlichen Astrologie waren mir bei der Geburt alle Arten von beneidenswerten Eigenschaften mitgegeben worden: Großer Ehrgeiz, Selbstbewußtsein, starker Wille, Führungseigenschaft, Halsstarrigkeit, Beharrlichkeit; ich war eigensinnig und besessen von einem starken Drang nach spirituellem Streben.

„Oh, ich verstehe," sagte ich, indem ich nun endgültig meine Eßstäbchen hinlegte. „Das bedeutet, daß jeder, der im Jahre neunzehnhunderteinunddreißig geboren worden ist, ausersehen ist zu einem Führer und zu einem selbstsüchtigen Wahnsinnigen, und jeder von uns wird als Heiliger sterben. Ist das richtig? Ich erinnere mich an einige Leute in unserer Highschool-Abschlußklasse, die aus der Direktionsetage ins örtliche Gefängnis gewandert sind, Denny."

Alle lachten, aber das Thema Östliche Astrologie kam häufig immer wieder zur Sprache. Diese und andere mystische Aspekte der Makrobiotik wies ich einfach von mir. Die Tatsache, daß sie derart ernsthaft behandelt wurden, bedrückte mich, da sie doch die Glaubwürdigkeit der Informationen verringerte, die andererseits recht brauchbar waren. Ich versuchte ständig, zu unterscheiden zwischen dem, was mir einleuchtete, und dem, was ich beiseite lassen mußte.

Ich selbst war natürlich auch nicht ohne Fehler. Oft beurteilte ich neue Situationen ganz falsch. Als es in den Häusern kalt war während des Winters, war meine erste Reaktion, die Leute seien wohl zu knauserig, die Heizung zu bezahlen. Ich reagierte oft unausgeglichen und mit Ungeduld. Da ich die makrobiotische Auffassung vom Heilen nicht verstand, war ich oft verwirrt und reagierte darauf, indem ich mich kritisch äußerte, noch bevor ich alle Fakten kannte, so, wie in dem Fall mit meinem ersten Nierenstein.

Es ist ein Wunder, daß wir es manchmal fertigbrachten, einander zu tolerieren, und ich danke Gott dafür.

Aber als ich mit dem Metroliner in die Stadt New York fuhr, zum Vortrag bei den Vereinten Nationen, wurde mir bewußt, wie gut es wäre, wenn ich anfangen könnte, für mich selbst zu kochen. Ich brauchte wirklich etwas Distanz zu all dem; ich brauchte einfach mehr Unabhängigkeit.

Ich erreichte die Stadt gegen Mittag. Niemand von der New York East West Foundation erwartete mich, also fuhr ich weiter zum Hotel, wo ich auf einen Telefonanruf wartete. Soweit ich verstanden hatte, wollte man mich zum Essen abholen. Kein Anruf kam. Schließlich verließ ich das Hotel und aß allein im East West zu Mittag, einem der vegetarischen Restaurants in der Innenstadt. Wieder in meinem Hotelzimmer, rief ich meinerseits mehrfach an, aber es erwies sich alles als fruchtlos. Schließlich ging ich zu Bett. Am anderen Morgen stand ich auf, packte meine Taschen und ging hinunter zur Rezeption, um zu bezahlen. In dem Moment kam Shizuko Yamamoto ins Hotel, die Michio und mich an diesem Nachmittag in der UNO hören wollte. Sie war vorbeigekommen, um mich im Hotel zu besuchen, bevor ich zur UNO hinüberging.

„Tony, was machen Sie?" fragte mich Shizuko.

„Ich will gehen. Da ich niemanden habe sprechen können, glaubte ich, die Veranstaltung fiele aus."

„Mein Gott," sagte sie. „Niemand hat Sie angerufen. Ich kann's nicht glauben. Lassen Sie mich Ihre Rechnung bezahlen."

Es war nicht Shizukos Sache, meine Rechnung zu begleichen, da sie nicht in erster Linie für die Organisation der Veranstaltung zuständig war. Trotzdem bestand sie darauf; sie sagte, daß sie ihr Geld von der Foundation zurückbekäme. Shizuko ist eine großartige Frau, sie sorgte dafür, daß sich meine erregte Stimmung erst einmal legte. Dann gingen wir aus, um etwas zu essen, und danach zu den UN, wo ich meinen Vortrag hielt.

Die Mitglieder der New Yorker Foundation entschuldigten sich alle überschwenglich, als ich ankam, und brachten einige lahme Erklärungen vor über gegenseitige Mißverständnisse. Nachdem ich meine Präsentation beendet hatte, bestieg ich den nächsten Metroliner und fuhr zurück nach Philadelphia. Während der Zugfahrt erwog ich erneut die Möglichkeit, daß ich anfangen könnte, für mich selbst zu kochen. Das einzige Problem war, daß ich vom Kochen keine Ahnung hatte. Aber für die nächsten Wochen nahm ich mir vor, bei der Zubereitung der Speisen besser aufzupassen. Inzwischen wollte ich den Gedanken weiter verfolgen.

Während meine Beziehungen zu vielen Makrobioten schwächer wurden, wuchs ironischerweise mein Vertrauen zu den grundlegenden Prinzipien. Ich war überzeugt, daß die Makrobiotik jedem helfen könnte, sich gesünder und beschützter zu fühlen, und sogar viele der hartnäckigsten Leiden heilen könnte.

Im Oktober begann ich, Pläne für eine Ernährungs-Klinik am Methodist Hospital auszuarbeiten. Ich hatte das Glück, einen fähigen jungen Arzt, Dr. Richard Donze, kennenzulernen, der selbst makrobiotisch lebte und nach einem Weg suchte, sein Wissen in die eigene medizinische Arbeit zu integrieren. Sehr bald schon brachte ich Dr. Donze ans Methodist Hospital; er eröffnete unsere kleine Klinik für ambulante Patienten, die nun Ernährungsberatung für alle jene betrieb, die eine solche Aufklärung suchten. Zur gleichen Zeit brachte ich die Leitung unserer Cafeteria dazu, ein makrobiotisches Essen auf der Lunch-Speisekarte anzubieten. Es dauerte nicht lange, bis dieses Gericht — Naturreis und Gemüse — sich sehr gut verkaufte.

Als nächstes waren wissenschaftliche Untersuchungen an Krebspatienten geplant, bei denen die Ernährung das Hauptbehandlungsmittel war. Einige meiner Kollegen drückten ihr Interesse aus, an einem solchen Projekt mitzuarbeiten. Wir hofften, hierfür freiwillige Krebspatienten gewinnen zu können. Es war unser Plan, diese Leute in vier Gruppen einzuteilen: Jene, die nur eine normale medizinische Behandlung entsprechend ihrem Krebs-Typus bekamen; in der zweiten Gruppe würde die medizinische Therapie mit der Ernährungsbehandlung kombiniert, ebenso, wie es bei mir gewesen war; in der dritten Gruppe befänden sich Patienten, bei denen die medizinische Behandlung bisher ohne Erfolg geblieben war, und die jetzt zur Makrobiotik übergingen; die vierte Gruppe würde aus Patienten bestehen, die nur makrobiotisch lebten; diese Leute würden gegen ihren Krebs keine andere Behandlung bekommen. In einer idealen Versuchsanordnung müßte es noch eine fünfte Gruppierung geben, die man als Kontrollgruppe bezeichnet und die überhaupt keine Behandlung bekommt. Es war klar, daß eine solche Regelung hier nicht möglich war. Doch einige Leute verwiesen zynischerweise auf die vierte Testgruppe — die nur durch die Ernährung behandelt werden sollte — als Kontrollgruppe, da die Ernährungsbehandlung ja einer Nicht-Behandlung entspräche. Natürlich teilte ich deren Ansicht nicht.

Nach einem vorgegebenen zeitlichen Abstand würden die Daten gesammelt, um die Resultate einer jeden Behandlungsform auswerten zu können.

Um eine solche Studie durchzuführen, bei der die holistische (ganzheitliche) Auffassung getestet werden sollte, mußten wir — zumindest anfänglich — den Gedanken aufgeben, daß wir ein Element, oder eine Untergruppe von Elementen, innerhalb der Ernährung und ihrer Philosophie finden würden, das bzw. die den Rückgang der Krankheit bewirkt. Wissenschaftliche Untersuchungen neigen dazu, auf einzelne isolierte Ursachen abgestimmt zu sein, die die untersuchten Phänomene hervorbringen könnten. Es ist im eigentlichen Sinne die Suche nach der magischen Kugel, die das Ziel immer trifft. Wenn jedoch die Makrobiotik salonfähig werden wollte, mußten wir die gesamte Hypothese prüfen. Dies bedeutete, daß die Ernährung nicht von der Philosophie von Yin und Yang getrennt werden durfte, da die Philosophie die Art und Weise der Anwendung bestimmte. So wird zum Beispiel der Hautkrebs — der als eine Yin-Form des Krebses betrachtet wird — mit einer etwas unterschiedlichen Diät und äußeren Anwendungen behandelt; im Gegensatz zu der Behandlung von, sagen wir, Dickdarmkrebs, der mehr als Yang-Krankheit betrachtet wird. Hautkrebs ist mehr yin, weil er sich peripher, also auf der Außenfläche des Patienten manifestiert und durch Yin-Speisen wie Zucker, Obst, Chemikalien, bestimmte Milchprodukte und Drogen hervorgerufen wird. Die

Behandlung hierfür ist eine stärkere Yang-Diät. Dickdarmkrebs andererseits wird als mehr yang betrachtet, da er tiefer im Körper stattfindet und durch stärkere Yang-Lebensmittel hervorgerufen wird, wie zum Beispiel Fleisch, Hartkäse und Salz. Die Behandlung ist eine etwas stärkere Yin-Diät, die sich zusammensetzt aus schwach gekochtem Gemüse und einer etwas geringeren Menge an Getreide.

Ich war etwas verzagt vor dem Beginn der Studie. Die Makrobiotik ist die Antithese von allem Westlichen, und mein Kopf sträubte sich, sie mit wissenschaftlichen Methoden zu analysieren. Die beiden Auffassungen von Gesundheit und Heilen weisen auf den fundamentalen Konflikt zwischen Ost und West hin. Das westliche Denken wird beherrscht von der Rationalität, der linken Gehirnhälfte, während das östliche Denken weitgehend von der holistischen, der rechten Gehirnhälfte regiert wird.

Untersuchungen am menschlichen Gehirn haben gezeigt, daß die beiden Hälften der Großhirnrinde für die unterschiedlichen geistigen und physischen Funktionen zuständig sind. In der linken Hälfte befindet sich die menschliche Fähigkeit, rational und analytisch zu denken. Dieser Teil unseres Gehirns behandelt die Informationen folgerichtig. Er ist weitgehend zuständig für unsere Fähigkeit zu schreiben, zu lesen, zu sprechen und zu rechnen. Auch die Bewegungen der rechten Hand werden von der linken Gehirnhälfte gesteuert.

Die rechte Hälfte ist offenbar weitgehend für das ganzheitliche, intuitive Denken des Menschen verantwortlich. Durch sie ist es uns möglich, Muster zu erfassen, dreidimensionale Objekte zu sehen und Gesichter zu erkennen. Die rechte Hälfte steuert auch die Bewegungen der linken Hand und scheint in der Geometrie besonders leistungsfähig zu sein.

In *The Dragons of Eden: Speculations on the Evolution of Human Intelligence* vermutet Carl Sagan, daß die rechte Seite des Gehirns für das Hervorbringen von Träumen zuständig sein könnte. Sagan weist darauf hin, daß solche intellektuellen Funktionen wie Sprechen und Schreiben relativ jung in der menschlichen Entwicklung sind, und sich daher die linke Gehirnhälfte später als die rechte entwickelt haben könnte. Er vermutet, daß die linke Hälfte so etwas wie ein Stiefkind der rechten sei, weil sie sich in der Weise entwickelte, wie sie es tat, da sie nicht „ausreichend befähigt" war, derart intuitiv zu denken wie die rechte Gehirnhälfte.

Dr. Robert Ornstein vom Langley Porter Neuropsychiatrischen Institut in San Franzisko bietet eine interessante Theorie an, warum die linke Gehirnhälfte das westliche Denken dominiert hat. Ornstein vermutet, daß die linke Hälfte im Westen trainiert und ihre Fähigkeiten viel höher geachtet worden sind, wegen unserer Abhängigkeit von Sprechen, Lesen und Schreiben und von der Logik. Diese Fähigkeiten haben die Neigung, das Wissen um unsere eigenen, intuitiven Fähigkeiten, die sich in der rechten Hälfte befinden, zu verdunkeln, ebenso wie das Tageslicht uns daran hindert, die Sterne zu sehen. Wenn jedoch der Geist einmal in die Ausgeglichenheit einpendelt, könnten unsere intuitiven und ganzheitlichen Fähigkeiten stärker hervortreten, so wie bei unseren Vorfahren, die noch mehr auf die Intuition als auf die Logik bauten, um die Welt begreifen zu können.

Unsere rationale, analytische Auffassung von der Welt läßt uns die Phänomene ganz anders sehen als die derjenigen, die eine holistische, intuitive Einsicht haben. Beim Vergleich des westlichen Verstandes mit dem der Chinesen schrieb der Schweizer Psychoanalytiker Carl Gustav Jung: „Während der westliche Verstand sorgfältig siebt, wägt, auswählt, klassifiziert und isoliert, umfaßt das chinesische Bild vom Augenblick alles, bis hinunter zum geringsten, lächerlichen Detail, da alle Einzelheiten zusammen den beobachteten Augenblick ergeben."

Aus diesem Grunde, so hebt Jung hervor, trennt der chinesische Verstand, der von der rechten Gehirnhälfte beherrscht wird, den Beobachter nicht von dem Beobachteten. Der Beobachter ist Teil des Augenblicks und kann daher von keinem Vorgang, der in diesem passiert, getrennt werden. Der westliche Beobachter hingegen betrachtet das Ereignis als vorrangig, und sieht daher keine Beziehung zwischen sich selbst und dem beobachteten Ereignis im Augenblick des Geschehens. Auf diese Weise können wir erkennen, wie sehr voneinander abweichend die beiden Gehirnhälften das Leben wahrnehmen.

Bei der Behandlung meines Krebses wurde diese ganzheitliche Sicht für mich zum allerletzten Versuch und rettete mir das Leben. Wenn nicht das, so hat sie mir sicherlich geholfen, mein Leben zu verlängern und die Qualität der mir verbleibenden Jahre radikal zu verändern. Diese Erfahrung war anregend und niederschmetternd zugleich. Ich sah plötzlich Gesundheit und Heilen in einem viel weiteren Zusammenhang. Dies eröffnete mir eine ganz neue Welt. Die Erweckung meiner eigenen, intuitiven Natur war geradezu so, als käme ich aus einem langen, dunklen Tunnel. Nachdem ich alle meine Aufmerksamkeit auf Viren und Zellen unter einem Mikroskop gerichtet hatte, lehnte ich mich jetzt zurück und betrachtete das unendlich verflochtene Mosaik des Universums. Als zum Beispiel die Rückenschmerzen nach meiner Reise nach Florida im Dezember 1978 sich wieder eingestellt hatten, glaubte ich sofort, daß der Krebs an meiner Wirbelsäule erneut ausgebrochen sei. Doch die makrobiotische Ansicht hierzu war, gelinde gesagt, völlig anders. Der Grund für meine Rückenschmerzen war, laut Waxman, die Stauung in einem Meridian, der entlang meines Rückens verlief. Dies hinderte die Energie, die aus himmlischen und irdischen Quellen kam, daran, frei durch diesen Meridian hindurchzuströmen und meinen Körper zu nähren. Diese beiden unterschiedlichen Ansichten sind gute Beispiele für westliches und östliches Denken. Das erstere wendet sich der Wirkung zu, während das letztere versucht, die wirklichen Gründe zu verstehen. Als ich erst einmal die östliche Ansicht als möglich akzeptiert hatte, begann ich ein neues Verständnis von den unendlichen, universalen Zusammenhängen zu bekommen.

Dies ist im Grunde die monistische Anschauung, daß alles Sein Teil eines einzigen Ganzen ist. Das Universum ist eins. Daher wirken alle Teile des Ganzen aufeinander ein, nach einem wohlgeordneten Plan. Entsprechend der makrobiotischen Theorie ist das Gesetz, das diesen Plan beherrscht, Yin und Yang, oder Expansion (Ausdehnung) und Kontraktion (Zusammenziehung). Wenn Wissenschaftler die äußersten Grenzen des Universums betrachten, so sehen sie interessanterweise, daß das Zusammenspiel von Materie und Energie von der Beziehung zwischen Expansion und Kontraktion beherrscht wird. Gleiches gilt für den innersten Aufbau des Atoms. Über die Welt der Partikel hinaus liegt diese uranfängliche Beziehung von Expansion und Kontraktion oder Anziehung und Abstoßung von positiven und negativen Ladungen allem zugrunde.

Diese Erkenntnis änderte grundlegend meine Vorstellung von Gott, der plötzlich zu einer weit größeren und majestätischeren Gestalt wurde, als es mir je zuvor bewußt geworden war. Mir schien, aus dieser Sicht, daß Gott die absurdeste Einzelheit mit dem tiefgründigsten und weitreichendsten Ereignis auf eine Weise verband, daß alles nach einem planvollen Muster ablief und die Menschheit lehren könnte, in dieser Harmonie zu leben.

Ich fühlte einen starken Drang, diesen Gefühlen Ausdruck zu geben; ich wandte mich wieder meinen religiösen Wurzeln zu, das war die katholische Kirche. Doch, wenn ich jetzt auch wieder jeden Sonntag in die Kirche ging, wußte ich noch nicht genau, wie die Messe und die Kirche generell in meine neue spirituelle Einstellung paßten. Darüberhinaus war die katholische Kirche einigen grundlegenden Änderungen unterworfen worden, seit ich sie zuletzt regelmäßig besucht hatte. Das Zweite Vatikanische Konzil hatte sieben Hauptänderungen eingeleitet, einschließlich der Messe in englisch sowie zeitgenössische Musik und -instrumente während der Zeremonie. Zuerst fühlte ich mich ein bißchen unbeholfen durch die Veränderungen, aber schließlich lernte ich damit zu leben. Ich mußte mit dem Ablauf noch Schritt halten, da ich mit der Einheit zwischen meiner eigenen Spiritualität und dem spirituellen Gehalt der Messe noch nicht wieder vertraut war. Ich ließ ihm seinen Lauf.

All dies minderte in keiner Weise meine Achtung und meine Zustimmung zur Wissenschaft. Ich sah sie einfach als natürliche Ergänzung zur ganzheitlichen, intuitiven Natur des Menschengeschlechts. Die Herausforderung, die am Methodist Hospital vor uns lag, war, zu sehen, ob wir die östliche und die westliche

Anschauung in einer wissenschaftlichen Untersuchung vereinen konnten. Die möglichen Vorteile schienen gewaltig; ich zum Beispiel war sicher, daß wir die Anwendbarkeit der einen Auffassung mit der jeweils anderen aufs höchste verbessern konnten. Kipling hatte Unrecht, ich jedenfalls glaubte, daß Ost und West sich treffen könnten.

Den November und Dezember hindurch aß ich weiterhin meine Mahlzeiten innerhalb der makrobiotischen Gemeinde, während mein Wunsch nach Unabhängigkeit wuchs. Die Weihnachtszeit verbrachte ich wieder mit meiner Mutter in Florida, und eine Zeitlang kochte ich für mich selbst. Es erwies sich als ein wunderbarer Ausflug, und ich erfreute mich gründlich am Kochen. Ich fühlte mich stark und selbständig, als ich mein eigenes Essen verzehrte und beschloß gleich, daß ich nach meiner Rückkehr nach Philadelphia beginnen wollte, für mich zu kochen.

Zu Beginn des Monats Januar tat ich das auch. Ich hörte auf, in der makrobiotischen Gemeinde zu essen und bereitete mir mein Essen selbst. Was mich anging, so fühlte ich mich wie Mr. Makrobiotik. Ich glaubte alles zu wissen, was nötig war, über die Speisen und über die Kunst des Gleichgewichts. Schließlich war ich in genügend Kursen gewesen, bei Denny und bei anderen makrobiotischen Lehrern. Ich entschied, daß ich diese alchimistische Mixtur, genannt Yin und Yang, genauso gut zusammenkriegte wie jeder andere. Doch es gab eine Schwierigkeit: Ich arbeitete meist sehr lange, und es blieb also nicht sehr viel Zeit zum Kochen, deshalb entschloß ich mich, alles im Drucktopf zu kochen. Der im Drucktopf gekochte Naturreis ist die gängige Art, Getreide zuzubereiten. Das nimmt etwa fünfzig Minuten in Anspruch; ich fand jedoch, daß ich alle anderen Teile der Mahlzeit in zehn Minuten im Dampfdrucktopf fertig hätte. Mit zwei Drucktöpfen zugleich, auf einem Herd, könnte ich ein Essen in einer Stunde erledigt haben. Ich würde öfter genug Naturreis für ein paar Tage kochen. Am zweiten Abend hatte ich eine Mahlzeit in fünfzehn Minuten fertig. Das ging wie der Wind, dieses makrobiotische Kochen. Nachdem ich von einer kleinen Gruppe von Leuten wegen meines Essens abhängig gewesen war, war es

gerade dieses Gefühl von Unabhängigkeit, das ich brauchte.
Inzwischen war mein Interesse an der östlichen Diagnose geweckt worden, und ich wollte mehr darüber lernen. Ich rief die East West Foundation in Boston an und traf Vereinbarungen, um den Konsultationen Michio Kushis beiwohnen zu können. Eines Morgens flog ich nach Boston und traf Michio, als er im Kushi-Institut in Brookline ankam, um die Beratung an diesem Tag zu beginnen.

Michio, zwei seiner Schüler und ich saßen hinter einem langen, schmalen Tisch. Drei Meter vor dem Tisch war ein großer orientalischer Wandschirm aus Reispapier und Holz, der das Konsultationsareal von dem übrigen Raum trennte; dies gewährte etwas Abgeschiedenheit von den vielen Leuten, die hinter dem Wandschirm und auch außerhalb in einem anderen Raum warteten.

Michio trug seinen gewohnten, dunkelblauen, dreiteiligen Anzug, weißes Hemd und silberbedruckten Schlips, wie üblich lächelte er oft und scherzte mit jedermann in seiner Nähe.

An diesem Tag — so, wie an jedem anderen Tag seiner Konsultationen, während ich bei ihm lernte — empfing er die Niedergeschlagenen und Hoffnungslosen. Dies waren die Menschen, die bisher schon alles versucht hatten und nun keinen Rat mehr wußten. Viele von ihnen hatten Krebs, andere hatten Herzleiden, Nierenbeschwerden und multiple Sklerose; es gab auch solche mit häuslichen, seelischen und geistigen Problemen aller Art. Michio hatte einen Händedruck, ein warmes Lächeln und ein offenes Ohr für alle. Jeder von ihnen schüttete seine Leidensgeschichte aus. Er hörte ihnen zu, bis sie geendet hatten. Währenddessen beobachtete er die Gesichter und deren Ausdruck. Oft stand er von seinem Stuhl auf und befragte die Person eingehender. Dann kehrte er zu seinem Platz zurück und machte seine Vorschläge.

Sogar mit meinem begrenzten Wissen von der Diagnose und der Makrobiotik konnte ich viele dieser Probleme sehen und begreifen. Einiges verwirrte mich völlig. Aber Michio schien nie in Verlegenheit, nachdem er das Problem erklärt hatte, schien alles ziemlich einfach. Er tat dies schon seit mehr als zwanzig Jahren und er hatte tausende Menschen empfangen; es schien, als empfände er nichts von alldem als ungewöhnlich, und für nur wenige Befunde gab es keine Hilfe. In solchen Fällen versuchte er, den Patienten dazu anzuregen und zu ermutigen, in seinem oder ihrem Leben einiges zu verändern. Nicht jedem konnte jedoch geholfen werden. Er drückte oft auf einfache Weise seine Betroffenheit aus, indem er sagte: „Es ist sehr schwierig. Wir werden's erst in ein paar Monaten wissen."

Für die meisten Menschen, sogar für jene, denen man gesagt hatte, ihr Zustand sei hoffnungslos, sah er wirklich Hoffnung, und er versuchte, seinen eigenen Enthusiasmus auf sie zu übertragen. Viele, die fortgingen, schienen entschlossen, sich selbst zu heilen.

Doch nicht jeder reagierte positiv. Viele waren verwirrt von den makrobiotischen Empfehlungen und gingen bestürzt und erschreckt davon, es schien ihnen, als würde das alles unglücklich enden. Krankheit macht aus vielen von uns Irrende.

Für die meisten verordnete er die makrobiotische Standard-Kost: 50 bis 60 Prozent Vollgetreide; 25 bis 20 Prozent hiesiges, gekochtes Gemüse; 15 Prozent Bohnen und Algen; das übrige besteht aus Gewürzen, Suppen und in einigen Fällen Fisch und Obstdesserts, abhängig von der Verfassung der jeweiligen Person.

Die Konsultationen endeten nach sechs Uhr. Wir waren alle hungrig und müde; Michio hatte den ganzen Tag nichts gegessen, außer ein paar gerösteten Mandeln, die jemand für ihn brachte. Ich mußte noch einen Flug zurück nach Philadelphia bekommen und war in Eile. Bevor Michio und ich uns trennten, fragte ich ihn: „Michio, ist es richtig, makrobiotisches Essen im Drucktopf zu kochen?"

„Sicher, sicher. Kochen im Drucktopf ist in Ordnung," sagte er.

Was ich meinte war, ob es richtig sei, *alles* Essen im Drucktopf zu kochen. Er hatte meine Frage gar nicht verstanden.

Ich rief ein Taxi; bevor ich einstieg, schüttelten wir einander die Hände, und er sagte: „Sehen wir uns bald wieder!" Ich sagte ihm, daß ich Kontakt halten würde, und fuhr ab. Ich wußte nicht, was vor mir lag.

Im Februar wurde ich allmählich krank. Ich fühlte mich immer unpäßlicher und träger. Mitte des Monats bekam ich eine Grippe. Anscheinend hatte sie jeder vom Krankenhauspersonal, so glaubte ich also nicht, daß meine Krankheit etwas anderes sei als das Übliche.

Ein paar Tage blieb ich der Arbeit fern und schleppte mich dann durch den restlichen Februar. Doch mein Zustand besserte sich nicht. Ich wurde mäkelig und zänkisch. Ich wußte nicht, was mit mir geschehen war. Ich fühlte mich schlapp.

Am 1. März 1980 brachte das *East West Journal* die Geschichte meiner Krebsheilung. Innerhalb einer Woche wurde ich überschüttet mit Post und Telefonanrufen aus dem ganzen Land. Es schien, als ob jedermann im Lande, der entweder selbst Krebs hatte oder jemanden kannte, der krebskrank war — dies betrifft nahezu jeden US-Bürger —, die Geschichte gelesen hatte und jetzt mehr darüber wissen wollte. Ich erfuhr später, daß die Leute den Artikel kopierten, um ihn Freunden und Verwandten zu schicken.

Viele dieser Briefe und Anrufe kamen von verzweifelten Menschen, die nach einem Zeichen der Hoffnung suchten. Anfangs nahm ich die meisten der Ferngespräche selbst an. Ich versuchte auch, die Post selbst zu beantworten. Aber bald wurden mir diese beiden zusätzlichen Aufgaben unmöglich, wenn ich meinen Pflichten im Methodist Hospital weiterhin nachkommen wollte. Aber die Anrufe und Briefe rissen nicht ab.

Seit einiger Zeit bemerkte ich, daß ich nicht mehr nur mit den Krebspatienten mitfühlte, ich empfand ihr Leiden mit allem Nachdruck. Ich kenne die Schmerzen und die Qual und die Hoffnungslosigkeit, die der Krebs mit sich bringt. Ich fühlte, daß ich etwas tun mußte, um ihnen zu helfen, anstatt nur moralische Unterstützung zu geben. Denn diese Litanei von Schmerz in den Briefen und Telefonanrufen würde auch jemanden gerührt haben, der nicht einen einzigen Tag in seinem Leben krank gewesen war. Eine Mutter bat um Hilfe für ihren Sohn; eine Frau suchte etwas, um ihren Mann zu retten; Männer versuchten, sich zu retten oder ihre Frauen. Ihre Zahl schien endlos. Ich hatte keine einfache Antwort parat. Ich war nicht einmal sicher, ob das, was bei mir wirksam gewesen war, auch bei ihnen wirken würde. Als die Briefe und Anrufe für mich und meine Mitarbeiter zu zahlreich wurden, mußte ich zu vorgedruckten Briefen Zuflucht nehmen, in denen den Leuten geraten wurde, der East West Foundation in Boston zu schreiben, um mehr Information über die Makrobiotik zu bekommen. Inzwischen versuchte ich, weiterhin so viel wie möglich selbst zu beantworten. Bald war mir selbst das nicht mehr möglich.

Mitte März verschlechterte sich meine Gesundheit rapide. Es stellten sich Hitzewellen ein, kalter Schweiß, heftiges Herzklopfen, erhöhter Blutdruck und anhaltende Kopfschmerzen. Zuerst glaubte ich, die Hitzewellen und der kalte Schweiß seien das Resultat der ausgeschiedenen Östrogene. Die Abwesenheit der Östrogene in meinem Körper, gemeinsam mit der Tatsache, daß sich auch kein Testosteron mehr in meinem System befand, hatte die Hitzewellen zur Folge. Die Hitzewellen und gelegentliche schwache Schweißausbrüche hatten im Juni 1979 begonnen, als ich die Östrogene loswurde. Doch jetzt waren die Hitzewellen und das Schwitzen schlimmer als je zuvor. Obendrein fühlte ich mich fiebrig und schwach. Ich konnte den Druck, der durch den *East West Journal*-Artikel ausgelöst worden war, nicht länger ertragen. Ich mußte fort.

Ich entschloß mich, für ein langes Wochenende nach Key West zu fliegen, um ein paar Tage am Strand zu verbringen. Die Sonne würde mir gut tun, dachte ich. Am folgenden Wochenende flog ich nach Key West und nahm ein gut eingerichtetes Apartment, in dem ich auch an diesen Tagen selber kochen konnte. Doch plötzlich hatte ich kaum mehr Appetit. Die Krankheit verließ mich nicht. Ich kam an einem Sonntagabend, Mitte März, aus Key West zurück mit krank aussehender Gesichtsfarbe und dem gleichen elenden Gefühl wie zuvor.

In der makrobiotischen Gemeinde machte die Nachricht die

Runde, daß ich krank sei, und Michio rief an.

„Wie fühlen Sie sich, Tony?" fragte Michio.

„Schrecklich. Ich habe Hitzewellen, Fieber und kalten Schweiß; ich habe die Grippe und ich fühle mich schwach. Glauben Sie, daß der Krebs wiederkommt?"

„Keine Sorge," sagte Michio. „Alles wird gut. Es hört sich so an, als wären Sie zu yang. Kennen Sie Charles Hugus?"

„Ja, ich habe früher mit ihm bei Waxmans zu Hause gegessen."

„Gut. Also, ich werde ihn zusammen mit meiner Tochter Lilly und Josefina Gundin, unserer Köchin, herunterschicken, damit sie Ihnen helfen, wieder auf die Beine zu kommen. Ist das in Ordnung?"

„Ja. Das ist schön. Danke Ihnen."

„Gut, gut. Können sie bei Ihnen bleiben? Wenn nicht, dann werden sie sicher jemanden finden, bei dem sie in Philadelphia wohnen können. Das wird kein Problem sein. Wirklich. Wie denken Sie darüber?" fragte Michio.

„Sie können bei mir wohnen. Schicken Sie sie nur herüber."

„Okay, schön. Nach ein paar Wochen werden wir zusammenkommen. Okay?"

Ich sagte Michio, daß ich ihn bald besuchen würde und legte auf. Charles Hugus kam, ich war froh. Charles hatte zwar vor ein paar Monaten Philadelphia verlassen, um nach Boston zu gehen, aber während ich bei Waxmans zu Hause gegessen hatte, waren Charles und ich gute Freunde geworden. Wir trafen uns regelmäßig zum Mittagessen, und Charles hatte mir oft makrobiotischen Rat erteilt. Jetzt freute ich mich darauf, ihn zu sehen.

Als Charles, Lilly und Josefina ankamen, fühlte ich mich schlechter als je zuvor. Das Fieber war geblieben, ebenso die Grippesymptome und die Hitzewellen. Ich war schwach und allgemein erschöpft. Als die drei in der Tür standen, erhielten meine Geister augenblicklich wieder Auftrieb; endlich war die Kavallerie eingetroffen. Sie brachten die folgenden drei Tage in meinem Apartment damit zu, mir zu helfen.

Lilly und Josefina nahmen sofort ihre Plätze in der Küche ein.

Lilly hatte die Eigenschaften einer japanischen Puppe, sie trug langes schwarzes Haar, hatte feine Gesichtszüge und schien beim Sprechen immer zu lächeln. Josefina war klein mit einem ovalen Gesicht und sanften, milden Zügen. Sie trug ein Kopftuch über den Haaren und machte einen schüchternen Eindruck. Beide Frauen und Charles waren gegen Ende Zwanzig. Sie blieben im Hause und sorgten ständig für Essen und Ingwerkompressen.

Unterdessen fragte mich Charles, wie ich mich fühlte und was ich in den letzten paar Wochen gegessen hätte. Ich erzählte es ihm und erwähnte, daß ich mein Essen komplett im Drucktopf gekocht hätte. Außerdem berichtete ich, daß ich manchmal mein Essen einfröre, und es später wieder auftaute.

„Sie haben Ihr ganzes Essen im Drucktopf gekocht, Tony?" fragte Charles mich ungläubig.

„Das ist richtig, Charles. Warum?" fragte ich.

„Wie lange kochen Sie schon Ihr ganzes Essen im Drucktopf?" fragte er mich.

„Seit ich für mich selbst koche im Januar," sagte ich.

„Das Essen aus dem Drucktopf hat Sie krank gemacht, Tony. Wenn Sie das ganze Essen im Drucktopf kochen, dann ist das ebenso, als wenn Sie immerfort nur eine Sorte Lebensmittel, z.B. Reis, essen würden."

Charles fuhr fort mir zu erklären, daß Drucktopf-Kochen eine sehr yangige Zubereitungsart sei, die durch andere Zubereitungsarten ausgeglichen werden müsse, wie Dämpfen, normales Kochen und Sautieren.

Da ich mein ganzes Essen im Drucktopf zubereitete, hatte ich meine Kondition verdichtet und kontrahiert, was eine außergewöhnliche Entlastung (meiner Systeme) und die Krankheit zur Folge hatte. Charles wies darauf hin, daß eine solch extreme Entlastung sehr gefährlich sei. Im Grunde hatte ich den gleichen Fehler gemacht, den viele Leute in den 60er Jahren gemacht hatten, als sie glaubten, die Markobiotik bestünde nur aus Naturreis. Viele Leute wurden krank von dieser Naturreis-Diät und wenigstens eine Person starb dadurch.

Charles massierte mich und legte mir heiße und kalte Kompressen auf. Doch inzwischen hatten Fieber und Hitzewellen meinen geistigen Zustand angegriffen. Ich wurde in wachsendem Maße aggressiv gegen meine Gäste und gegenüber der Makrobiotik insgesamt.

„Wäre es nicht wegen der lausigen makrobiotischen Gemeinde hier gewesen, ich hätte nie für mich selbst gekocht," tobte ich. „Warum habe ich mich überhaupt auf diese verrückte Lebensweise eingelassen?"

Ich fühlte mich innerlich schrecklich angespannt, und ich war sicher, daß ich hysterisch werden würde. Zeitweilig geriet ich ins Delirium und tobte wieder und wieder gegen alles, was mir gerade in den Sinn kam. Dann fiel ich wieder in tiefe Depressionen und hatte Weinanfälle.

Charles fuhr fort mit den Massagen und Kompressen und der Heilkost, die Lilly und Josefina zubereiteten. Nach einer Zeit verringerte sich mein Fieber, und das Delirium verschwand. Die Symptome waren nicht mehr so intensiv, aber ich fühlte mich immer noch schwach und krank. Die Hitzewellen bekam ich ebenfalls noch.

Ich brauchte Ruhe und Frieden. Nachdem Charles, Lilly und Josefina schon ein paar Tage bei mir waren, besuchte mich ein Mann, welcher behauptete, ein Freund von Charles zu sein. Dieser junge Mann, den ich Bob nennen will, sagte, er reise, aber wohin und woher, wußte ich nicht.

Ich wollte keinen Kontakt zu Bob, aber er bestand darauf, mit mir zu sprechen. Ich lag im Bett und rührte mich nicht. Bob kam in mein Schlafzimmer und sagte, er wolle mich kennenlernen; er sagte, er hätte alles über mich im *East West Journal* gelesen. Er zog sich einen Stuhl heran, um mit mir zu reden.

Bob fand meine Krankheit amüsant. Wie ich dort lag, gequält von Hitzewellen, total zerschlagen, versuchte er, mich in eine philosophische Diskussion zu verwickeln, deren Hauptthema die Frage war, ob ich mein Leben als Arzt verschwendet hätte. Bob hatte einen Widerwillen gegen den Medizinerberuf, und er wollte mich dazu bringen zuzugeben, daß diese Medizin, als ich sie brauchte, bei dem Versuch meinen Krebs zu heilen völlig versagt hätte. Zugleich behauptete er, daß die Ärzte die Leute nur ausnehmen würden. Er wollte wissen, ob ich bereit sei, die Sinnlosigkeit der modernen Medizin einzugestehen, daß sie vollkommen korrupt sei, und daß es nichts Größeres gäbe als die Makrobiotik, bei der Behandlung von Krankheiten und zur Seelenrettung.

Ich warf Bob aus meinem Apartment.

Einen Tag später erschien mir das Apartment immer kleiner zu werden, und ich wünschte mir verzweifelt, allein zu sein. Charles, Lilly und Josefina hatten schon geplant zu gehen, und ich wollte sie endlich los sein. Ich fühlte mich zwar sehr viel besser nach der Behandlung, die ich bekommen hatte, aber ich war vom Wohlfühlen noch weit weg. Die Hitzewellen und der kalte Schweiß kamen den ganzen Tag über periodisch wieder, und die Grippe hatte mich auch noch im Griff. Hinzu kam, daß ich seelisch erschöpft war und der Ärger, den Bob in mir ausgelöst hatte, immer noch fortdauerte. Gegen Mittag stand ich auf, und meine Abneigung über meine mißliche Lage richtete sich gegen Charles, Lilly und Josefina, als sie ihre Sachen aufsammelten und sich zum Fortgehen bereit machten.

„Charles, ich möchte Sie wissen lassen, daß ich die Makrobiotik für totale Quacksalberei halte und ab heute meine Beziehungen zur Makrobiotik für immer abbreche. Ich möchte, daß Sie nach Boston zurückgehen, Charles, und das Ihren Freunden sagen. Wiedersehen."

„Auf Wiedersehen, Tony," war alles, was Charles sagte. Er schloß die Tür hinter sich und ich war allein.

Ich ging wieder ins Bett und schlief ein. Obgleich ich gegen die Makrobiotik und gegen meine drei Gäste angetobt hatte, hatte ich ironischerweise niemals die Wirksamkeit der makrobiotischen Ernährung wirklich bezweifelt. Mein Gemütsausbruch war das Ergebnis meines halluzinatorischen Zustandes in Verbindung mit den anderen Symptomen meiner Krankheit und meiner tiefsitzenden Furcht und Frustration. Ich hatte den Eindruck, als wenn ich auf das Leben selbst eindreschen wollte.

Nach ein paar Stunden Schlaf wurde ich durch das Klingeln des

Telefons aufgeweckt. Es war ein Reporter vom *East West Journal,* der mich informierte, daß die *Saturday Evening Post* die *Journal*-Story von meiner Krebsheilung drucken wollte.

„Nein. Ich werde nicht erlauben, daß noch eine Geschichte über mich geschrieben und veröffentlicht wird. Wenn die *Saturday Evening Post* diese Geschichte herausgibt, werde ich sie verklagen. Das meine ich aufrichtig. Ich werde klagen."

Der Reporter sagte in Ordnung und versicherte mir, daß er den Herausgeber der *Post* informieren werde.

Ich ging wieder ins Bett zurück und fühlte den Tod in mir. In dieser Nacht schlief ich ruhelos. Am nächsten Morgen stand ich auf und ging in die Küche. Dort stand eine Menge vorbereitetes Essen, das Lilly und Josefina zurückgelassen hatten. Obgleich ich meine Gäste beleidigt und die Makrobiotik als Scharlanterie bezeichnet hatte, wußte ich in meinem Herzen, daß ich nie auf andere Weise würde essen können. Ich wußte, daß die Ernährung einer der Gründe für meine Heilung war, und ich war gewiß, daß, wenn ich je diese Art zu essen aufgeben würde, ich sehr bald tot sein würde. Ich sah mir das Essen an, das sie für mich dagelassen hatten, es würde für ein paar Tage reichen. Für das Wochenende entschloß ich mich, nach Key West zu fahren. Ostern stand vor der Tür.

Kapitel 12

*E*S WAR DIE KARWOCHE, in der die Christen den Tod Jesu betrauern — und am Ostersonntag — Seine Wiederauferstehung feiern. Am Gründonnerstag saß ich allein in meinem Apartment und schaute durch die Glastüren meiner Terrasse über Philadelphia hinweg. Die Stadt glitzerte wie ein Juwel in der frühen Nachmittagssonne. In meinem Apartment jedoch schien Düsternis dem Licht den Eintritt zu verwehren, so daß alles in Schatten eingehüllt schien. Es war fast zwei Jahre her, seit ich solch eine heftige Todesfurcht empfunden hatte. Mir fiel es schwer, zu glauben, daß soviel geschehen war in jenen zwei Jahren: All die Operationen, die Östrogene, die makrobiotische Ernährung, die Hoffnung. Nun schien die Hoffnung vollends geschwunden, da ich wiederum das Gefühl hatte, an der Schwelle des Todes zu stehen.

Bald konnte ich das Apartment nicht länger ertragen; ich ging nach draußen und spazierte ein paar Blocks weit zu einem Buchladen, der religiöse Literatur führte; ich stöberte dort nach etwas geistlicher Literatur von der ich hoffte, sie könne mich durch die schwierigen Gewässer führen. Ich fand ein paar Bücher, eines davon war *In Search of the Beyond* von Carlo Carreto, einem italienischen mystischen Priester. Ich hatte einige von Carretos Werken gelesen und mochte das, was er schrieb. Als ich zur Kasse ging, um die Bücher zu bezahlen, fiel mein Blick auf ein Kruzifix mit dem auferstandenen Christus, der wehende Kleidung trug und sich vom Kreuze löste. Es war ein schönes Kunstwerk, 45 Zentimeter hoch, leicht und grazil, hergestellt aus poliertem Stahl und einer hölzernen Rückenplatte. Die Gestalt Jesu war ebenfalls aus poliertem Metall, aus einem Guß. Ich kaufte die Bücher und das Kruzifix und verließ den Laden etwas weniger bedrückt. Als ich die Straße hinunterging, entschied ich mich, das Kruzifix an die Wand meines Büros zu hängen.

Aus irgendeinem Grunde ging ich die Race Street hinunter in Richtung Hahnemann Medical College, wo ich Medizin studiert hatte. Es war fast zwei Uhr nachmittags; heller Sonnenschein lag auf den Bäumen entlang des Bürgersteigs und auf den hohen Gebäuden des Hahnemann Komplexes. Der erste Hauch von Frühling lag in der Luft. Ich verband viele gute Erinnerungen mit diesem Teil von Philadelphia. Plötzlich, als sei ich zufällig auf sie gestoßen, stand ich vor der St. Peter und Paul Kathedrale.

Die Kathedrale ist ein Mammutgebilde — fast so groß wie ein Häuserblock — an romanischer Architektur, gebaut aus dunklen Ziegeln, deren höchster Punkt von einer grün-verwitterten Kuppel gekrönt wird. Sie befindet sich an dem Schnittpunkt, wo die Race Street und der Benjamin Franklin-Parkweg sich treffen und ein Dreieck bilden. Hier wartet die Kathedrale auf ihre Herde wie eine große Arche, bereit, Schutz zu bieten gegen alle Arten schlechten Wetters.

Gegen die Nordseite der Kathedrale, an der Race Street, lehnt sich die Kapelle. Wie ein Schleppdampfer, und ebenso einfach und oft in Gebrauch; die meisten Messen werden hier abgehalten bis auf jene an religiösen Feiertagen, besondere Anlässe — wie Erstkommunion oder Firmung — und das Hochamt um elf Uhr an jedem Sonntagmorgen, all das findet in der Kathedrale statt.

Als Medizinstudent besuchte ich hier fast jeden Sonntag die Messe. Ich erinnere mich, daß ich um Erfolg in der Schule betete — „Gott, gib mir gute Noten", das war's, worauf es hinauslief. Vor den Abschlußexamen war ich besonders gottesfürchtig. Ich fürchtete nichts so sehr wie Wettbewerb und Prüfungen. Und da ich gerade daran dachte: Es hatte sich doch kaum etwas geändert in den dazwischenliegenden Jahren. Es war immer noch das alte Spiel vom Weiterkommen, sich nach oben manipulieren. Ehrgeiz macht das Leben kompliziert. Für mich machte der Krebs die Dinge wieder einfach.

Als ich dort in der Race Street stand und an dem großen Bau nach oben schaute, bekam ich wieder Auftrieb. Diese schöne alte Kirche hatte mich in manch schwieriger Zeit gesehen. Nun war ich wieder in Schwierigkeiten.

Ich ging um die Kathedrale herum zur Vorderseite, ging die Stufen hinauf und öffnete eine der hohen Doppeltüren. Die Tür schloß sich hinter mir und ließ den strahlenden Frühlingstag mit all seinem Großstadttumult draußen.

Meine Augen gewöhnten sich an das Dämmerlicht, und ich ging durch ein Paar anderer Doppeltüren hindurch ins Kircheninnere. Einige Augenblicke stand ich im Kirchenhintergrund und starrte auf die Unermeßlichkeit des Ortes. Er vermittelte die Illusion, als sei innerhalb der Begrenztheit seiner Mauern und der türmenden Decken auf magische Weise die Unendlichkeit des Alls eingefangen. Es waren die Farben, die mir zuerst auffielen: Alte, dunkle Brauntöne der glattpolierten Kirchenbänke und der Marmorboden; das Gold der Blattgold-Einlagen in der Decke; Blau- und Rottöne der Buntglasfenster. Die Lampen, die an Ketten von der Decke hingen, verbreiteten ein sanftes, diffuses Glühen, so daß man nicht sicher sagen konnte, woher all das Licht kam.

Nachdem meine Augen sich an Licht und Farben gewöhnt hatten, konnte ich die Einzelheiten erkennen: Die langen Reihen der Kirchenbänke an beiden Seiten der Kirche; die aufragenden Marmorsäulen, wie Soldaten zur Rechten und Linken stehend und das Hauptschiff von den kleinen Altären trennend, die im Schatten jenseits der Säulen sich befanden; darüber die romanischen Bögen und über den Bögen die bunten Glasfenster in tiefem Blau, unterbrochen von rotem und weißem Glas. Geradeaus — weit entfernt von meinem Standort, wie mir schien — war der Altar unter einem schönen, reichverzierten Marmor-

Baldachin, getragen von vier Marmor-Säulen. Altar und Baldachin, Repliken jener von St. Peter in Rom, standen in der Mitte des großen, kreisrunden Podiums, wo die Messe stattfand. Hoch über dem Podium schwebte das Kuppeldach mit den Wandgemälden des auferstandenen Jesus.

Im Hintergrund der Kirche hoch über dem Boden, auf dem ich stand, war die gewaltige Orgel; ihre zahlreichen, hohen Pfeifen standen aufgereiht wie eine mächtige Batterie von Kanonen.

Niemand war in der Kathedrale außer mir.

In der Luft war ein leichter Wohlgeruch, und mein Blick wurde hierhin und dorthin gelenkt von dem schwach flackernden Kerzenschein, der eine Ahnung von geheimnisvollem Leben andeutete.

Das Gefühl irrte nicht: Seine Gegenwart war es, der Eindruck, daß Gott immer bei Dir ist, auf Dich wartet, Dir zuwinkt.

Es war zutiefst friedlich hier. Ich war verwundert, wie weit entfernt die Welt innerhalb der Kathedrale von dem hektischen Treiben des Lebens außerhalb ihrer Tore und Mauern war. Das Gefühl von Allgegenwart und Frieden war so grundlegend, daß es alle Sinne gefangen hielt. Auch wenn die Kirche noch so verwirrend und großartig war, so konnte ich doch nicht bei ihr als einem Kunstwerk verweilen. Ich war gezwungen, mich nach innen zu wenden, an die Welt in mir selbst.

Mit dem Paket unter dem Arm ging ich das Hauptschiff hinunter bis zum Altargitter. Ich kniete nieder auf dem roten Velvetkissen und legte mein Paket neben mich. Ich betete, und sofort stiegen Gedanken in mir auf. Mein Geist war plötzlich klar und meine Erinnerung allzu lebhaft. Ich fühlte die Last zu vieler schlimmer Jahre auf mir. Bald hörte ich auf zu denken; ich fühlte nur noch. Emotionen überschwemmten mich, wie Wellen über weichen Sandstein gehen, und schwemmten so manche äußere Schicht davon, bis etwas Tiefes und Wahrhaftes — etwas sogar Naives oder vielleicht Unschuldiges — in mir zum Vorschein kam. Zum erstenmal seit langer, langer Zeit fühlte ich Liebe zu mir selbst und zu anderen. Plötzlich stiegen Gefühle in mir hoch, die meine Augen mit Tränen füllten. Ich begann, ungehemmt zu weinen. Nach einer Weile faßte ich mich wieder und war erschöpft. Ich fühlte mich außerordentlich erleichtert.

Ich schaute hoch zum Altar und starrte auf ihn einen langen Augenblick.

„Nimm mich zurück", flüsterte ich.

Ich wartete auf ein Zeichen vom Himmel. Es blieb aus. Ich fuhr fort im Gebet, erhob mich schließlich und ging das Mittelschiff hinunter in den Vorraum oder Narthex. Dann öffnete ich eine der Eingangstüren und wurde sofort von dem Licht und dem Getriebe draußen überschüttet. Hupen tönten, Autos sausten an mir vorbei, Menschen eilten die Straße hinunter. Philadelphia hatte keinen Herzschlag lang ausgesetzt. Wieder verwunderte mich die Stille innerhalb der Kirche.

Am Karfreitag bestieg ich einen Jet nach Key West. Ich dachte, daß ein weiterer Aufenthalt unter der Sonne Floridas ausreichen würde, um mich zu kurieren, doch sobald das Flugzeug den Boden berührte, wurde ich sofort krank. Als ich das Flugzeug verließ, wurde ich von einem miserablen, kalten und stürmischen Wetter begrüßt. Ich begab mich sofort in das möblierte Apartment meines Hotels und legte mich zu Bett. Am nächsten Tag kochte ich ein Essen, hatte aber nur wenig Appetit. Ich war schwach und fiebrig; die Hitzewellen stellten sich ein, die Kopfschmerzen folterten mich, die Todesfurcht wich nicht von mir. Den folgenden Tag, Ostersonntag, schaffte ich es kaum bis zur Kirche, doch der Kopfschmerz wurde so heftig, daß ich noch vor dem Ende der Messe gehen mußte. Am gleichen Abend raffte ich mich auf und flog mit dem Flugzeug zurück nach Philadelphia. Sobald ich zu Hause war, ging ich ins Bett, schlief aber kaum. Das Schwitzen und die Hitzewellen hielten mich fast die ganze Nacht über wach.

Am nächsten Morgen ging ich ins Büro. Meine Verwaltungsangestellte Marie Genniro warf einen Blick auf mich und sagte: „Doktor, Sie sollten bald jemanden aufsuchen, Sie sehen krank aus." Ich stimmte Marie zu und ging sofort zu Sheldon Liskers Büro.

Sheldon nahm mich sofort mit ins hintere Büro und untersuchte mich. Während der Untersuchung hatte ich einen massiven Anfall von Hitzewellen, Schweißausbrüchen, rasendem Herzklopfen und erhöhtem Blutdruck.

„Tony, Du bist sehr krank," sagte Sheldon. „Du hast einen subakuten Fall von Thyreoiditis (Schilddrüsenentzündung). Du mußt sofort eingeliefert werden."

„Gut, Shelly, ich packe eine Tasche und werde mich morgen im „Methodist" melden," sagte ich.

„Nein", sagte er. „Du wirst jetzt sofort hier im Graduate Hospital (Universitäts-Krankenhaus) bleiben, Du wirst heute noch aufgenommen. Auf diese Weise werde ich Dich immer genau im Auge behalten können." Sheldon ist praktizierender Oberarzt am Graduate Hospital sowie Mitglied der Medizinischen Fakultät der Pennsylvania Medical School Universität.

„Das kann ich nicht, Sheldon", sagte ich. „Ich kann das Essen, das es hier gibt, nicht zu mir nehmen." Am „Methodist" konnte ich wenigstens Naturreis und Gemüse bekommen.

„Tony, sie werden Dir jedes Essen herrichten, das Du hier im „Graduate" brauchst. Keine Sorge. Ich werde das schon machen."

Ich stimmte zu und ging nach Hause, um meine Tasche zu packen. Ich packte *In Search of the Beyond* dazu, sowie etwas von dem Essen, das Lilly und Josefina gemacht hatten. Dann kehrte ich zum Graduate Hospital zurück und meldete mich an. Man gab mir ein sehr komfortables, privates Zimmer. Einige Voruntersuchungen wurden gemacht. Ich war sicher, das wäre alles.

Nach einer Weile kam der leitende Direktor des Graduate Hospitals, Paul Schofield, zusammen mit dem therapeutischen Diätetiker des Krankenhauses zu mir ins Zimmer. Wir begrüßten uns, und er versicherte mir, daß ich in ein paar Tagen wieder draußen wäre.

„Wir haben inzwischen gehört, Tony, daß Sie ein paar sehr interessante Eßgewohnheiten haben, und möchten dafür sorgen, daß Sie auch das Essen bekommen, das Sie brauchen," sagte er. „Sagen Sie doch unseren Diätetikern, was Sie benötigen, und sie werden Ihnen alles kochen, was Sie wünschen."

Ich dankte beiden und fragte dann, ob das Essen, welches ich mitgebracht hatte, aufgewärmt und mir serviert werden könne.

Sie sagten, es wäre zur nächsten Essenszeit bereit. Nachdem sie gegangen waren, rief ich Denny Waxmann an.

Ich erzählte Denny, daß ich im Graduate Hospital sei und daß man bei mir Thyreoiditis festgestellt hätte. Denny versicherte mir sofort, ich brauche mir keine Sorgen ums Essen zu machen während meines Krankenhausaufenthaltes, seine Frau Judy würde für mich kochen, und er würde mir jeden Tag das Essen bringen. Ich dankte ihm und legte auf.

Es wurden weitere Untersuchungen durchgeführt, die alle Sheldons Diagnose bestätigten. Wir sind nicht sicher, wodurch Thyreoiditis verursacht wird; meine Ärzte vermuteten, sie sei durch die Grippe ausgelöst worden. In jedem Fall bricht die Krankheit dann aus, wenn die Schilddrüse, welche vorn an der Halsbasis sitzt, eine außergewöhnlich große Menge des Hormons Thyroxin produziert, welches erhöhten Blutdruck und Kopfschmerzen hervorruft. Thyroxin verursacht einen erhöhten Stoffwechsel, der Schwitzen, Hitzewellen, Halluzinationen und Hysterie auslösen kann, all das, was auch ich schon erfahren hatte. Sheldon kam und verordnete Inderal für die Schilddrüse und Cortison gegen die Kopfschmerzen und die Schwellung der Schilddrüse.

Inzwischen hatte ich wegen des erhöhten Stoffwechsels bei mir mehr als neun Kilo verloren und war bis auf 60 Kilo herunter. Ich war ausgezehrt, sah genau wie ein Krebspatient aus und war zu schwach, um sichtbar besorgt zu sein.

Während dieses Tages brachte die Krankenschwester einen Korb voll Obst in mein Zimmer. Nach der makrobiotischen Ausdrucksweise war ich in einer extremen Yang-Verfassung und brauchte dringend Obst, weil es yin ist. Ich konnte buchstäblich vom Obst nicht lassen. Der Korb mußte während der fünf Tage, die ich im Hospital war, ständig nachgefüllt werden.

Gerade hatte die Schwester den Korb mit dem Obst hereingebracht, als Michio anrief. Er gab Unterricht in Montreal und hatte erfahren, daß ich krank im Hospital lag.

„Tony, was ist los?" fragte Michio.

„Ich glaube ich sterbe, Michio", sagte ich. „Die Diagnose ist zwar Thyreoiditis, aber ich befürchte, daß der Krebs wiedergekommen ist."

„Wenn Sie noch im Krankenhaus sind, wenn ich hier meinen Unterricht beendet habe, werde ich herüberfliegen und nach Ihnen sehen. In Ordnung? Überhaupt sollten wir beide uns bald sehen, einverstanden?"

„Ja, danke Ihnen. Ich glaube nicht, daß ich lange im Hospital bleibe. Wenn ich etwas kräftiger bin, wird man noch einen Knochen-Scannertest durchführen. Glauben Sie, daß der Krebs zurückgekommen ist, Michio?"

„Das glaube ich nicht," sagte er. „Ich muß Sie sehen. Ich habe mit Denny gesprochen, Sie sollten inzwischen weiterhin die Mahlzeiten essen, die er Ihnen bringt, ja? Ich werde bald kommen. Einverstanden?"

„Ja, danke Ihnen, Michio. Wiedersehen."

Nachdem ich ein paar Tage im Graduate Hospital verbracht hatte, waren die Thyreoiditis-Symptome unter Kontrolle. Ich fühlte mich allmählich viel kräftiger. Am Abend meines zweiten Tages dort kam Sheldon in mein Zimmer und sagte, es wäre klug, den Scannertest zu machen. Ich stimmte zu. Ich hatte den Verdacht, daß die Schilddrüsenerkrankung durch den Krebs hervorgerufen worden war. Am Morgen darauf wurde ich in die Radiologie gefahren, und die radioaktive Flüssigkeit wurde mir in die Venen injiziert. Drei Stunden später fand der Scannertest statt.

Inzwischen war ich kräftig genug, um mich zu fürchten. Das Graduate Hospital ist sehr modern eingerichtet, und so konnte ich, nachdem der Knochen-Scanner eingeschaltet worden war, über mir auf den Monitor schauen und ein komplettes Röntgenbild von meinem Körper sehen. Auf diese Weise konnte ich sehen, wie die Flüssigkeit in meinem Körper reagierte, ob sie sich gleichmäßig in allen Organen verteilt hatte oder ob sie sich an bestimmten Stellen zusammenballte, um die Anwesenheit von einem oder mehreren Tumoren anzuzeigen. Ich fürchtete mich, auf den Monitor zu schauen, zwang mich aber dann dazu. Was ich sah, trieb mir Freudentränen in die Augen. Die Flüssigkeit hatte sich gleichmäßig in meinem ganzen Körper verteilt. Es gab keine

Sammelstellen, an denen sich die Flüssigkeit rund um die Krebszellen hätte anhäufen können; nirgendwo in meinem Körper gab es Krebs.

Außer der Thyreoiditis — die allmählich unter Kontrolle kam — war ich wohlauf.

Wieder einmal konnte Sheldon es nicht fassen, und — um ehrlich zu sein — mir ging es ebenso. Es war mir noch eine Chance gegeben worden. Ich wurde zurück in mein Zimmer gerollt und war jetzt in der Lage, mich im Bett aufrecht zu setzen. Als die Schwester mein Zimmer verlassen hatte, wühlte ich in meiner Tasche, die neben meinem Bett stand und zog die Ausgabe von *In Search of the Beyond* heraus. Ich begann zu lesen.

„Laßt uns diese Wahrheit vor Augen führen. Du sagst, Du hättest keinen Glauben? Liebe — und der Glaube wird kommen. Du sagst, daß Du traurig bist? Liebe — und Freude wird kommen. Du sagst, Du bist allein? Liebe — und Du wirst aus Deiner Einsamkeit ausbrechen. Du sagst, Du seiest in der Hölle? Liebe — und Du wirst Dich im Himmel wiederfinden. Der Himmel ist die Liebe."

Ich steckte das Buch unter mein Bettuch, und ins Zimmer trat Denny Waxman, die Arme voller Eßwaren, lächelnd auf seine freundliche und etwas empfindsame Weise.

„Denny, gerade habe ich das Resultat des Scannertests bekommen — es ist negativ. Ich habe keinen Krebs."

Er war voller Freude, und wir beide zusammen hätten die ganze Krankenhausstation hochleben lassen können. Nach einer kurzen Unterhaltung sagte Denny: „Ich habe auch gute Neuigkeiten für Sie. Ich habe einen Koch für Sie, jemanden, der zu Ihnen nach Hause kommt und Ihnen täglich Ihr Essen kocht. Sie sollen nichts Selbstgekochtes mehr essen."

Nun war ich noch übermütiger. Einen Koch zu haben, würde mir das Leben retten.

„Sie haben recht, Denny. Kochen kann ich nicht. Das hat mich ja in diese Schwierigkeiten gebracht. Gott, das ist eine Neuigkeit. Danke Ihnen, Denny, ich esse eine Menge Obst und nehme diese Medikamente. Glauben Sie, daß mir das Probleme machen wird?"

„Keine Sorge," sagte Denny, „Sie sind sehr yang. Sie sind zu yang geworden. Das hat sie überhaupt erst krank gemacht."

Jeden Tag, den ich im Krankenhaus lag, brachte Denny mir Essen. Solange ich dort war, habe ich von der Krankenhauskost nicht das geringste angerührt, bis auf das Obst, das ich restlos aufaß. Während ich im Krankenhaus lag, machte ich mir Gedanken über mein Verhältnis zu der makrobiotischen Gemeinschaft.

Trotz meines Jähzorns bei verschiedenen Gelegenheiten sowie unserer Differenzen während der vorangegangenen zwei Jahre hielten die Makrobioten zu mir. Sie glaubten vorbehaltlos an das, was sie taten, daß ihre Bemühungen zu einer Verbesserung meiner Gesundheit führen würden, und daß meine Zornesausbrüche — wenn sie geschahen — mehr meiner Krankheit als meinen tatsächlichen Gefühlen zuzuschreiben waren. Ich empfand der Gemeinschaft gegenüber eine tiefe Dankbarkeit, besonders gegenüber Michio Kushi und Denny und Judy Waxman.

Doch ich bemerkte auch, daß es da einen fundamentalen Unterschied zwischen mir und vielen der führenden Makrobioten gab, der den tieferen, fundamentaleren Konflikt repräsentierte, der zwischen Ost und West besteht. Unsere Auffassung vom Heilen — tatsächlich aber vom Leben überhaupt — war so völlig unterschiedlich, daß dies am Anfang zum Konflikt führen mußte. Ich mußte viele der makrobiotischen Methoden verstehen und achten lernen — und manches Mal, wie es schien, unter Zwang. Es war nicht leicht für mich, da waren — abgesehen von meinen Problemen, hervorgerufen durch den Krebs — die offensichtlichen Vorurteile, die fast alle westlichen Ärzte gegen die Barfußärzte und die Heil-Praktiken der sogenannten unterentwickelten Welt haben. Wenngleich sie das kaum eingestehen werden, so müßten doch die westlichen Ärzte erst einmal von ihrem haushohen Sockel herabsteigen, bevor sie willens sind, die medizinischen Techniken der traditionellen Heiler in Afrika oder dem Fernen Osten auch nur in Betracht zu ziehen. Wäre da nicht mein Krebs gewesen, ich wäre wahrscheinlich auch nicht von meinem Sockel gestiegen, noch hätte ich mich dazu herabgelassen, etwas dergleichen wie Makrobiotik als Behandlung für irgendwas, geschweige denn für Krebs, zu erwägen. Viele Makrobioten, denen ich begegnete, hatten ihre eigenen Vorurteile gegen die westliche Medizin. Daher war mein Verhältnis zu der makrobiotischen Gemeinschaft im allgemeinen und mit einigen ihrer führenden Leute im besonderen recht stürmisch.

Beide Seiten mußten mit ihren Unzulänglichkeiten zurechtkommen. Am Ende hatten sich beide gewaltig geändert und vielleicht den ersten Schritt zu einer Vereinigung der Heil-Praktiken von Ost und West getan.

Am Tag nach dem Scannertest kam Sheldon mit seinen Medizinstudenten zu mir ins Zimmer.

„Tony, ich habe meine Studenten mitgebracht, um Dich heute zu besuchen. Ich hoffe, Du fühlst Dich kräftig genug, uns eine kleine Unterrichtsstunde in Makrobiotik zu geben. Ich habe sie über Deinen Fall informiert und darüber, daß Du jetzt zwei negative Scannertests hinter Dir hast, und die Studenten sind sehr begierig zu hören, was Du darüber sagen kannst. Einer der Gründe, warum ich möchte, daß sie von Deinen Erfahrungen hören, ist der, daß diese Erfahrungen nicht mit den Regeln des Lehrbuches, wie ein Krebs verläuft, übereinstimmen. Und, wie Du und ich wissen, sollte ein Arzt immer bereit sein, auf jede Art von Zufälligkeiten zu reagieren, von denen ja viele nicht mit dem Lehrbuch übereinstimmen."

Ich hätte Sheldon umarmen mögen. Dies alles tat er offensichtlich ebensosehr für mich wie für seine Studenten; ich wunderte mich über seine Offenheit. Das brachte mich dazu, meine heisere Stimme zu vergessen und eine begeisterte und angeregte Unterrichtsstunde in makrobiotischer Ernährungsweise zu geben, ausgewogen nach Yin und Yang und bewegt vom fließenden Chi.

Während ich sprach, beobachtete ich die Reaktion der Studenten, alle ihre ratlosen mimischen Vorstellungen, was denn von mir zu halten sei — ich mußte über diese ganze Szene lachen. Doch als ich geendet hatte, schienen sie interessiert und befragten mich ausführlich.

Die Nachricht von meinem zweiten Scannertest machte die Runde durch das Krankenhaus, und die darauffolgenden Tage beschäftigte ich mich mit den Fragen vieler Krankenhausärzte, die zu mir kamen, um etwas über die Makrobiotik zu erfahren. Ich war nur zu froh, ihnen die Geschichte erzählen zu können.

Um die Mitte April herum wurde ich aus dem Hospital entlassen. Ich verbrachte die folgenden Tage mit Schlafen und versuchte, mit der Depression fertig zu werden, die durch Inderal und die anderen Medikamente ausgelöst worden war. Doch bald kam ich wieder zu Kräften und arbeitete wieder den ganzen Tag.

Eines Tages, kurz nachdem ich meine Arbeit wieder aufgenommen hatte, ging ich zur Pfarrei der St. Peter und Paul Kathedrale. Es war ein grauer, windiger Tag gegen Ende April. Noch immer war ich heiser von der Thyreoiditis. Ich schellte an der Tür, und ein junger Priester öffnete, der sich als Father James Mateo vorstellte. Ich schüttelte seine Hand, nannte meinen Namen und kündigte an, seiner Kirche beitreten zu wollen.

„Schön", sagt er. „Wo wohnen Sie?" Father Mateo fragte mich deshalb, weil die Kirche in Sprengel oder Nachbarschaften aufgeteilt ist. Jede Kirche dient — und wird unterhalten von — ihrem eigenen Sprengel. Man wird ein Mitglied der Kirche, die im eigenen Sprengel liegt.

Ich nannte ihm meine Adresse.

„Oh, das tut mir leid," sagte Father Mateo, „das ist der Sprengel von St. Patrick. Sie müssen dort Mitglied werden."

„Bitte," sagte ich, meine Stimme war von dem Gespräch schon überanstrengt, „ich habe diese Kirche als Medizinstudent besucht, es ist mir, als wäre ich hier aufgewachsen, und ich möchte auch in ihr sterben."

„Sind Sie erkältet?" fragte Father Mateo. „Sie klingen krank."

„Ich weiß nicht. Ich hatte Krebs, aber ich wurde geheilt, obgleich ich nicht sicher bin, daß er nicht doch wiederkommt."

„Verstehe. Wo sind Sie bisher zur Messe gegangen?"

Ich erklärte, daß ich schon vor zwanzig Jahren aufgehört hatte, zur Kirche zu gehen, und erst kürzlich wieder begonnen hatte, sie aufzusuchen.

„Gut, ich sehe kein Problem bei Ihrer Aufnahme. Füllen Sie doch bitte diese Formulare aus, und wir werden uns um Sie kümmern. Vielleicht möchten Sie auch unseren Kurs für religiöse Unterrichtung aufsuchen. Es hat sich eine Menge in der Kirche geändert, seit Sie weg sind, und es könnte sein, daß die Unterrichtung Ihnen beim Verständnis für die Messe behilflich ist."

„Ja, das möchte ich," antwortete ich. „Aber ich habe noch eine Bitte. Ich möchte gerne beichten."

„Gut," sagte Father Mateo. „Kommen Sie nur mit, wir können uns hier hineinsetzen." Er führte mich in einen kleinen Raum, wo wir uns beide niederließen. Dort erleichterte ich meine Seele. Ich beschrieb meine vielen Jahre der Selbstsucht, meinen übermächtigen Drang zum Sichgehenlassen und meine Abneigung, andere als etwas anderes zu sehen denn als Konkurrenten. Das waren einige der fundamentalen Gründe, weshalb ich schließlich Krebs bekam, erzählte ich ihm. Jetzt wollte ich mein Leben ändern. Wir sprachen etwa eine Stunde miteinander. Nachdem wir unser Gespräch beendet hatten, schüttelten wir uns die Hand, und ich verließ die Pfarrei, um die Race Street hinunter zu meinem Auto zu gehen. Der Himmel war grau und für diese Jahreszeit zu kühl, fast herbstlich; Fußballwetter, mit den Worten Fitzgeralds. Es war mir, als hätte ich gerade eine alte, tote Haut abgestreift; ich hatte mich gehäutet. Ich fühlte mich körperlich und seelisch wohl. Doch ich wußte, daß, wenn ich weiterleben wollte, ich mich selbst würde grundlegend ändern müssen. Ich erkannte, daß ich in vielerlei Hinsicht nicht anders war, als ich vor meinem Krebs gewesen bin. Ich war immer noch weitgehend gefangen in dem gleichen intellektuellen und emotionalen System wie vor meiner Krankheit, die schließlich nach langer Zeit daraus entstanden war. Für die Änderung, die ich suchte, würde ich mein ganzes übriges Leben brauchen.

Am anderen Tag war Freitag. An diesem Morgen, gegen sechsuhrdreißig, verließ ich meine Wohnung und fuhr zur Kathedrale, um in die Messe zu gehen, die in der Kapelle stattfand. Es war ein wunderschöner Frühlingsmorgen. Die Sonne ging gerade auf, und der Himmel im Osten war rosa und türkis. Die Luft war frisch und kühl, und als ich um die Ecke fuhr, und auf den Rittenhouse Square schaute, da bemerkte ich, daß die Blüten in den Bäumen wie Zinnglöckchen und Häkelspitzen aussahen.

Die wochentägliche Morgenmesse in der Kapelle ist einfach, aber fein. Die Tatsache, daß sie in der Kapelle stattfindet — einem bescheidenen, fast strengen Ort — ist dem sogar noch angemessener.

Nachdem die Messe begonnen hatte, verlor ich mich in meinen Gedanken. Ich betete um Hilfe bei den Entscheidungen, die ich zu treffen hatte. Wenn ich der *Saturday Evening Post* erlaubte, die Geschichte meiner Genesung zu veröffentlichen, würde ich dann falsche Hoffnungen wecken? Ich war sicher, daß die makrobiotische Ernährung — wenn sie richtig durchgeführt wurde — nahezu für jedermanns Gesundheit vorteilhaft sein könnte, und alle Anzeichen deuteten darauf hin, daß eine solche Diät dem Krebs und anderen Leiden vorbeugen könnte. Aber es gab keine Daten, die versprachen, daß Makrobiotik Krebs *heilen* könnte, obgleich ich fest glaubte, daß die Ernährung in hohem Maße der Grund für meine Wiederherstellung war. Und da dies bei mir so war, konnte sie da nicht auch von großem Nutzen für viele andere Krebspatienten sein, ebenso wie für Menschen mit anderen Leiden?

Wir brauchten weitere gute wissenschaftliche Untersuchungen, bevor sie als zugelassene Behandlung in Verbindung mit traditioneller, westlicher Therapie empfohlen werden konnte. Doch angesichts der großen Leiden, die der Krebs mit sich bringt, der Hoffnungslosigkeit und der Tatsache, daß wir so wenig erfolgreich bei der Behandlung dieses Leidens sind, fühlte ich mich — im Lichte meiner eigenen Erfahrung mit der Makrobiotik — aufgerufen, meine Erfahrungen mit anderen zu teilen.

Ich habe mich oft gefragt, wie meines Vaters Reaktion auf die Makrobiotik gewesen wäre. Ich glaube, er hätte es versucht. Doch ich werde es niemals wissen. Ich wünschte, er hätte die Gelegenheit gehabt, seine eigene Entscheidung zu treffen.

Die Messe eilte dahin. Gegen Ende des Gottesdienstes bereitete der Priester Brot und Wein für den Segen vor. Die Katholiken glauben, daß der Priester mit der Vollmacht ausgestattet ist, das Wunder des Abendmahls — als Jesus das Brot und den Wein in seinen Leib und sein Blut verwandelte — wiedererstehen zu lassen. Bevor die Andächtigen zum Altar gehen, um Brot und Wein zu empfangen, hebt der Priester die Hostie hoch über sein Haupt und sagt: „Seht das Lamm Gottes, seht Ihn, der die Sünden der Welt hinwegnimmt. Glücklich sind jene, die zu Seinem Abendmahl gerufen werden."

Danach psalmodieren die Andächtigen die Worte: „Herr, ich bin nicht würdig Dich zu empfangen, aber Dein Wort wird meine Seele heilen."

Dann kommt der Priester von dem Altar herunter und lädt die Gläubigen ein, teilzunehmen am Mahl des Herrn.

Ich ging hinauf zum Altar und kniete nieder. Ich fuhr fort, zu Gott zu beten, meinem Leben die Richtung zu weisen. Der Priester, Father Jim Mateo, gab die Hostie und kam schließlich zu mir. „Tony, der Leib Christi," sagte er. „Amen," antwortete ich. Dann legte er die Hostie in meinen Mund; ich sagte ein Gebet und ging zu meinem Platz zurück.

Die Botschaft, die mir in den Sinn kam, war klar: Gott hat unseren Speisen unendlichen Segen gespendet, er hat ihnen die Kraft gegeben zu heilen.

Als ich die Messe an diesem Morgen verließ, beschloß ich, der *Saturday Evening Post* die Veröffentlichung der Geschichte zu gestatten.

Ich verbrachte den nächsten Monat damit, mich von der Thyreoiditis zu erholen.

Denny hatte sein Versprechen, mir einen Koch zu besorgen, wahrgemacht. Diane Tredder, eine Frau, die schon seit Jahren makrobiotisch lebte und eine exzellente Köchin war, kam an vier Tagen in der Woche zu mir nach Hause und bereitete genug Essen für die ganze Woche zu. Bald verschwanden Kopfschmerzen, Fieber, Hitzewellen und das Schwitzen, und ich fühlte mich wieder gut. Ich nahm immer noch Inderal, Cortison und gelegentlich eine Percodantablette, aber ich wußte, daß es nicht mehr lange dauern würde, bis ich von den Medikamenten wieder befreit wäre.

Anfang Juni flog ich nach Boston, um Michio zu besuchen. Es gab viel mit ihm zu besprechen, aber mir ging es in erster Linie darum, mich bei ihm zu entschuldigen wegen meines Benehmens gegenüber seiner Tochter Lilly, seinem künftigen Schwiegersohn Charles und Josefina. Außerdem wollte ich ihm danken für seine Hilfe während einer schweren Zeit in meinem Leben.

Wir trafen uns in seiner Bibliothek. Seine Art war so heiter und tröstlich wie immer, seine Augen lächelten. Er verhielt sich so, als wäre nie jemals etwas vorgefallen, und als ich Dank und Entschuldigung vorbringen wollte, wischte er die ganze Angelegenheit einfach beiseite. Er wollte über andere Dinge reden — meine Gesundheit und die Möglichkeit, mich vielleicht seinem Europatrip im Herbst anzuschließen.

„Michio, ich nehme immer noch eine Menge Medikamente, Inderal, Cortison und manchmal Percodan. Glauben Sie, daß ich damit Probleme bekomme?"

Er studierte mein Gesicht eine ganze Weile und untersuchte mich dann rasch. „Nein, das glaube ich nicht," sagte er. Er riet mir, die Medikamente allmählich abzusetzen und strikte Diät einzuhalten. „Sie brauchen Ruhe, und Sie sollten sehr auf Ihr Essen achten," sagte er. „Kein Öl, Mehl oder Obst. Kein Fisch. Essen Sie eine Zeitlang sehr schlicht, damit die Medikamente abgebaut werden können."

Wir verbrachten die nächste Stunde im Gespräch über Makrobiotik und die Möglichkeit, mit ihm Ende Oktober nach Europa zu fahren. Ich sagte, daß ich das gerne täte und versuchen wollte, mitzufahren. Dann fragte er mich, ob ich im August an dem Amherst-Programm teilnehmen wollte, um dort einen Vortrag über die wissenschaftliche Evidenz einer Beziehung zwischen Ernährung und Krebs zu halten. Ich sagte, daß ich das sehr gerne tun wolle.

Der Sommer schritt rüstig voran. Es war eine Zeit der Erholung und des Nachdenkens. Bald hatte ich mich aller Medikamente, die ich noch gegen die Thyreoiditis nahm, entwöhnt, und bis zum August fühlte ich mich wieder gut.

Mitte August veröffentlichte die *Saturday Evening Post* die Geschichte meiner Heilung von Krebs durch die Makrobiotik. Ich hatte darum gebeten, daß die Herausgeber der *Post* dem Artikel eine Anmerkung beifügten, daß jeder, der mehr Information über Makrobiotik oder über meinen eigenen Fall haben möchte, der East West Foundation in Boston schreiben solle. Ich wollte nicht mehr mit Post zugeschüttet werden wie damals, als die *East West Journal*-Geschichte erschienen war. Die *Post* war mit meiner Bitte einverstanden gewesen, und es dauerte nun nicht lange, bis die Foundation von Post überschwemmt wurde als Antwort auf die veröffentlichte Geschichte. Bis zum Jahresende erhielt die Foundation mehr als 35 000 Briefe als Reaktion auf den *Post*-Artikel und noch immer kamen Briefe herein.

Bis Ende August fühlte ich mich fit und war bereit, nach Amherst zu gehen, um dort meinen Vortrag bei der East West Foundation-Veranstaltung zu halten. Das Amherst-Programm dauerte eine Woche; es war eine lebhafte Zeit. Ein paar hundert Leute nahmen an der Veranstaltung teil, viele waren gekommen, nachdem sie die *Post*-Story gelesen hatten. Meine Genesung fand auch bei der Presse lebhafte Beachtung. Die *New York Times* machte in Amherst ein Interview mit mir, und ich trat später auch bei einigen Fernsehsendungen auf. Einen Monat später war ich freudig überrascht, als ich einen vorsichtigen, jedoch vorurteilslosen und aufgeschlossenen Artikel in der *Times* las.

Für den letzten Abend der Veranstaltung waren Michio, Jean Kohler, zwei weitere Ärzte und ich vorgesehen, allgemeine Vorträge über Makrobiotik und Krebs zu halten. Der große Hörsaal auf dem Campus war bis auf den letzten Platz besetzt, und viele Leute mußten im Hintergrund noch stehen.

Kurz bevor wir sprechen sollten, traf Jean Kohler ein. Ich hatte ihn ein Jahr lang nicht gesehen, seit dem letzten Amherst-Programm. Ich war auf das, was ich sah, nicht gefaßt, als er heraufkam, um mich zu begrüßen. Ein Blick auf Kohler sagte mir, daß er ein sehr kranker Mann war. Vergangen war die gesunde Farbe seines Gesichtes. Jetzt war er geisterhaft grau, und seine

Haut war so straff und faltig, daß er aussah, als wären zehn Jahre vergangen, seit wir uns das letztemal gesehen hatten. Seine Augen funkelten nicht mehr, und seine Art war sprunghaft, nervös und angespannt. Doch etwas war von seinem überschäumenden Geist geblieben. Er war begeistert darüber, in Amherst zu sein, und auch über den *Saturday Evening Post*-Artikel. Sein eigenes Buch *Healing Miracles Through Macrobiotics* ginge sehr gut, sagte er, und sein Verleger wollte das Buch als Paperback-Band herausbringen. Nach einer Weile jedoch gab er zu, daß er sich in letzter Zeit nicht besonders wohl gefühlt hätte, und er wäre auch müde von der Fahrt von Muncie, Indiana, mit seiner Frau Mary Alice. Später erfuhr ich, daß er noch immer mit der Grippe kämpfte, die er noch nicht hatte abschütteln können, seit sie ihn im letzten März gepackt hatte.

Als Michio Kohler sah, zeigte er sich sofort betroffen über dessen Zustand. Er bat Jean, eine Weile in Boston zu bleiben, bevor er nach Muncie zurückging, damit Michio und einige andere makrobiotische Freunde sich um ihn kümmern könnten.

Jean Kohlers Vortrag bewegte mich sehr an diesem Abend, nicht so sehr der Inhalt — die Krankheit hatte seine Sprache holperig und etwas zittrig gemacht —, sondern sein Mut. Er fühlte sich offensichtlich schlecht, aber er ließ sich die Gelegenheit nicht entgehen, wieder einmal eine Zuhörerschaft anzuregen, ihr Leben zu verändern, um so, wie er glaubte, zu einer befriedigenden Existenz zu gelangen. Er war ein Kreuzritter bis zu seinem letzten Atemzug. Ich ahnte damals nicht, wie nahe er dem war.

Nachdem Jean geendet hatte, ging ich zum Podium und umriß den Zusammenhang zwischen Ernährung und Krebs. Danach beschrieb ich meine eigenen Erfahrungen, indem ich kurz die Ereignisse der letzten beiden Jahre darstellte. Dann kam ich zum Kern meines Vortrages. Ich sagte, daß ich der Inbegriff eines Krebsopfers sei, nicht so sehr wegen der Einzelheiten meines Lebens, sondern aufgrund der Beweggründe und des Verhaltens, die mein Leben bestimmt hatten. Ich hatte ein Leben geführt voller Egoismus, Habgier, selbstsüchtigem Ehrgeiz und Furcht.

Ich war der Befriedigung meiner eigenen Wünsche unterworfen und starrsinnig im Umgang mit anderen. Das Leben war für mich so etwas wie eine Raubtierexistenz; es war ein Kampf um den größten Brocken für einen selbst, und dann zur Hölle mit der übrigen Welt. Diese Art des Verhaltens machte es notwendig, in meinen Beziehungen stets abgesichert zu sein und ständig auf der Hut gegen das, was ich als egoistische und versteckte Motive bei anderen betrachtete. Da ich ein wohlhabender Amerikaner bin, der einiges an Durchsetzungsvermögen und Autorität besitzt, konnte ich mir leicht meine Wünsche erfüllen. Mein Strick war lang genug, um mich selbst aufhängen zu können. Ja, ich glaube bestimmt, daß die Ernährung der Grund für meinen Krebs war, sagte ich. Aber es waren diese grundlegenden Merkmale, die so ausschlaggebend und so schwer abzuschütteln sind, welche die Person hervorbrachten, die von einer solchen Lebensführung wie der meinigen angezogen und schließlich krank wurde. Dieses gierige Raffen nach Sinnesfreuden und materiellem Besitz ist es, was den Krebs weckt, so glaube ich. Es kann nicht verwundern, daß dieses Leiden in unserer heutigen Gesellschaft so epidemisch verbreitet ist.

Ich sagte den Zuhörern in Amherst, daß ich nicht wüßte, ob das, was bei mir passiert war, auch für andere spezielle Fälle von Krebs gelten könne. Doch wenn es eine Chance geben soll, diesen Vorgang der Krebsremission (Rückgang des Krebses) zu wiederholen, dann glaube ich, daß ähnlich wie in meinem Falle gehandelt werden muß. Der erste Schritt in diesem Prozeß besteht im gründlichen Nachdenken über die eigenen Lebensgewohnheiten und Lebensanschauungen. Es brauchte den Krebs und ein Todesurteil, um mich zum Nachdenken zu bringen, und ich kann Ihnen versichern, wenn Sie Ihren eigenen Tod vor Augen haben, stellt sich das Nachdenken von selbst ein. Das einzige, was Sie den ganzen Tag tun, ist, darüber nachzudenken, wie und wo Sie etwas falsch gemacht haben. Mit das erste, was Sie erkennen, wenn Sie Krebs haben, ist, daß Sie nicht so reich oder einflußreich sind, wie Sie glaubten. Diese Art des Nachdenkens läßt uns unsere Vorteile in anderem Licht erscheinen, und wir sind eher geneigt etwas zu ändern, wenn das bedeutet, man hat eine Chance länger zu leben, und in meinem eigenen Fall bedeutet es ein weitaus lohnenderes Leben.

Der zweite und dritte Schritt, den ich tat, war die komplette Veränderung meiner Eßgewohnheiten, und ich begann zu beten oder zu meditieren. Durch eine gesundheitlich ausgewogene Ernährung, z.B. die Makrobiotik, können wir viele Leiden in unserer Gesellschaft und eine Menge extremer Verhaltensmuster in unserem Leben beseitigen. Eine einfache Ernährung macht uns weitgehend empfindsam, und sei es auch nur dafür, das Fett, welches uns ständig von äußeren Anregungen fernhält, beiseite zu lassen. Sie können sich mit extravagantem Essen — oder jeder anderen Art von Extravaganz — so lange vollstopfen, bis Sie für die Welt um sich herum völlig unempfindlich geworden sind.

Als ich etwas von meiner verlorengegangenen Sensibilität wiedererlangt hatte, mußte ich erkennen, wie sehr ich von anderen Menschen und dem Schöpfer abhängig war. Ich wurde, ohne es zu wollen, dankbarer für die Speise, und die Hilfe der anderen und die tägliche Erfahrung des Lebens versorgten mich mit dem Wesentlichen.

Ich habe erkannt, daß alles ein Geschenk ist — sogar unsere Schwierigkeiten, die uns helfen darüber nachzudenken, was solche Situationen überhaupt hervorruft. Und es ist diese Änderung unseres Selbst, diese geistige Wiedergeburt, die uns den Weg zurück zu unserem Schöpfer zeigt.

Wenn wir diesen Weg erst einmal beschritten haben, dann ist das erste Problem, das uns verläßt, der Krebs.

Am nächsten Tag endete die Amherst-Veranstaltung, und ich fuhr nach Spencer, Massachusetts, um eine Woche in dem Trappistenkloster zu verbringen, bevor ich den darauffolgenden Montag nach Philadelphia zurückkehrte.

Im Methodist Hospital warteten einige Projekte auf mich, die mich in Atem hielten. Dr. Rick Donze arbeitete weiterhin tüchtig in unserer Ambulanz-Klink, wo er allen, die solche Informationen wünschten, Ernährungsratschläge nach makrobiotischen Richtlinien erteilte. Seine Praxis war bemerkenswert. Um sein

Wissen zu erweitern, fuhr Rick regelmäßig nach Boston, um bei Michio Kushi zu studieren. Ich war sehr froh über seine Arbeit. Für mich repräsentierte Rick Donze den neuen Typ von Arzt, der das Beste der westlichen und östlichen Medizin zusammenfaßte für eine wirkliche, ganzheitliche Auffassung in der Gesundheitsvorsorge. Inzwischen bot unsere Cafeteria weiterhin Naturreis und Gemüse an, und die Reaktion des Krankenhauspersonals war überwältigend positiv. Zur gleichen Zeit studierte ein Sonderausschuß des medizinischen Personals des Krankenhauses den Vorschlag, wissenschaftliche Untersuchungen über die Anwendung der Ernährung als eine der Behandlungen gegen Krebs anzustellen.

Schließlich hielt ich mich selbst, wegen meiner zweifellosen Voreingenommenheit, aus der Planung für solche Untersuchungen heraus, um den Ausschuß mit niemandem zu belasten, der ein vorgefaßtes Interesse am Ausgang einer solchen Untersuchung haben könnte. (Zu der Zeit, da dies hier geschrieben wird, ist der Vorschlag noch im Ausschuß; der medizinische Stab neigt jedoch dazu, die Pläne für die Durchführung dieser Versuche voranzutreiben. Die Studien sollen Ende 1982 in Gang kommen, nachdem die notwendigen Gelder bereitgestellt worden sind.)

Mitte September schien alles bestens voranzugehen. Dann drehte der Wind. In der dritten Septemberwoche bekam ich einen Telefonanruf aus Boston und erfuhr, daß Jean Kohler gestorben war. Er verschied am 14. September im Beth Israel Hospital in Boston, sieben Jahre, nachdem er den Pankreaskrebs bekommen hatte. Er war dreiundsechzig geworden. Dr. Michael Sobel, ein Chirurg am Beth Israel Hospital, der gleiche, der zwei große Operationen und die Autopsie an Kohler vorgenommen hatte, stellte fest, daß dieser an einer akuten Leberinfektion gestorben war; sein Tod hätte nichts mit Krebs zu tun, sagte Sobel. „Für jemanden, der sieben Jahre Pankreaskrebs überlebt hat, ohne behandelt zu werden, ist dies extrem selten, wenn nicht einzigartig," zitierte das *East West Journal* Sobel, der dies im März 1981 gesagt haben soll. „Irgendetwas hielt seine Krankheit im Zaum." Kohlers Autopsie offenbarte, daß sein Tumor, zuvor als faustgroß beschrieben, nun auf mikroskopische Größe geschrumpft war. Diese mikroskopischen Krebszellen waren der letzte verbleibende Beweis des Tumors, den Ärzte des Indiana Medical-Center vorgefunden hatten. Sobel sagte, daß die Leberinfektion auf vielerlei Weise hätte zustande kommen können; es sei möglich, daß die Infektion von der Testoperation her stammte, die sieben Jahre vor seinem Tod im Indiana Medical-Center durchgeführt worden war. Solche Infektionen verhalten sich oft über lange Perioden hin ruhig, bis sie aktiv werden.

Der Grund, warum die Infektion plötzlich akut wurde, ist noch ein Rätsel. Im März 1980 hatte Jean die Grippe bekommen. Um die Krankheit zu bekämpfen, änderte er seine Ernährung, wie Mary Alice sagt. Er wurde nie ganz gesund.

Die Nachricht, daß Jean Kohler gestorben war, traf mich hart. Obgleich wir unterschiedliche Arten von Krebs hatten, waren Kohler und ich doch in einer sehr ähnlichen Lage; wir beide bekämpften eine sogenannte unheilbare Krankheit mit Hilfe der Makrobiotik. Die Tatsache, daß er noch lebte, hatte mich immer mit Hoffnung erfüllt, und zugleich mit dem Bewußtsein, daß ich nicht allein zu ringen hatte. Zwar behaupteten auch andere, daß sie den Krebs durch Makrobiotik bezwungen hätten, doch nur Kohler und ich hatten die Sorte von medizinischen Belegen, die von westlichen Ärzten zumindest als „interessant" bezeichnet werden konnten. Nun war ich in diesem Kampf allein. Dann gingen noch andere Dinge schief.

Kurz nachdem ich von Kohlers Tod erfahren hatte, bekam ich einen gehässigen Brief von einem Arzt in Kalifornien. Er hatte den Artikel in der *Saturday Evening Post* gelesen und schrieb mir nun, meine Remission (vorübergehendes Nachlassen einer Krankheit) sei typisch und hätte mit Makrobiotik nichts zu tun. Meine Remission würde nicht lange anhalten, behauptete er, und er hoffte, daß die *Post* den Schneid hätte, meinen Nachruf zu veröffentlichen, wenn ich an Krebs stürbe, was nicht mehr lange dauern könnte. Außerdem ließ er mich wissen, daß er sein Abonnement bei der *Post* aufgeben werde.

Der Brief bestürzte mich, und ich rief sofort Sheldon Lisker an.

„Tony, alles was ich sagen kann ist, daß Dein Fall nicht typisch ist," sagte Sheldon, „und selbst, wenn er das wäre, frage ich mich, was die Motive für solch einen Brief sind, da es seine Absicht ist, Schaden zu stiften statt Gutes." Sheldon war sehr tröstlich. Glücklicherweise war dieser von den vielen tausend Briefen, die ich von Ärzten und Laien nach dem Erscheinen der Geschichten im *East West Journal* und der *Saturday Evening Post* bekommen hatte, der einzige entschieden negative Brief.

Nichtsdestotrotz, die Nachricht von Jean Kohlers Tod zusammen mit diesem Brief erschütterte mein Vertrauen. Hatte dieser Arzt recht? Würde ich bald sterben? Was sagte Jean Kohlers Tod über meine eigenen Chancen zu überleben? Das Gewicht dieser Fragen stürzte mich in Verzweiflung.

Gegen Ende September kehrten die Rückenschmerzen zurück.

Ich beachtete die Angst vor dem Krebs und dem Tod nicht sehr, um der schwelenden Glut in meiner Seele zu entkommen. Als der Schmerz zum erstenmal zurückkam, sagte ich mir, daß es nur wieder mein Blasenmeridian sei. Das sei schon in Ordnung. Es sei bald vorüber. Ein paarmal legte ich eine Ingwerkompresse auf, die den Schmerz beträchtlich verminderte. Ich wollte sehen, wie sich die Dinge entwickelten. Doch tief da drinnen war ich besorgt.

Gegen Ende September bat mich Michio erneut, ihn und Aveline nach Europa zu begleiten, wo Seminare in mehreren Ländern stattfinden würden. Ich stimmte zu, mitzufahren. Wir planten, am 17. Oktober abzureisen, und ich vereinbarte einen Scannertest für den 9. Oktober. Ich wollte über meinen Zustand Bescheid wissen, bevor wir nach Europa fuhren.

Am 9. Oktober ging ich die Treppe zur radiologischen Abteilung hinauf, wo Tony Renzi die gleiche Prozedur vornahm, an die ich nun schon allmählich gewöhnt war. Aber ebensowenig, wie ich meine Angst vor dem Krebs überwinden konnte, fühlte ich mich wohl in der Gegenwart des Scanners. Für mich war die Maschine ein mechanisierter Exekutor. Es ist wahr, daß die Krankheit Dich fertigmacht, aber der Scanner schien das Leiden mit einer gewissen Schadenfreude zu verkünden. Diese wilden

Klicks; diese schwarzen Flecken auf dem Oszilloskop: Das waren seine lachende Stimme und seine scheußliche Fratze.

Als ich dort lag, faßte ich mir ein Herz und starrte nach oben zu der Trommel, die mit ihrem Fadenkreuz auf mich zielte. Ich zwang mich, an die Reise nach Europa zu denken.

Renzi schaltete den Scanner ein und manövrierte ihn über meinen Kopf. Das Klicken blieb normal. Ich schaute hinüber zum Oszilloskop, und es zeigte keine Flecken von radioaktiver Flüssigkeit. Normal. Es gab keinen Tumor in meinem Schädel! Er fuhr über meine rechte Schulter. Normal. Keine schwarzen Flecken auf dem Oszilloskop und keine Veränderung des monotonen Klickgeräusches. Ich atmete etwas auf. Ich sagte mir, es wird alles in Ordnung sein. Dann fuhr Renzi die Trommel über die rechte Seite meines Brustkorbs, und plötzlich schrillten alle meine Nerven Alarm! Das Klicken war zu einem intensiven, schnellen Knattern geworden! Meine rechte Seite! Schnell hob ich den Kopf und schaute auf das Oszilloskop, und zu meinem Entsetzen sah ich einen schwarzen Fleck auf dem Monitor. Krebs!

Renzi fuhr die Trommel über meinen ganzen Körper; nirgendwo sonst entdeckte der Scanner eine Aktivität, als nur an der einen Stelle auf meiner rechten Rippe. Ich war vernichtet.

Ich setzte mich aufrecht und fühlte, wie die Welt sich langsam von mir entfernte; ich schaute Tony Renzi an, halb in der Erwartung, er würde mir etwas Beruhigendes sagen. Er schaute mich nur kurz an, er zeigte sich betroffen und sagte: „Tony, hast Du Deine Diät abgebrochen?"

„Nein," sagte ich. Meine Brust war schwer, und ich konnte plötzlich nicht mehr atmen. „Bist du sicher?" fragte ich. „Bist Du sicher, daß es eine Veränderung gibt?"

„Ja, so ist es," sagte Tony Renzi. „Bist Du sicher, daß Du nicht etwas getan hast, das dies hervorgerufen hat, Tony?" fragte er mich.

„Ich weiß es nicht, ich weiß es nicht," antwortete ich. Ich stieg vom Tisch und zog mich an. Dann ging ich zurück in mein Büro und erledigte ein paar Anrufe. Ich versuchte, Michio zu erreichen, aber er war nicht da; so hinterließ ich eine Nachricht und bat um einen Rückruf. Jeder, mit dem ich sprach, war schockiert.

Das war es also. Die Zeit der Remission war vorbei; so dachte ich. Der Zeitraum stimmte. Vor sechzehn Monaten hatte ich die Östrogene abgesetzt. Jetzt begann mein Verfall.

Nachdem ich meine Arbeit beendet hatte, machte ich noch ein paar Telefonate, dann fuhr ich nach Hause und bedachte meine Situation. Ich fiel in eine tiefe Depression. Ich konnte nicht glauben, daß die Ernährung versagt hatte. Während der letzten Wochen hatte ich meine Ernährung etwas erweitert, aber sicher nicht derart, daß daraus negative Effekte hervorgegangen sein konnten. Da war ich mir sicher. Nein, der Krebs war zurückgekehrt, aber nicht deshalb, weil ich meine Ernährung geändert hatte. Warum, Gott? fragte ich mich immerzu. Meine einzige große Hoffnung war für mich dahin.

Das Telefon läutete, und ich nahm den Hörer auf.

„Hallo, Tony, hier ist Michio. Ist etwas nicht in Ordnung?"

„Ich hatte heute einen Scannertest, Michio. Da ist eine Veränderung an meiner rechten, achten Rippe. Die Ernährung hilft mir nicht, Michio. Ich werden sterben müssen."

„Haben Sie richtig gegessen?" fragte Michio.

„Ja, ich habe richtig gegessen. Ich habe mich genau an die Kost gehalten. Vielleicht habe ich etwas viel gegessen, aber kein Fleisch oder Zucker oder so etwas," sagte ich.

Michio brummte ein leises *hmmmmm* ins Telefon.

„Keine Sorge, Tony. Es wird alles in Ordnung kommen."

Michio sagte, er glaube nicht, daß dies ein neuer Tumor sei, sondern die Anstrengung, die mein Körper unternehme, um die Medikamente, die ich den Sommer über eingenommen hätte, wieder abzustoßen. Er erinnerte mich daran, daß mein Zustand noch sehr anfällig sei, und jede kleine Abweichung, wie die Einnahme der starken Medikamente während der Sommermonate, ausreichte, um meinen Körper aus dem Gleichgewicht zu bringen. Da ich jedoch über die Monate hin die Ernährung strikt eingehalten hätte, glaubte er, daß meine Kondition sich von selbst wieder einpendeln würde. Die Kost würde mir bei der

Reinigung helfen. Der Tumor würde nicht streuen, sagte er, sondern schließlich verschwinden, wenn ich weiterhin das Richtige äße. Es brauche ein paar Monate Zeit, sagte Michio.

So sehr ich Michio auch schätzte, aber jetzt fiel es mir schwer, eine solch optimistische Voraussage zu akzeptieren, denn ich glaubte, er wolle nur meine Lebensgeister wieder aufrichten. Nebenbei gab es noch das Problem mit den Rückenschmerzen. Ich sagte ihm, ich wäre mir zwar klar darüber, daß ich ein wenig Zuspruch brauchen würde, andererseits wollte ich aber auch nicht getäuscht werden. Michio lachte leise und fragte, wie ich nach allem, was mir bisher schon gelungen sei, noch zweifeln könne. Er bat mich nochmal, der Entgiftung Zeit zu lassen und weiterhin auf mein Essen zu achten; dann bekräftigte er erneut, daß der Fleck schließlich verschwinden werde. Was die Rückenschmerzen betraf, empfahl er, ich solle jeden Tag eine Ingwerkompresse auf meinen Rücken tun, dies würde den größten Teil der Schmerzen fortnehmen, wenn nicht sogar alle, sagte er.

Ich befragte ihn sehr eingehend und wollte von ihm wissen, ob er sich dessen ganz sicher sei. Er sagte ja, das wäre er. Michio betonte noch einmal, daß er gegen meine Scannertests sei, wenn ich das jedoch zu meiner Beruhigung brauchte, könnte ich in ein paar Monaten wieder einen Test machen lassen. Zu diesem Zeitpunkt, so sagte er voraus, sei der Fleck nicht mehr vorhanden. Dann ermahnte er mich nochmals, streng auf meine Ernährung zu achten — kein Mehl, Öl, Fisch oder Obst —, bis ich meine Gesundheit wiedererlangt hätte.

„Was ist mit der Reise nach Europa, Michio? Soll ich die streichen?"

Er dachte einen Moment nach und sagte dann: „Tony, wo werden Sie mehr arbeiten, was denken Sie? Wenn Sie in Philadelphia bleiben oder mit mir nach Europa kommen?"

„Keine Frage, Michio, wenn ich in Philadelphia bleibe, werde ich mehr arbeiten," sagte ich.

„Dann kommen Sie mit uns nach Europa und entspannen sich etwas."

Plötzlich glaubte ich ihm. Er hatte bisher schon in so vielen

Dingen recht gehabt, daß mein Vertrauen in sein Urteil in dieser Hinsicht ausreiche, um mich aus meiner Depression zu reißen. Ich sagte mir, wenn er sagt, daß ich's tun kann, dann kann ich's auch tun. Also sagte ich ihm, daß ich mit nach Europa käme und mich vor Ablauf des Jahres noch einem Scannertest unterziehen wollte.

Am nächsten Tag nahm ich meine Röntgenbilder mit zu Sheldon Lisker. Sheldon war über das Scannertest-Resultat besorgt, glaubte aber nicht, daß ich die Östrogene jetzt schon wieder einnehmen sollte. „Laß uns noch ein Weilchen warten, Tony, mal sehen, wie sich Deine Kondition verändert."

Ich erzählte Sheldon, daß ich für drei Wochen nach Europa gehen wollte. Er hatte keine Einwände. Dann sagte ich, daß ich Ende Dezember wieder einen Knochen-Scannertest machen lassen wollte, um zu sehen, wie meine Sache reagierte. Er meinte, das zu tun, sei eine vernünftige Sache, und wir entschieden uns also zu warten.

Am 17. Oktober begleitete ich Michio, Aveline und zwei von Michios Schülern nach Rom. Von Rom aus gingen wir nach Florenz, wo wir einige Tage blieben. Michio lehrte und gab Konsultationen nahezu jeden Tag. Ich hielt meinen Vortrag über die wissenschaftliche Beziehung zwischen Ernährung und Krebs und benutzte die restliche Zeit, Florenz zu besichtigen. Von dort aus gingen wir nach Paris, wo das gleiche Programm ablief. In Frankreich hatten wir eine riesige Zuhörerschaft. Die meisten dieser Seminare wurden von mehr als tausend Leuten besucht, einige Veranstaltungen sogar von mehr als fünfzehnhundert.

Nachdem wir länger als eine Woche in Paris geblieben waren, fuhren wir nach Versailles und dann nach Antwerpen, wo wir wieder sehr viele Zuhörer hatten. In Antwerpen las ich vor einer Gruppe von Medizinern, von denen viele an ernährungswissenschaftlichen Fragen in ihrer Beziehung zu Krankheit interessiert waren.

Die drei Wochen gingen schnell vorüber. Während ich in Europa war, brachte ich es fertig, eine recht konsequente makrobiotische Kost zu essen. Ich sage „recht" konsequent, da ich zwei

Dinge tat, die zu Hause nicht zu meinen Gewohnheiten zählten: Ich aß fast jeden Tag Brot zum Frühstück, und ich ging einige Abende mit vollem Magen zu Bett. Beide Unbesonnenheiten werden nicht gerne gesehen. Obwohl das Brot aus unverfälschtem Vollweizen hergestellt war, sagt die makrobiotische Theorie, daß Mehlprodukte Schleim im Körper erzeugen, der die Organe daran hindert, die Gifte schnell abzubauen. Mit vollem Magen zu Bett zu gehen ist nicht ratsam, da der Körper des Nachts sich selber heilt, nach makrobiotischer Auffassung, und darum sollte man seine Energie nicht auch noch für die Verdauung verbrauchen.

Trotzdem, als ich mich mit Michio zu einer Konsultation zurückzog, bevor ich nach Philadelphia zurückkehrte, erklärte er mich für wohlauf. Er sagte, daß da noch ein paar Spuren von Krebs in mir wären, diese aber bald ebenfalls vom Körper abgebaut würden, sonst wäre ich in Ordnung. Ich hatte immer noch, unregelmäßig, Rückenschmerzen, worüber ich mich besorgt äußerte. Er sagte mir, der Schmerz wäre bald vorüber, und ermunterte mich wieder, weiterhin Ingwerkompressen anzuwenden. Er sagte, daß der Fleck kein neuer Metastasen-Tumor sei, sondern eine Reinigung von den Medikamenten des letzten Sommers, wie er schon vermutet habe. Ich sollte mich nicht sorgen.

Am 7. November flog ich heim nach Philadelphia von London aus, während Michio und Aveline noch blieben, um das dortige Ost-West-Center zu besuchen.

Zurück in Philadelphia fühlte ich mich gut, wenn auch ein bißchen müde, aber bereit, die Arbeit wieder aufzunehmen und auf den nächsten Scannertest zu warten. Den November und Dezember hindurch hielt ich strikt Diät ein. Die Köchin, die Denny für mich gefunden hatte, Diana Tredder, war genau richtig für mich. Später zog Diana fort, aber Elaine Rosner übernahm die Sache. Nicht, daß Elaine nur eine exzellente Köchin war, sie und ihr Ehemann wurden auch schnell gute Freunde von mir. Wenn ich jetzt an einem offiziellen Lunch oder einem Bankett teilnahm, hatte ich keine Mühe, mein eigenes Essen mitzubringen.

Der Herbst ging in den Winter über, und die Stadt schlug den

Kragen hoch gegen Wind und Schnee. Ich hatte meine Gewohnheit wieder aufgenommen, jeden Morgen die Messe zu besuchen. Ich hatte mich intellektuell immer noch nicht auf die neuen Regeln der katholischen Kirche einstellen können, doch das Ritual der Messe war für mich eine Möglichkeit, meinen Glauben an die Ganzheit des Lebens auszudrücken, meine Dankbarkeit für das Geschenk, das mir gemacht worden war. Außerdem war die Messe für mich eine Quelle der Kraft und ein Trost, den ich sonst nirgends finden konnte.

Mitte Dezember buchte ich den Scannertest für den neunundzwanzigsten. Ich beschloß, den Test nicht vor Weihnachten zu machen, da meiner Mutter sonst die Ferien verdorben worden wären ebenso wie mir selbst. In diesem Jahr verbrachten meine Mutter und ich Weihnachten zusammen mit einigen Freunden in New Smyrna Beach, Florida. Für alle um mich herum war es eine besorgte Weihnacht. Ich konnte mich von dem Gedanken an den Scanner nicht freimachen, aber ich tat mein Bestes, es nicht zu zeigen. ‚Was würde die nächste Weihnacht wohl bringen?' fragte ich mich. ‚Wäre ich noch am Leben?'

Am 28. Dezember kehrte ich in ein schneebedecktes Philadelphia zurück. Der Wind fegte heulend durch die Schluchten der Wolkenkratzer, seine eisigen Zähne bissen sich im Nacken fest. Als ich zu meinen Apartment fuhr, fühlte ich mich sehr verletzbar.

Ich stand am nächsten Morgen um sechs Uhr auf und fuhr zur Kirche. Die Sonne war noch nicht heraus, ihre Aura zeigte sich eben über den Häusern. Ich sah, daß es ein wolkenloser Tag werden würde, und daß die Sonne aus dem Schnee aufsteigen würde, um ein helles, fast blendendes Licht auszusenden.

Man betet mit aller Kraft, wenn das Leben auf dem Spiel steht, und mir ging es nicht anders an diesem Tag in der Messe. Ich betete, daß der Krebs verschwunden sein möge oder doch sehr verringert, so, wie es mir die Makrobioten vorausgesagt hatten. Wenn das nicht geschähe, so hoffte ich, daß Gott mir die Kraft gäbe, weitere Überraschungen zu ertragen und auch meinen eigenen, nahen Tod. Als ich betete, stieg meine Angst vor dem, was vor mir lag, weiter an, und wie auch andere verzweifelte Menschen konnte ich es nicht lassen, mit Gott zu handeln und für den Fall meiner Heilung einen neuen Menschen zu versprechen.

Danach kehrte ich in mein Büro zurück, und um neun ging ich zur Radiologie, wo Tony Renzi mir die radioaktive Lösung injizierte. Ich ging zurück ins Büro und wartete drei Stunden bis zum Beginn des Knochen-Scannertests.

Ich wußte, daß dies der eigentliche Test sein würde, der zeigte, was meinen Krebs günstig beeinflußt hatte. Seit achtzehn Monaten nahm ich keine Östrogene mehr. Waren es die Östrogene gewesen in Kombination mit der Orchiektomie, die allein den Rückgang des Krebses verursacht hatten, dann wäre es einleuchtend, daß die krankhafte Veränderung im Oktober wiedergekommen war, und sich jetzt neue Veränderungen in meinem ganzen Körper zeigten. Wir könnten vermuten, daß der Grund für das späte Wiedererscheinen darin zu finden sei, daß die Wirkung der Östrogene bis September angehalten hatte, und danach die Rückenschmerzen zurückkehrten.

Würde jedoch der Scanner eine Verringerung der Aktivität in der rechten Rippe zeigen, oder sogar einen völligen Rückgang der Krankheit, dann müßte ich daraus schließen, daß der Krebs durch die Makrobiotik beeinflußt worden war und durch meinen eigenen Glauben, zwei Dinge, die ich für gleichbedeutend hielt.

Die große Frage blieb: War diese Veränderung in der rechten, achten Rippe ein neuer metastasischer Tumor, oder war es eine Reinigung von den Medikamenten, die ich den Sommer über zu mir genommen hatte, wie Michio Kushi behauptete? Der Knochen-Scanner würde eine Menge Fragen klären.

Kurz vor Mittag ging ich hinauf zur Radiologie. Als ich die gerade Treppenbrücke hinaufgestiegen war, verharrte ich oben, wo ein großes Fenster über den schneebedeckten Hospital-Parkplatz hinausschaute. Ich schaute über die Autos hinaus bis zu einigen Bäumen am Rande und auf zum Himmel. Es war ein hoher, wolkenloser Himmel von kaltem Blau. Die Sonne schien durch das Fenster und wärmte meine Haut. So hätte ich für immer verweilen können. Ich betete, daß der Scanner eine Verringerung der Aktivität zeigen würde oder einen totalen Rückgang; für mich war beides das gleiche, weil eine Reduktion gezeigt hätte, daß Michio recht hatte und die Veränderung dabei war, zu verschwinden.

„Gott, gewähre meine Bitte, ich bitte Dich," flüsterte ich. Ich war so verzweifelt, daß ich in diesem Moment dem HERRN alles versprochen hätte als Tausch für mein Leben: Ich würde perfekt essen, ich würde ein vorbildliches Leben führen, ich würde für alles im Leben dankbar sein. Ich forschte im Himmel nach einem Zeichen von Gott. Der Himmel blieb still. Ich drehte mich vom Fenster weg und hätte fast eine Krankenschwester über den Haufen gelaufen, die auf dem Weg nach unten war.

„Sorry," sagte ich, und ging die Treppe weiter hinauf und wieder abwärts zur Radiologie. Dort entkleidete ich mich und zog ein Hospitalhemd an. Ich legte mich auf den Tisch unter die Trommel und wartete auf Tony Renzi, der den Scanner anschalten würde. Ich betete still, und plötzlich hörte ich das leise, monotone Klickgeräusch; der Drache auf seinem Lager war erwacht. Es ging los.

Renzi fuhr die Trommel über meinen Kopf, und das Klickgeräusch begann, blieb aber normal. Ich schaute hinüber zum Oszilloskop und sah den klaren Umriß meines Kopfes. Normal. Renzi bewegte die Maschine hinunter zu meiner rechten Schulter, und ich lauschte auf die Klicks. Normal. Ich prüfte das Oszilloskop, es war klar. Er bewegte die Trommel zu meiner rechten Seite, und das Geräusch blieb stetig. Das Oszilloskop zeigte normal. Ich wußte, wohin die Trommel als nächstes ging. Ich atmete tief ein und betete. Langsam, allzu langsam, fuhr Renzi die Trommel seitwärts und hielt über dem Brustbein an. Normal. Die Trommel fuhr weiter, mehr nach rechts. Er hielt sie über die rechte Rippe. Ich hielt den Atem an. Für einen Moment war ich leer. Und dann hörte ich: Normal. Das Klicken hatte sich nicht verändert. Ich prüfte schnell das Oszilloskop und schnappte nach Luft. Normal! Bei Gott, es ist normal. Mein Herz sang laut! Ich konnte kaum mehr an mich halten. Renzi manövrierte die Trommel vorsichtig über alle anderen Stellen meines Körpers und war bald damit fertig. Ich war fast von Sinnen vor Erleichterung und Freude.

„Was denkst Du, Tony?" fragte ich Renzi.

„Es sieht gut aus, Tony, wirklich gut," sagte er glücklich. „Wir wissen's noch nicht sicher, bis die Röntgenbilder 'raus und entwickelt sind. Ich werde in Kürze wieder bei Dir sein, in Ordnung?"

„In Ordnung," sagte ich. „Ich werde in meinem Büro auf Dich warten."

Ich zog mich an und wartete darauf, daß Renzi herunter kam. Das endgültige Urteil hing von diesen Röntgenbildern ab, die aus dem Scanner kamen. Die Röntgenbilder konnten etwas zeigen, das weder die Klickgeräusche noch das Oszilloskop wiedergeben konnten. Nichtsdestotrotz, es waren, ganz klar, weder schwarze Flecken noch intensive Klickgeräusche aufgetreten. Ich nahm dies als ein erstes Zeichen, daß ich tatsächlich in Ordnung war. Bevor Renzi herunterkam, schloß ich meine Bürotür. Ich konnte die Freudentränen nicht mehr zurückhalten. Ich ging zu meinem Schreibtisch, setzte mich und sprach ein stilles Dankgebet. Meine ganze Seele war erfüllt von Glück und Erleichterung.

Bald kam Renzi in mein Büro mit den Röntgenbildern. Er setzte sich und berichtete, daß es eine ganz klare Reduktion der Aktivität in der rechten Rippe gäbe. „Tony, wärest Du gerade von der Straße hereingekommen und hättest diesen Scannertest gehabt, ich würde Dich als völlig normal bezeichnen. Aber da gibt es einen schwachen, grauen Fleck im Bereich der rechten Rippe, und auf Grund des vorigen Scannertests zeigt mir das, daß da eine kleine, schwache Aktivität besteht." Renzi erklärte, daß sich die Aktivität während der letzten zwei Monate ganz eindeutig vermindert hätte und es schiene, als würde die krankhafte Veränderung verschwinden.

„Was immer Du tust, Tony, bleibe dabei," sagte Tony Renzi.

An diesem Nachmittag fuhr ich zur Kathedrale von St. Peter und Paul. Der Himmel war immer noch wolkenlos und von zartem Blau. Die Sonne schien hernieder, wurde von Schnee und Eis zurückgeworfen und durchbohrte meine Augen. Ein tiefes

Wohlgefühl hielt mich gefangen, eine Neigung, die ich nie zuvor kennengelernt hatte. Ich parkte das Auto in der Nähe der Kathedrale, ging herum zur Fronttreppe und trat ein. Die schwere, verzierte Tür schloß sich seufzend hinter mir und sperrte das gleißende Sonnenlicht und den lärmenden Tumult der Stadt aus. Einen Augenblick stand ich im Halbdunkel der Vorhalle, um meine Augen an das Licht zu gewöhnen. Dann betrat ich die Kathedrale durch die Hauptportale, ging durch den Mittelgang und setzte mich in eine Bank, wenige Reihen vom Altar entfernt. Hier und dort beteten einige wenige Leute, doch durch die gewaltige Größe der Kathedrale hatte ich den Eindruck, ich wäre der einzige hier. Ich schaute umher und nahm die stille Pracht des Ortes in mich auf. Die Lampen spendeten ein weiches, schwaches Licht, das mich an mattes Gold erinnerte. Der ganze Ort war gebadet in Schatten und diesem alt-goldenen Licht. Hier und dort flackerte ein Kerzenlicht und ließ die verborgenen Nischen der Kathedrale ahnen. Die Stille und das Mysterium waren fast greifbar. Trotz seiner Unermeßlichkeit vermittelte der Ort so etwas wie Abgeschlossenheit, fast etwas Intimes.

So viele Monate waren seit dem Juni 1978 vergangen, so vieles war mit mir geschehen, und doch mußte ich mich fragen, wie weit ich mich verändert hatte. Erst vor einer Stunde hatte ich noch um mein Leben gegiert, Gottes Aufmerksamkeit gesucht für weitere Geschenke.

Ich erinnerte mich an ein Gedicht des indischen Dichters Rabindranath Tagore, der geschrieben hatte: „Wieder und wieder kam ich an Dein Tor, mit ausgestreckten Händen, und bat um mehr und mehr. Du gabst und gabst, mal in geringem Maße, mal im Überfluß. Ich nahm das eine und ließ anderes sein; einiges wog schwer in meinen Händen; einiges brauchte ich zum Spiel und brach's entzwei, wenn ich es müde ward; bis die Wracks und die Schätze der Geschenke ins Unermeßliche wuchsen, Dich verbargen und die unaufhörliche Erwartung mein Herz verschloß. Nimm, oh nimm, ist nun mein Schrei: Zerschmettert von des Bettlers Schale nun wirf die Lampe des lästigen Wächters hinaus; halte meine Hände, erhebe mich aus der anschwellenden

Menge Deiner Geschenke in die reine Unendlichkeit Deiner wesenlosen Gegenwart."

Mein Krebs war das Resultat meines Nehmens und immer wieder Nehmens, bis ich um mein nacktes Leben bitten mußte. Selbstsucht ist eine eigene, tödliche Krankheit.

Nun, ich wollte leben, und die einzige Art, das zu tun, war, damit zu beginnen. Ich könnte geben bis an mein Lebensende und doch nicht alles erfüllen, was mir gegeben worden war. Zumal das Geschenk dieser vergangenen beiden Jahre. Dies war das größte Geschenk von allen — mein Leben zurückzubekommen und dieses Wissen zu erhalten, nachdem ich soviel von meiner Vergangenheit verschwendet hatte. Dies war die Lektion, die ich über das wahre Geben gelernt hatte: Daß Gott die Gaben auch den Unwürdigen verleiht. Dies ist das Wesen der Liebe.

Ich würde alle die wahren Geschenke, die mir gegeben worden waren, zurückgeben — dieses Wissen verbreiten und so fest, wie ich nur konnte, mich an die einfachen Tugenden halten, die in ihm verborgen sind. Darin liegt die göttliche Eingebung, von der wir alle Stärke und Erneuerung bekommen können.

Ich stand von der Bank auf, warf noch einen Blick auf den Altar und neigte mich zum Dankgebet. Ich drehte mich um, ging den Mittelgang der Kathedrale hinunter und schritt durch die Doppelportale in die Dunkelheit des Vorraumes. Nach ein paar Schritten in der Dunkelheit, öffnete ich die Haupttür der Kathedrale und ging hinaus in das Licht des Nachmittags.

—MANE NOBISCUM DOMINE—

Epilog

AM 6. AUGUST 1981 unterzog ich mich einer weiteren Knochen-Scanneruntersuchung am Methodist-Hospital. Es war der sechste Test innerhalb von drei Jahren. Das Resultat dieses letzten Tests erbrachte absolut keine Anzeichen von Krebs in meinem Körper. Die schwache, graue Stelle an meiner rechten Rippe, die noch am 29. Dezember 1980 festgestellt worden war, ist völlig verschwunden. Außer für eine kurze Zeit habe ich die Östrogen-Therapie nicht wieder aufgenommen, seit ich die Hormone im Juni 1979 abgesetzt hatte. Die letzte Medikation, die ich bekam, waren Inderal, Cortison und Percodan, die ich gegen die Thyreoiditis einnahm und im Juni 1980 absetzte. Mein Arzt diagnostizierte bei mir eine „völlige Remission".

Bibliographie

Aihara, Herman, *Milch, ein Mythos der Zivilisation*, Mahajiva 1985

Brown, Virginia, *Macrobiotic Miracle: How a Vermont Family Overcame Cancer*, Japan Publications 1984

Kohler, Jean + Mary Alice, *Healing Miracles through Macrobiotics*, Parker Publishing Co., Inc. 1979

Kushi, Aveline, * *Das große Buch der makrobiotischen Küche*, Ost West Bund 1987

Kushi, Michio + Aveline, *Makrobiotische Ernährung*, Ost West Bund 1987

Kushi, Michio, * *Das Buch der Makrobiotik*, Ost West Bund 1979

——— *Das Dô-In Buch*, Ost West Bund 1980

——— *Natürliche Heilung durch Makrobiotik*, Ost West Bund 1981

——— * *Dein Gesicht lügt nie: Einführung in die fernöstliche Diagnose*, Mahajiva 1986

____ *Cancer and Heart Disease*, Japan Publications 1983/1986

____ *The Macrobiotic Approach to Cancer*, Avery Publications 1981

____ * *Die Kushi Diät (The Cancer Prevention Diet)*, Droemer Knaur 1984

Laridon/Maes, * *Makrobiotisch kochen*, Goldmann 1983

Marn, Gabriel Günther, * *Ein Weg – ein Ausweg?*, Ost West Bund 1984

____ *Hunzaland, Paradies am Dach der Welt*, Ost West Bund 1985

Morishita, Dr. med. Kieichi, *Krebs ist nicht unheilbar*, Mahajiva 1986

Nussbaum, Elaine, *Recovery from Cancer thru Macrobiotics*, Japan Publications 1986

Ohsawa, Lima, *Das Lima Ohsawa Kochbuch*, Hugendubel 1980

Ohsawa, Georges, *Das Wunder der Diätetik*, Ohsawa-Zentrale

____ *Zen Makrobiotik*, Franz Thiele 1982

____ *Lebensführer Makrobiotik – Handbuch*, Mahajiva 1987

____ *Krebs und die fernöstliche Philosophie der Medizin*, Ohsawa-Zentrale 1972

Ohsawa, Georges + Aihara, Herman, * *Makrobiotik : Eine Einladung zu Gesundheit und Glück*, Mahajiva 1984

____ *Rauchen, Marihuana und Drogen*, Mahajiva 1985

Patzelt, Ljerka, * *Krebs ist kein Feind*, Ost West Bund 1986

Sattilaro, Dr. med. Anthony + Monte, Thomas, * *Gesundes Leben – auf natürliche Weise*, Mahajiva 1987

Yamamoto, Shizuko, *Barfuß Shiatsu*, Ost West Bund 1987

DAS GROSSE LEBEN – Makrobiotik-Magazin, Ost West Bund, ab 1986 vierteljährlich

* Bücher zur Einführung

Informationen über Makrobiotik

BR Deutschland

Ost-West-Zentrum e. V.
Eppendorfer Marktplatz 13
2000 Hamburg 20
Tel.: 0 40 / 47 27 50

Lilienthal
Insterburger Str. 7
6454 Bruchköbel
Tel.: 0 61 81 / 7 14 38

Ost West Zentrum
Luftschiffring 3
6835 Brühl/üb. Mannheim
Tel.: 0 62 02 / 76 69

Ohsawa-Zentrale
Münsterstr. 255
4000 Düsseldorf 30
Tel.: 02 11 / 63 24 43

Ost West Bund e. V.
Neunkircher Str. 56
6639 Rehlingen 3
Tel.: 0 68 33 / 16 32

Arbeitskreis natürliche Lebensweise
Alteburgstr. 115 / 3
7410 Reutlingen
Tel.: 0 71 21 / 23 91 15

Schweiz:

Kushi-Institute
Kientalerhof
CH-3711 Kiental
Tel.: 0 33 / 76 12 41

Ost-West-Zentrum
Montbijoustr. 17
CH-3001 Bern
Tel.: 0 31 / 25 65 40

Österreich:

East West Foundation
Deutschgasse 9
A-2700 Wiener Neustadt
Tel.: 0 26 22 / 49 41